新篇 眼科プラクティス
Practical Ophthalmology

シリーズ監修 大鹿哲郎［筑波大学教授］
シリーズ編集 園田康平［九州大学教授］
近藤峰生［三重大学教授］
稲谷 大［福井大学教授］

16
結膜のミカタ

編集● 堀 裕一［東邦大学教授］
大鹿哲郎［筑波大学教授］

文光堂

■執筆者一覧（執筆順）

堀　裕一	東邦大学眼科
小幡博人	埼玉医科大学総合医療センター眼科
天野史郎	お茶の水・井上眼科クリニック
海老原伸行	順天堂大学医学部附属浦安病院眼科
鈴木　智	京都市立病院眼科
三村達哉	帝京大学医学部附属病院眼科
稲田紀子	東松山市立市民病院眼科
平野耕治	トヨタ記念病院眼科
岸本達真	高知大学眼科
熊谷直樹	くまがい眼科
子島良平	宮田眼科病院
糸川貴之	東邦大学眼科
庄司　純	日本大学眼科
角　環	高知大学眼科
戸所大輔	群馬大学眼科
北市伸義	北海道医療大学病院眼科
堀田芙美香	近畿大学眼科
鳥山浩二	愛媛大学眼科
中川　尚	徳島診療所眼科
黄　天翔	順天堂大学眼科
井上英紀	愛媛大学眼科
宮田和典	宮田眼科病院
内尾英一	福岡大学眼科
原　祐子	住友別子病院眼科
松田　彰	日本大学眼科
福田　憲	高知大学眼科
福島敦樹	ツカザキ病院眼科
深川和己	両国眼科クリニック
宮崎　大	鳥取大学眼科
矢津啓之	慶應義塾大学眼科
大久保公裕	日本医科大学頭頸部・感覚器科学分野
有田玲子	伊藤医院
加治優一	松本眼科
山内悠也	東邦大学眼科
川北哲也	北里大学北里研究所病院眼科
白石　敦	愛媛大学眼科
横倉俊二	長町よこくら眼科
桑名青空	高知大学眼科
甲斐千舟	大阪大学眼科
大家義則	大阪大学眼科
塚本雄太	出田眼科
山口剛史	東京歯科大学市川総合病院眼科
加瀬　諭	北海道大学眼科
大湊　絢	新潟大学眼科
古田　実	相馬中央病院眼科
芝　大介	慶應義塾大学眼科
相馬剛至	大阪大学眼科
家室　怜	大阪大学眼科
横川英明	金沢大学眼科
小林　顕	金沢大学眼科
臼井智彦	国際医療福祉大学眼科
清水映輔	慶應義塾大学眼科
北澤耕司	京都府立医科大学眼科
田　聖花	東京慈恵会医科大学眼科
難波広幸	国際医療福祉大学眼科
福岡秀記	京都府立医科大学眼科
冨田大輔	東京歯科大学市川総合病院眼科
落　彩花	東邦大学眼科
吉川大和	よしかわ眼科医院
新藤裕実子	ユノクリニック

新篇眼科プラクティスシリーズ

序文

眼科学に数多くの書籍があれど，1992 年から 2009 年までⅡ期にわたって刊行された「眼科プラクティスシリーズ」ほど，眼科医の書架を占拠した本はないでしょう．当初は隔月刊で，後に月刊となり，計 131 巻が刊行されました（1992 年からの第Ⅰ期が 101 巻，2005 年からの第Ⅱ期が 30 巻）．1 冊ごとにテーマが設定され，臨床に必要な知識が最新データとともに要領よくまとめられたもので，いわゆるムック本として多くの眼科医に愛されました．足掛け 18 年にわたって刊行された同シリーズは，増え続ける眼科医療情報を，正確かつタイムリーにまとめ，日常臨床にすぐ応用できる形で提供することにより，眼科成書の歴史に名を残すベストセラーとなりました．

前シリーズ終了から 13 年が経ち，令和時代の眼科に合った形でのプラクティスシリーズ復活を要望する声が寄せられていました．検査器機の進歩，デジタル化とネットワーク化，新たな薬剤の開発，治療法の多様化，再生医療の導入，遠隔診療や AI 診療に向けた動きなど，眼科学の進歩は以前に比べてさらに加速している感があります．情報の新陳代謝が一層活発になった現状を鑑みるに，最新知見を実践的に解説する分冊型シリーズの復刻が期待されるのは，故無きことではないと思われます．

2020 年に，9 年振りに大改訂を行った「眼科学 第 3 版」を刊行しました．眼科学に関する基本的な知識を網羅した「眼科学 第 3 版」の刊行を受け，編集に携わった大鹿哲郎，園田康平，近藤峰生，稲谷 大の 4 名は，より臨床の現場に即した実際的な知識・技術，最新の情報を扱う「新篇眼科プラクティスシリーズ」の立ち上げを企画しました．前Ⅱシリーズのレガシーを尊重しつつ，かつ時代の要請に応えた編集方針としています．

新シリーズが目指す特徴の 1 つは，“ビジュアル化”です．正確で詳細な知識の提供も重要ですが，多種の情報が溢れる現代において，わかりやすく記憶に残るプレゼンテーションをすることも重要です．視覚に訴える紙面作りによって，忙しい臨床の先生方に手に取っていただきやすい教材とし，“読む教科書”であると同時に“視る教科書”を目指しました．

各巻の編集企画は，原案を複数回の編集会議で繰り返し検討し，徹底的にブラッシュアップしました．執筆は，第一線の現場で臨床に携わっておられる方々にお願いしています．そして，出来上がった校正刷りを元に編集会議でさらに議論し，内容の一層の充実を図りました．

この新シリーズが，忙しい眼科医および眼科関係者の一助となり，眼科医療に少しでも貢献することを願い，序文と致します．

シリーズ監修　大鹿哲郎
シリーズ編集　園田康平
近藤峰生
稲谷　大

「結膜のミカタ」序文

結膜は，涙液の分泌，免疫防御，眼表面の保護など，多岐にわたる重要な機能を担っています．このため，結膜の異常や疾患は，日常診療で頻繁に遭遇する問題であり，その診断と治療は眼科臨床において不可欠なスキルとなります．しかしながら，結膜疾患はしばしば軽微なものとして扱われ，適切な診断や治療が遅れることも少なくありません．「たかが結膜炎」ということなかれ．本書『結膜のミカタ』は，そうした状況に一石を投じ，結膜疾患に対する深い理解と実践的な診療技術を身につけるための道しるべとして企画いたしました．

臨床の現場では，新人医師がまず初めに細隙灯顕微鏡を用いて結膜や角膜の観察を学びますが，次第に水晶体や眼内レンズ，さらには眼底検査へと関心が移り，結膜の観察を十分に行わなくなることがあります．しかし，結膜疾患は単なる炎症にとどまらず，腫瘍性病変や自己免疫疾患など，重篤な疾患の兆候となることもあり，これを見逃すことは患者に重大な影響を与えかねません．

本書では，多くのエキスパートの先生方にご協力いただき，結膜疾患の診断と治療に必要な知識を網羅的かつ分かりやすく解説しています．具体的な病態解説だけでなく，臨床における観察のポイントや診断のプロセスを丁寧に取り上げることで，結膜の観察に対する理解を深め，日々の診療に直結する実践力を身につけていただけるように構成されています．

以前発刊された『角膜のミカタ』（新篇眼科プラクティス 15）と同様に，『結膜のミカタ』もまた，視覚的にわかりやすく，診療の場ですぐに役立つ教科書として作成しました．両書を併せて使っていただくことで，前眼部疾患の診療における自信を深め，日常臨床において「結膜と角膜のエキスパート」としての役割を果たしていただけることを願っています．

本書が，皆様の診療において確固たる「ミカタ（味方）」となり，結膜疾患の治療においてさらなる一歩を踏み出すきっかけとなることを期待しています．

2024 年 10 月

堀　裕一

目次

16
結膜のミカタ

One Point Advice＝[O]
Topics＝[T]

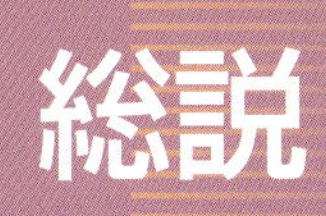
総説

眼表面の守護神・結膜 ～粘膜組織としての役割～

東邦大学眼科 堀 裕一

I はじめに(結膜は粘膜組織である)

結膜は，眼球の前面および眼瞼（まぶた）の内側を覆う薄い粘膜組織であり，眼表面の保護と機能維持に重要な役割を担っている[1]．「粘膜」とは，粘液（mucus）を産生し，粘液によって覆われる組織のことをいう．また，粘液とは，生物が産生し，分泌される粘性の高い液体で，その主成分はムチン（mucin）である．生体には鼻粘膜，口腔粘膜，気道粘膜，胃粘膜，腸粘膜，子宮内膜など数多くの粘膜組織があり，その表面は何らかの粘液で覆われている．眼表面（結膜）も粘液（涙液）で覆われている粘膜組織の一つと考えることができる．

結膜の大きな役割として，眼球の保護（バリア機能），涙液層の保持，免疫防御機能が挙げられる．これらの働きにより眼表面は常に健康な状態が保たれ，外部からの異物や病原体の侵入を防ぐとともに，乾燥するのを防ぐことで，良好な視覚や目の快適さを維持することができる．

II 結膜の解剖学的特徴

結膜は，大きく分けて，眼球結膜，円蓋部結膜，眼瞼結膜の3つの部分に分けられ，それぞれが少しずつ異なる役割を担っている．また，結膜には血管系とリンパ系が豊富に存在し，眼における栄養供給や免疫機能において重要な役割を果たしている．

1. 眼球結膜(bulbar conjunctiva)

球結膜とも呼ばれる．眼球の前面を覆う薄い粘膜であり，強膜の上に広がる．結膜組織は半透明のため，健康な状態では強膜が透けて白く見える（しろめ）．結膜上皮は非角化の重層円柱上皮であり（図1），上皮細胞の表面には微絨毛（microvilli または microplicae）が襞（ひだ）のように存在し（図2），その最表層には膜型ムチン（図3）が発現しており，結膜上皮の水濡れ性を高めている．ムチンには様々なサブタイプがあるが，ヒトの結膜上皮には，MUC1，MUC4，MUC16といった膜型ムチンが発現している[2]．

眼球結膜は，多くの杯細胞（ゴブレット細胞）を含んでいる[2]．杯細胞は，分泌型ムチンを分泌し，涙液の粘性を上げて，眼表面に涙液層がとどまりやすくなっている．眼球結膜における杯細胞の分布は，鼻下側の密度が高いことがよく知られている（図4）．ヒトの結膜の杯細胞から分泌される分泌型ムチンのサブタイプはMUC5ACである[3]．

KEY SENTENCE

- 眼表面（オキュラーサーフェス）は粘膜組織である
- 結膜の役割は，眼球の保護，涙液層の保持，免疫防御機能である

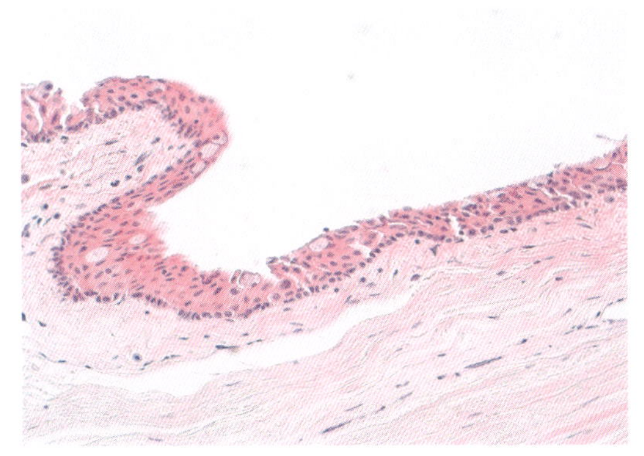

図1｜ヒト結膜組織
重層円柱上皮と実質部分．上皮内には杯細胞（ゴブレット細胞）が散在している．

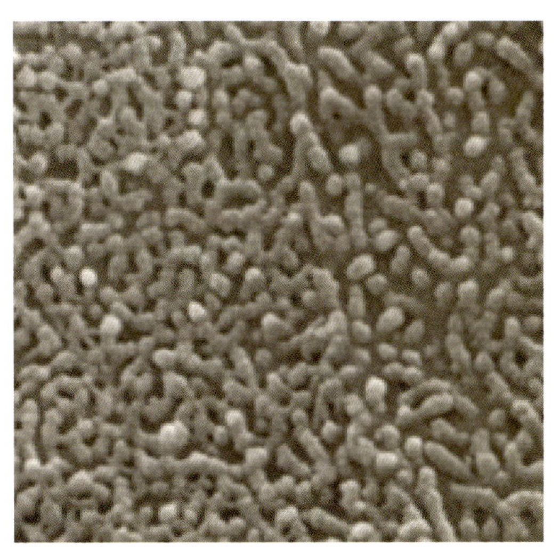

図2｜ヒト結膜上皮細胞の走査型電子顕微鏡（SEM）像
微絨毛（microvilliまたはmicroplicaeという）が襞（ひだ）のように細胞表面に突き出ている．

2. 円蓋部結膜（fornix conjunctiva）

円蓋部結膜は，眼球結膜と眼瞼結膜を接続する移行部に位置しており，眼球と眼瞼の間にある柔軟で可動性の高い部分である（図5）．この部分は，眼球の動きを許容しながらも，眼球を覆って保護する役割を果たす．円蓋部結膜によってできる空間には涙液が貯留しており，眼表面の涙液保持に重要な役割を担っている．

円蓋部結膜の実質は，血管に富んだ緩い結合組織で構成されており，リンパ組織や副涙腺であるクラウゼ腺を含む．クラウゼ腺は涙液の水分成分を分泌し，上下の円蓋部結膜に開口している．また，円蓋部結膜上皮には，リンパ球や好中球，形質細胞などの免疫細胞が存在し，眼表面の免疫防御機能に関与している．前述の杯細胞（ゴブレット細胞）は円蓋部結膜にも存在し，その分布は比較的高い密度で存在する（図4）．

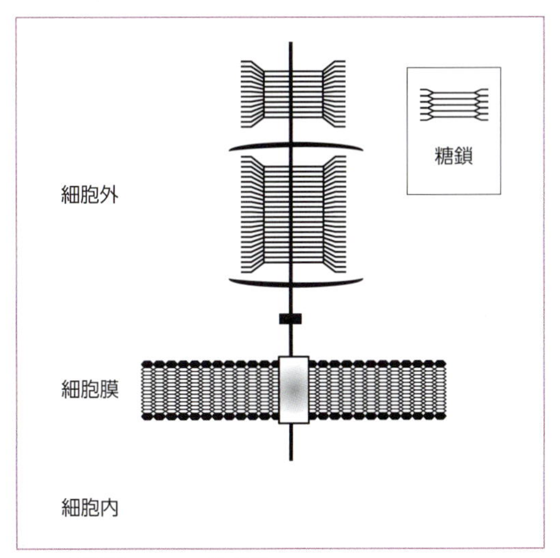

図3｜膜型ムチンの模式図
構造の中に膜貫通ドメインをもち，細胞膜を貫くように発現している．細胞外には，糖鎖の豊富な部分があり，細胞や組織の親水性を保っている．

3. 眼瞼結膜（palpebral conjunctiva）

瞼結膜とも呼ばれる眼瞼結膜は，まぶたの内側を覆う粘膜組織である．この部分は特に滑らかな表面を持っており，眼球の動きに対応して眼瞼と角膜との摩擦を最小限に抑えている．上眼瞼では，瞼板と結合している．眼瞼結膜には，副涙腺であ

KEY SENTENCE

- 結膜は，「眼球結膜」「眼瞼結膜」「円蓋部結膜」の部位に分かれる

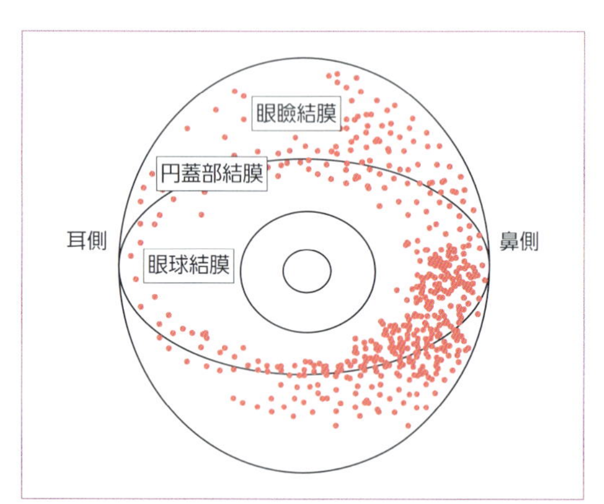

図4｜結膜における杯細胞（ゴブレット細胞）の分布
赤い点が結膜杯細胞を示す．眼球結膜の鼻下側に多く分布する．眼瞼結膜や円蓋部結膜にも杯細胞は存在する．

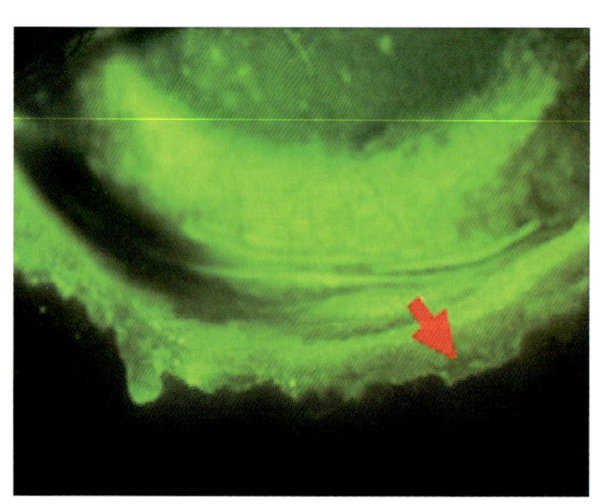

図6｜マイボーム腺機能不全（MGD）における粘膜皮膚移行部の移動
正常では，粘膜皮膚移行部（muco-cutaneous junction）より皮膚側にマイボーム腺は開口するが，MGDでは移行部が移動し，マイボーム腺が粘膜側に開口する（矢印）．

るウォルフリング腺が開口し，また，管状の陥凹（陰窩）であるヘンレ腺が存在する．眼瞼結膜にも，他の結膜と同様に杯細胞が存在し，分泌型ムチンを分泌する（図4）．

眼瞼結膜は，眼瞼を覆う皮膚と連続しており，皮膚から粘膜へとスムーズに移行する部分がある．この移行部を，粘膜皮膚移行部（muco-cutaneous junction）という．粘膜皮膚移行部は，眼瞼縁の内側に位置し，睫毛のすぐ内側にあたる部分に存在する．正常では，マイボーム腺は粘膜皮膚移行部の外側（皮膚側）に開口しているが，マイボーム腺機能不全（MGD）では，マイボーム腺開口部が粘膜側に存在することがある．皮膚側，粘膜側の区別は，実臨床では，フルオレセイン染色をすると見分けがつく．フルオレセインが組織内に少量取り込まれるため，やや染色されて見えるのが粘膜側であり，皮膚側はフルオレセインをはじくので暗く見える．これを「粘膜皮膚移行部の移動」という（図6）．

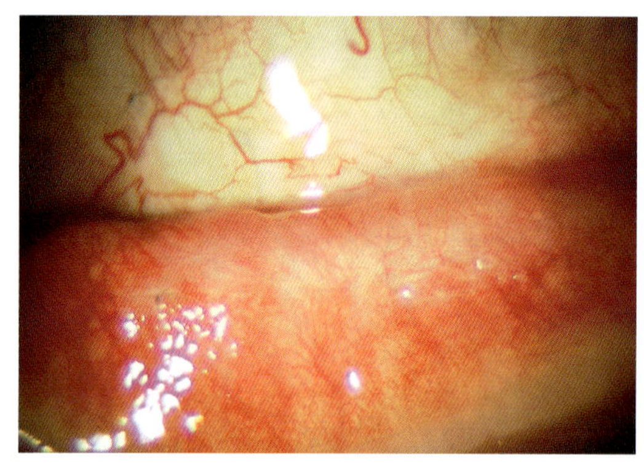

図5｜円蓋部結膜
眼球結膜と眼瞼結膜を接続する移行部に位置する．本患者は，円蓋部に結膜乳頭腫が発生したため，切除および羊膜移植術を施行した．

III 眼表面における結膜の役割

結膜の眼表面での役割は，眼球の保護（バリア機能），涙液層の保持，免疫防御機能の3本柱である．これらの機能により，眼球や眼表面の健康が保たれ，恒常性（ホメオスタシス）が維持されている．

1. 眼球の保護（バリア機能）

結膜は眼球の前面を覆い，外部からの物理的な

KEY SENTENCE

- 眼瞼縁には，粘膜と皮膚の移行部（muco-cutaneous junction）が存在する

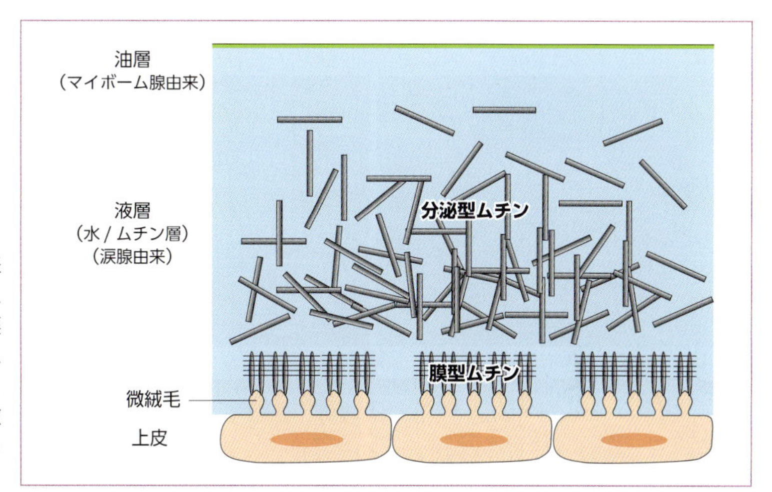

図7｜涙液層の構造
涙液層は最表層にマイボーム腺由来の油層があり，その下に液層（水/ムチン層ともいわれる）があり，角結膜上皮の上に存在している．分泌型ムチンは液層の中に広がって存在し，膜型ムチンは上皮細胞の表面の微絨毛（microplicaeまたはmicrovilli）の上に発現している．

刺激や異物，病原体から眼を守るための防御壁（バリア）として機能している．結膜は，柔軟性のある構造を持っており，まばたきや眼球の動きに応じて変形し，摩擦を最小限に抑えることが可能となっている．また，眼表面の水濡れ性を良くすることで涙液が眼表面に均等に分布するように働いている．

瞬目（まばたき）は眼球の保護作用として非常に重要であり，瞬目のたびに眼表面を薄い涙液層の被膜で覆って乾燥を防ぎ，外部からの微粒子やゴミ，細菌を洗い流して眼内に侵入するのを防いでいる．

2. 涙液層の保持

涙液層には液層（水層）中に分泌型ムチンが存在し，角結膜上皮には膜型ムチンが発現している（図7）．結膜の杯細胞は，涙液中の分泌型ムチンを分泌している．分泌型ムチンは，涙液層の水層に分散して眼表面に広がり，涙液層が眼表面に長くとどまれるように働いている．また結膜上皮細胞の最表層の表面には膜型ムチンが発現しており，眼表面の水濡れ性を向上させている．膜型ムチンの発現が低下すると水濡れ性が悪くなり，水をはじく状態となってしまう．眼表面の涙液層の安定性が低下する状態がドライアイである．

ムチンには，涙液層の保持効果のほかに，眼球と眼瞼の摩擦を軽減することが挙げられる．眼球と眼瞼は，眼瞼縁のlid wiperというところで接しているが，結膜と涙液の協働によって，この接触が滑らかに行われている．結膜に発現するムチンが滑らかな表面を作り出すことで，摩擦が最小限に抑えられる[4]．

3. 免疫防御機能

結膜は，眼表面の免疫防御において重要な役割を担っている．結膜には，リンパ球や形質細胞，好中球などの免疫細胞が豊富であり，これらが病原体や異物に対して迅速に反応する．特に，結膜に存在するリンパ組織である結膜関連リンパ組織（conjunctiva-associated lymphoid tissue：CALT）は，局所的な免疫応答を促進し，病原体の侵入を防ぐ役割を果たしていると以前から報告されている[5]．CALTは，消化管や呼吸器などの他の粘膜関連リンパ組織（mucosa-associated lymphoid tissue：MALT）と連携して働き，体全体の免疫防御システムの一部として機能する．アレル

KEY SENTENCE

- オキュラーサーフェスにおけるムチンの役割は，涙液層の保持，摩擦の軽減，バリア機能

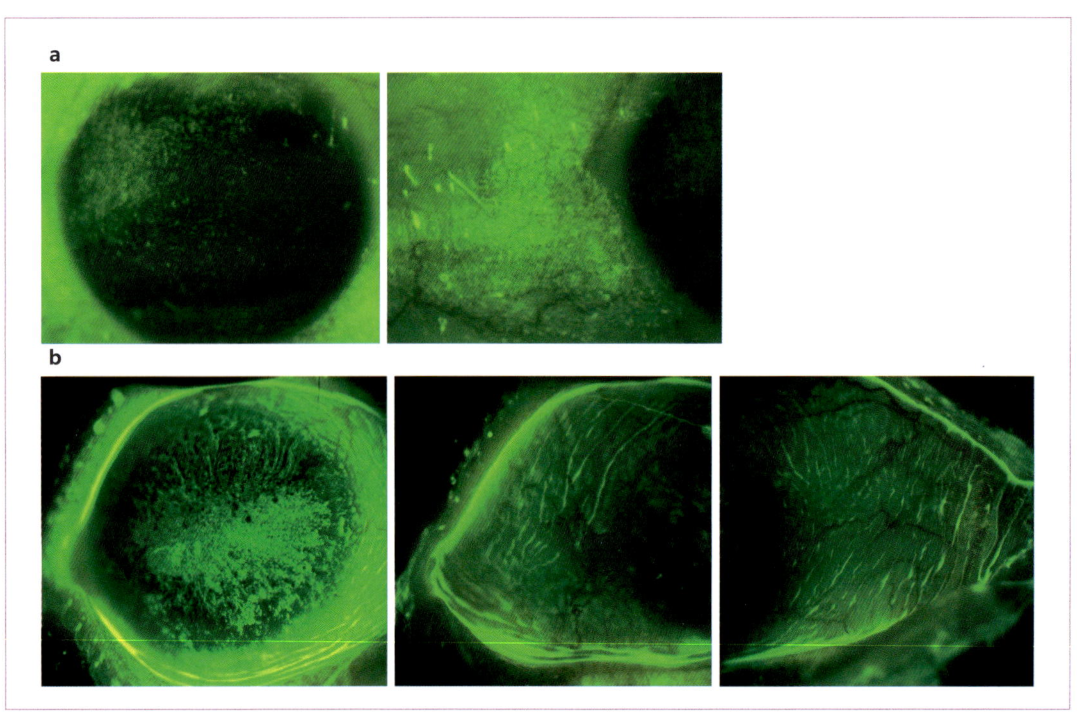

図8｜ドライアイと薬剤毒性角膜症のフルオレセイン染色
a ドライアイ．b 薬剤毒性角膜症．ドライアイでは，角膜上皮障害と同等（もしくはそれ以上）に結膜上皮も障害されている．一方，薬剤毒性角膜症では，角膜上皮障害の程度に比べて結膜上皮の障害が非常に少ない．フルオレセイン染色を行って結膜の上皮障害の程度を見ることは，この２つの疾患を鑑別する有用な手段である．

ギー反応が起きた場合，CALTが炎症性サイトカインやヒスタミンを放出し，免疫応答を調整する．このように，結膜は免疫系の重要な一部であり，外部からの感染や炎症に対する防御機能を提供している．

Ⅳ さいごに

角膜の専門家が，「結膜を観察することは重要」，「角膜だけでなく結膜もしっかり診なさい」と言っているのを聞くことがあると思う．例えば，ドライアイでは角膜上皮障害より先に結膜上皮障害が出てくる．これは角膜上皮のバリア機能が結膜上皮より強いことがその理由の一つであるが，臨床的に，結膜をしっかりとみること（正しい「結膜のミカタ」を身につけること）がドライアイと薬剤毒性角膜症を鑑別する手助けの一つとなる良い例である（図8）．

文献

1) Bron AJ, et al：TFOS DEWS II pathophysiology report. Ocul Surf 15：438-510, 2016
2) Gipson IK, et al：Character of ocular surface mucins and their alteration in dry eye disease. Ocul Surf 2：131-148, 2004
3) Gipson IK：Goblet cells of the conjunctiva: A review of recent findings. Prog Retin Eye Res 54：49-63, 2016
4) Knop E, et al：The lid wiper and muco-cutaneous junction anatomy of the human eyelid margins：an in vivo confocal and histological study. J Anat 218：449-461, 2011
5) Steven P, et al：Conjunctiva-associated lymphoid tissue － current knowledge, animal models and experimental prospects. Ophthalmic Res 42：2-8, 2009

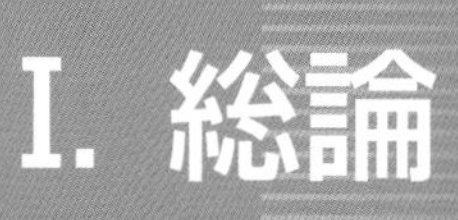

I. 総論

1）結膜

埼玉医科大学総合医療センター眼科　小幡博人

I　結膜の解剖

結膜は眼球と眼瞼を結ぶ薄い半透明の粘膜組織である．感染防御機構や眼表面を湿潤に保つ働きがあり，眼球を外界から保護している．結膜は，眼球前部の表面を覆う眼球結膜（bulbar conjunctiva），眼瞼内面を覆う眼瞼結膜（palpebral conjunctiva），および両者の移行部である円蓋部結膜（fornical conjunctiva）の3つに分けられる．眼瞼結膜は，さらに，瞼板に接する部分である瞼板部，瞼板のない部分の眼窩部に分けられる．眼球結膜の鼻側には，涙丘（lacrimal caruncle）と半月ひだ（semilunar fold）が存在する．結膜は袋状の構造になっており，結膜嚢（conjunctival sac）と呼ばれる．結膜の表面積はおよそ17cm^{2}といわれ，角膜の表面積のおよそ17倍であり，眼表面の面積の90％以上が結膜ということになる[1]．結膜は発生学的に水晶体や角膜上皮と同様に表層外胚葉から生じる．

II　結膜の組織構造

結膜は組織学的に上皮と粘膜固有層からなる（図1）．結膜上皮は3～5層の重層立方上皮である[2]．重層扁平上皮と記載している書物は誤りである．病的な状態では扁平上皮化生を生じる．眼球結膜上皮は角膜側で輪部上皮に移行する．眼瞼結膜上皮は眼瞼縁のマイボーム腺開口部の後方で皮膚の表皮に移行するが，この境界を粘

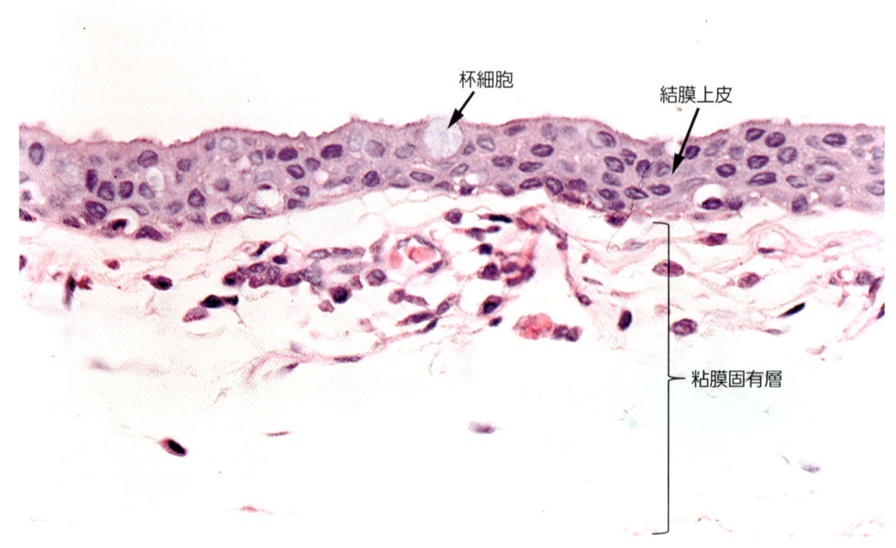

図1｜結膜の組織像
結膜は上皮と粘膜固有層からなる．上皮は3～5層の重層立方上皮である．重層扁平上皮ではない．上皮内に粘液（ムチン）を分泌する杯細胞がある．

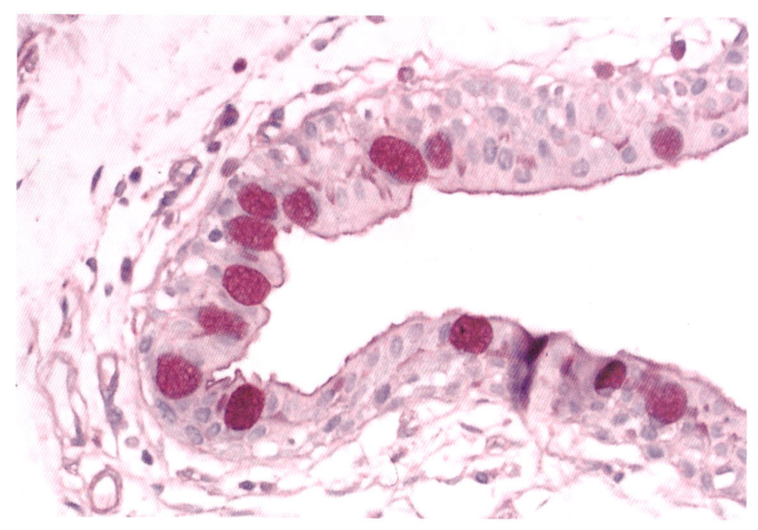

図2｜杯細胞の組織像
PAS染色を行うと杯細胞の細胞質は赤紫色を呈する．表層の細胞の細胞膜もPAS染色で染まっている．

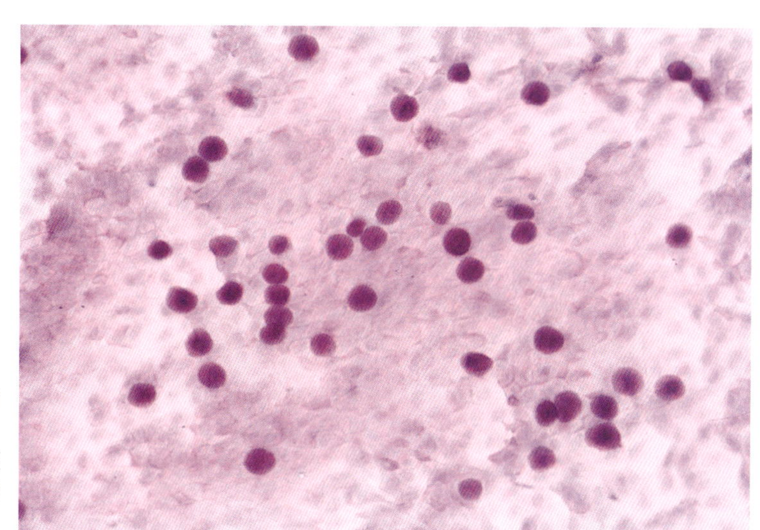

図3｜結膜のインプレッションサイトロジー
ニトロセルロース膜を結膜上皮に圧迫して表層の細胞を採取し，PAS染色を行うと杯細胞の存在がわかる．

膜皮膚移行部という．結膜上皮内に杯細胞（goblet cell）が存在していることは結膜の特徴である．杯細胞は粘液（ムチン）を分泌する．杯細胞はPAS染色やalcian blue染色に陽性である（図2, 3）．杯細胞の分布は結膜全体に一様ではなく，鼻下側や半月ひだに多いとされる[3]．結膜上皮内には，抗原提示細胞であるランゲルハンス細胞やメラノサイトも散在する．

上皮下には粘膜固有層と呼ばれる線維性血管組織がある．粘膜固有層には，血管，リンパ管，神経，線維芽細胞のほか，リンパ球，形質細胞，肥満細胞などの免疫担当細胞が少数散在している．眼球結膜の粘膜固有層は疎な結合組織で可動性がある．その下には，テノン（Tenon）嚢，上強膜，強膜が存在する（図4）．一方，眼瞼結膜の瞼板部の粘膜固有層は瞼板と密着しており可動性はない（図5）．テノン嚢は眼球をさや状に包む結合組織で眼球鞘とも呼ばれる．眼瞼結膜では，ヘンレの陰窩（crypt of Henle）と呼ばれる結膜上皮が粘膜固有層に陥入する所見がみられることがある（図6）．

III 副涙腺

副涙腺（accessory lacrimal gland）は結膜下に存在する組織学的に同定される小さな涙腺で，円蓋部結膜に存在するものをKrause腺（図7），

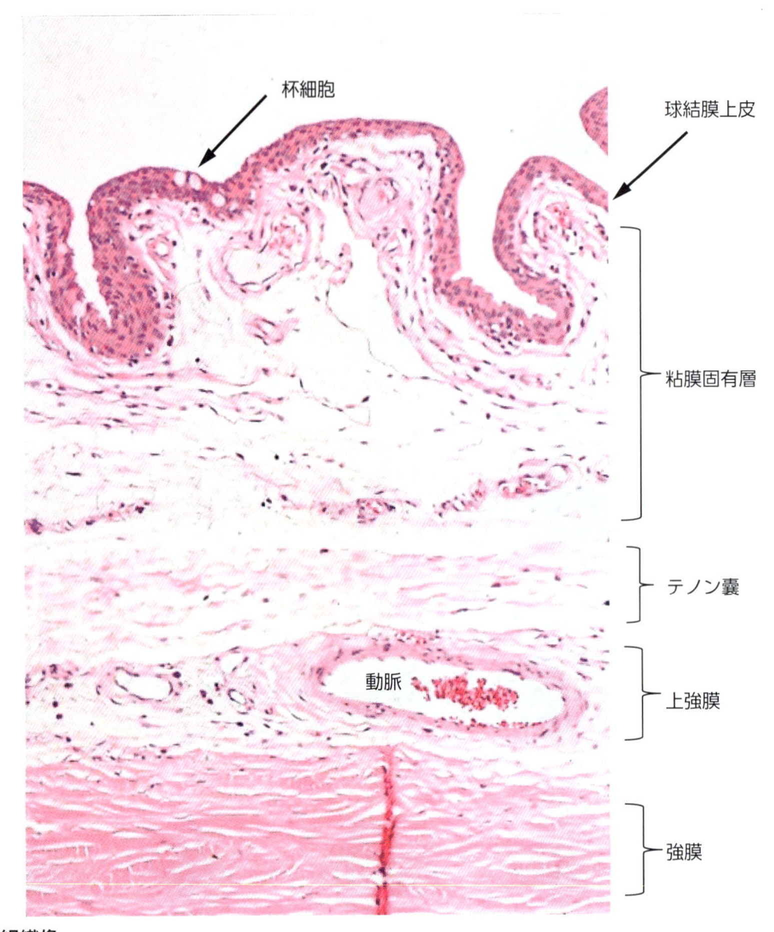

図4｜球結膜の組織像
球結膜は上皮と疎な粘膜固有層からなる．その下にテノン囊と上強膜がある．

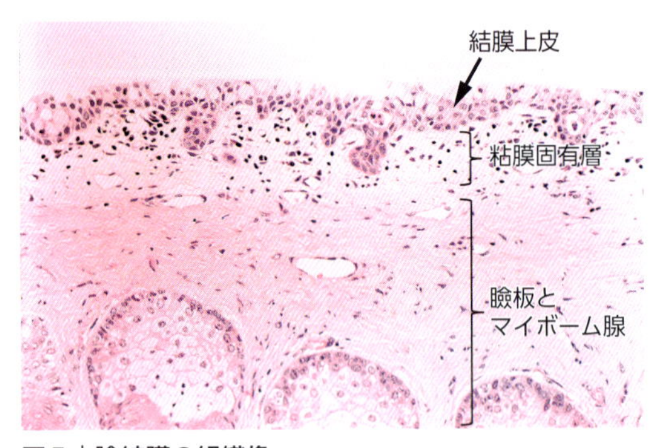

図5｜瞼結膜の組織像
瞼結膜の瞼板部において粘膜固有層は瞼板と密着しており可動性はない．

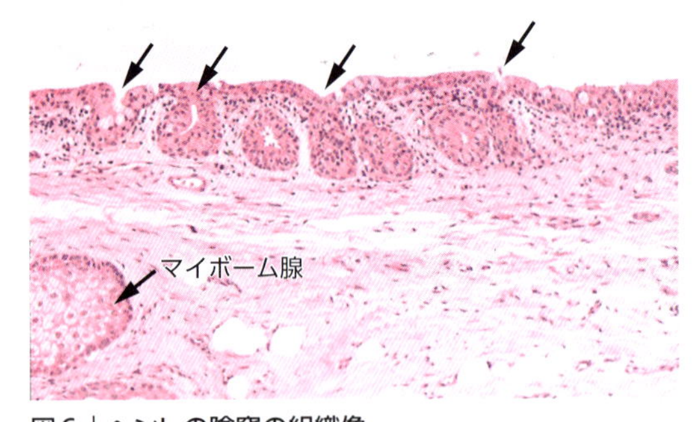

図6｜ヘンレの陰窩の組織像
瞼結膜には偽腺管様構造の上皮の陥入がみられることがある．ヘンレの陰窩と呼ばれる．

瞼板の縁に隣接して存在するものをWolfring腺（図8）という．副涙腺は涙液の基礎分泌を担っていると考えられている．炎症，角化，手術侵襲などで結膜が瘢痕化され，導管の開口部が障害されるとドライアイになる．なお，涙丘にも，脂腺，毛包のほかに，副涙腺が存在する．

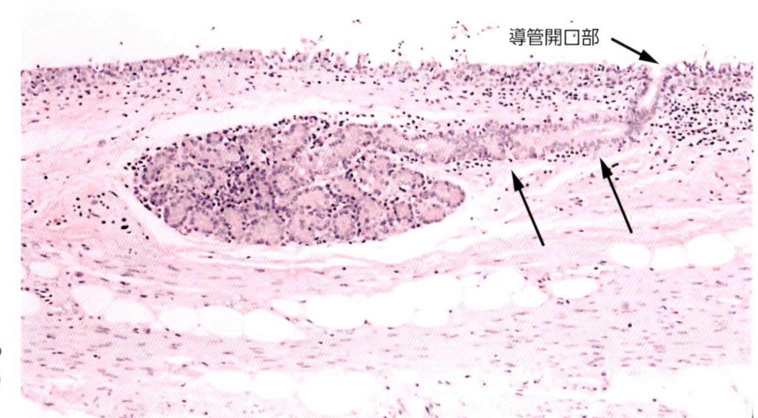

図7｜Krause腺の組織像
Krause腺は結膜円蓋部に存在する小さな涙腺組織である．導管（矢印）は結膜上皮面に開口している．

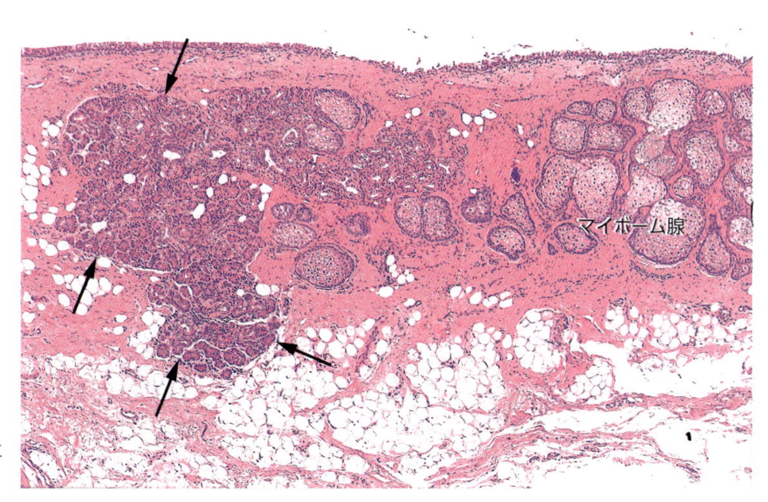

図8｜Wolfring腺の組織像
Wolfring腺（矢印）はマイボーム腺と隣り合って存在する．

IV 結膜上皮のステムセル（幹細胞）

結膜上皮のステムセルがどこにあるかに関しては，今までいろいろな研究報告があったが，現在では，結膜上皮のステムセルは，眼球結膜，眼瞼結膜，円蓋部結膜の様々なところにあるが，内眼角部と下方円蓋部に多いとされている（図9）[4]．

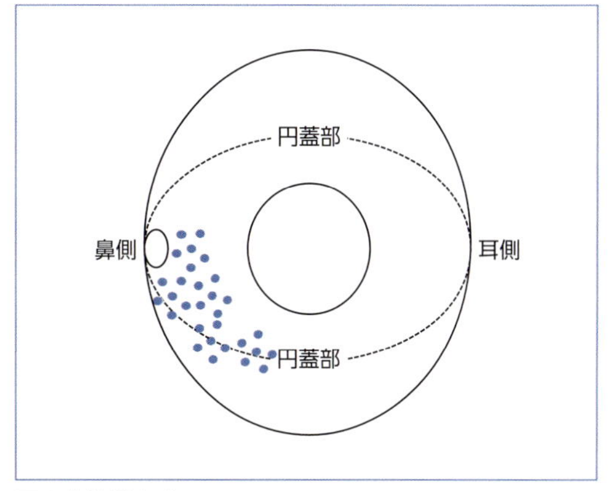

図9｜結膜上皮のステムセル
結膜上皮のステムセルは，球結膜，瞼結膜，円蓋部結膜の様々なところに散在しているが，内眼角部と下方円蓋部結膜に多いとされている．結膜杯細胞の分布は鼻下側に多いという図と類似している．

文献

1）Watsky MA, et al：Comparison of conjunctival and corneal surface areas in rabbit and human. Curr Eye Res 7：483-486, 1988
2）小幡博人：結膜の正常構造．眼科学 第3版，大鹿哲郎（編），文光堂，東京，54-58，2020
3）Kessing SV：Mucous gland system of the conjunctiva. A quantitative normal anatomic study. Acta Ophthalmol (Suppl) 98：1-133, 1968
4）Stewart RMK, Sheiridan CM, Hiscott PS, et al：Conjunctival stem cells are predominantly located in the medial canthal and inferior forniceal areas. Invest Ophthalmol Vis Sci 56：2021-2030, 2015

I. 総論 ▶ 1. 構造

2) マイボーム腺

お茶の水・井上眼科クリニック　天野史郎

診断と治療のポイント

- マイボーム腺は分泌腺房，分泌腺房を中央導管へとつなぐ小径で短い連結小導管，大径でまっすぐ長い中央導管から構成される
- マイボーム腺では，過熟状態に達したマイボーム腺細胞の細胞膜が壊れて細胞の内容物全体が油性の分泌物となる全分泌(holocrine secretion)の分泌形式をとる

マイボーム腺は眼瞼の瞼板内にある皮脂腺であり，その分泌物(meibum)に含まれる脂質が涙液の最表層の油層を形成することで涙液の安定性を保つ．本稿ではマイボーム腺の構造(解剖学・組織学的側面)について述べる．生理学的側面については他項において述べられる．

I 発生

ヒトでは胎生7週に眼瞼が現れ，上下の眼瞼は胎生9～12週頃に融合し，胎生4～6ヵ月頃まで閉瞼された状態が保たれる．マイボーム腺の発生・成長は主にこの瞼密閉期にあたる胎生3～7ヵ月において起こる．まず胎生9週頃に上下眼瞼をつないでいる上皮層の上下に局所的な上皮細胞の突出(マイボーム腺原基)が形成され(図1)，胎生12週頃から中胚葉からの結合組織の中を伸長・枝分かれしていく[1]．この上皮索が胎生15週以降，マイボーム腺の連結小導管と腺房に分化していく．その周囲の中胚葉由来の結合組織が瞼板と筋(眼輪筋，リオラン筋)などに分化する．マイボーム腺原基の上皮索の内部では，脂質産生によって中心管腔が形成され，これが後に中心導管となる(図2)．成熟したマイボーム腺とツァイス腺による脂質産生により上下眼瞼の開裂がもたらされ，胎生7ヵ月に上下の眼瞼が完全に分化する．そして胎生7.5ヵ月頃からmeibumの排出が開始される．

マイボーム腺の発生は，毛原基からの毛包の発生に類似する．いずれも癒合した眼瞼ひだを閉鎖している外胚葉シートから成長する．しかし，マイボーム腺のほうが大きくかつ深く成長し，発生完了までに時間がかかる．

マイボーム腺の発生には様々な分子，シグナル経路が関係している．マイボーム腺の発生に必要な上下眼瞼の融合には，fibroblast growth factor，bone morphogenetic proteinなどの働きが必要であり，マイボーム腺の発生・成長にはectodysplasin A，Wnt/β-catenin signalingなどが必要である[2]．これらの分子の発現の欠損などがあると正常なマイボーム腺が発生しない．外胚葉異形成と呼ばれる疾患群の多くでは，マイボーム腺の発生に必要な分子の欠乏によりマイボーム腺が欠損している．外胚葉異形成の1つであるEEC(ectrodactyly, ectodermal dysplasia, cleft lip/palate)症候群では，上皮形成に必要なp63の遺伝子異常があるため，マイボーム腺が欠損する(図3)．

II 肉眼解剖

マイボーム腺は上下の瞼板の密な結合組織の

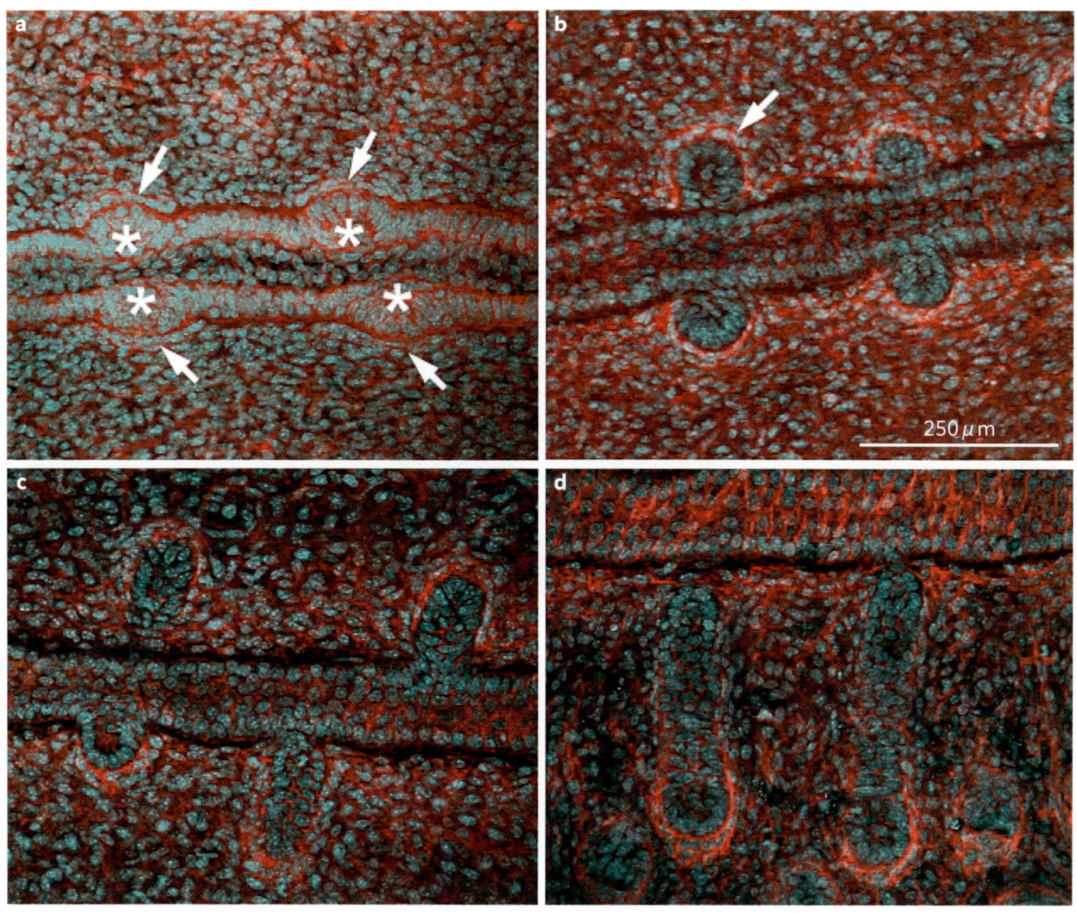

図1｜マイボーム腺の発生の初期段階（マウス）

a マウス胎生18.5日，ヒト胎生9週頃に相当．上下眼瞼の融合部に上皮の濃縮部（＊）が発生．**b** マウス生後0日，上皮が嵌入（矢印）．**c** マウス生後1日，ヒト胎生12週頃に相当．上皮嵌入部が増殖･伸長．**d** マウス生後2日．上皮嵌入部がチューブ状になる．

（文献1）より）

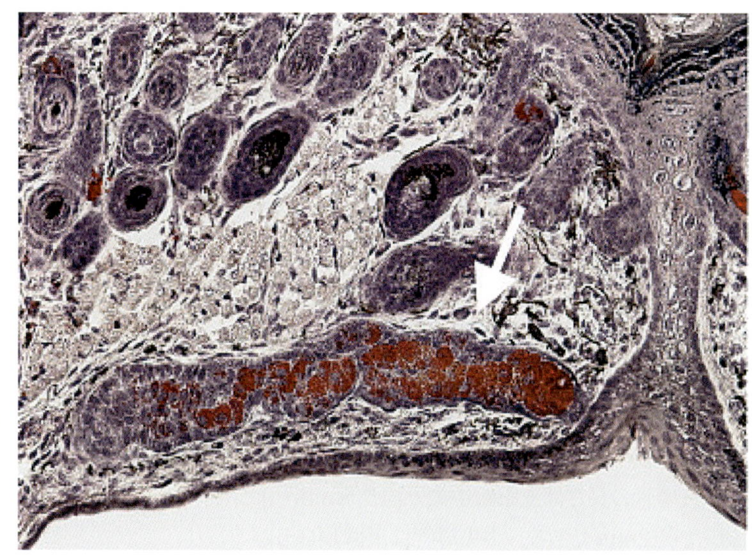

図2｜マイボーム腺の発生の中期段階（マウス生後5日）

成長するマイボーム腺の中心領域に脂質の蓄積がみられる（矢印）．

（文献1）より）

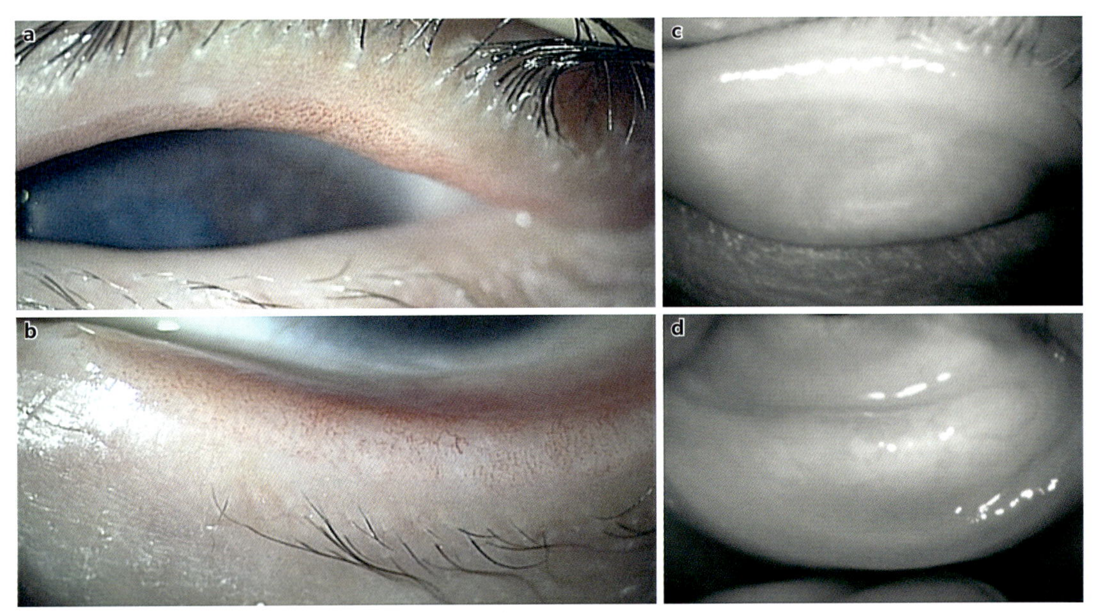

図3｜EEC症候群におけるマイボーム腺の欠損（自験例）
a・b 眼瞼縁にマイボーム腺の開口部は認められない．c・d マイボグラフィーによる観察ではマイボーム腺の腺房構造は全く認められない．

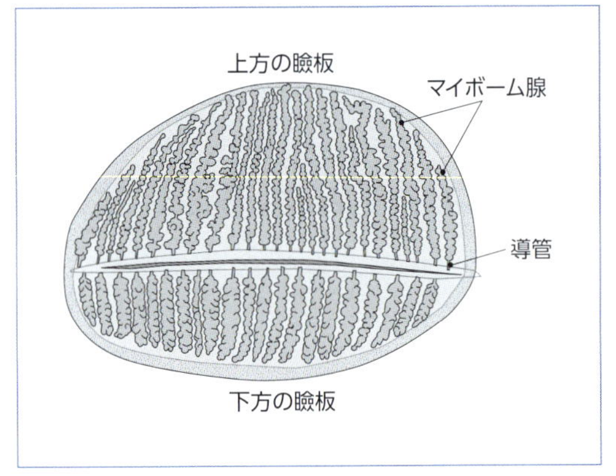

図4｜マイボーム腺の肉眼解剖
マイボーム腺は瞼板の中を垂直に走る中央導管とその周りを取り囲んでブドウの房状に連なる多数の分泌腺房からなる．

（文献3）より）

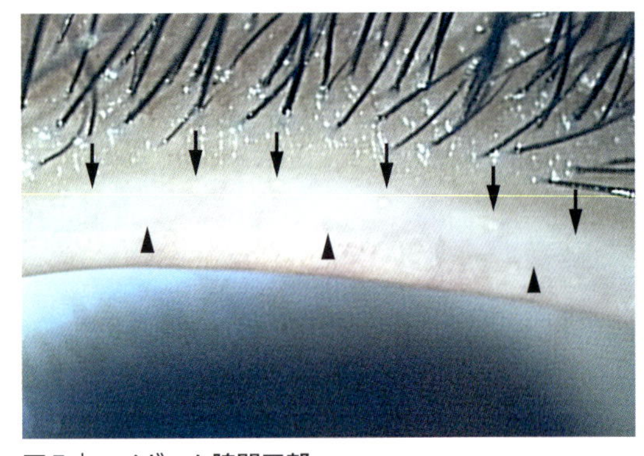

図5｜マイボーム腺開口部
マイボーム腺は眼瞼縁後方で粘膜皮膚移行部（矢頭）の前方に開口する（矢印）．マイボーム腺開口部が一列に配列している．

中に存在する．マイボーム腺は肉眼解剖的に見ると，瞼板の中を垂直に走る中央導管とその周りを取り囲んでブドウの房状に連なる多数の分泌腺房からなる（図4）[3]．中央導管の遠位端は盲端となっており，近位端は眼瞼縁後方で粘膜皮膚移行部の前方に開口している（図5）．中央導管の数は上眼瞼で25～40個，下眼瞼で20～30個．個々の中央導管の長さは上眼瞼中央で約5.5mm，下眼瞼で約2mmである．中央導管は下眼瞼ほうが上眼瞼よりも太い．1つの中央導管に属する分泌腺房の数は15～20個であり，上眼瞼のほうが下眼瞼よりも数が多い．マイボーム腺の開口部は睫毛よりも後方で眼瞼縁に沿って並んでいる．多くの人では開口部は一列に並んでいるが，約30％の人では上眼瞼の一部にジグザグ状に配列する部位が存在する（図6）[4]．

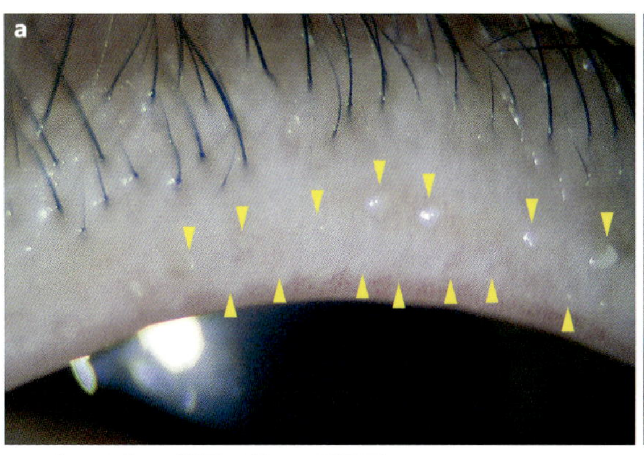

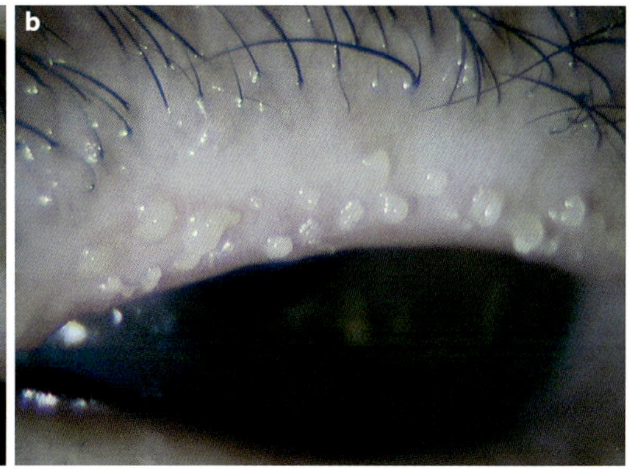

図6｜マイボーム腺開口部の二重配列
a 約30%の症例で開口部（矢頭）が二重配列している部分を認める．**b** meibumを圧出すると二重配列がよりはっきりと認められる．

III 組織

マイボーム腺は組織学的に観察すると，分泌腺房，分泌腺房を中央導管へとつなぐ小径で短い連結小導管，大径でまっすぐ長い中央導管から構成される(図7)[5]．

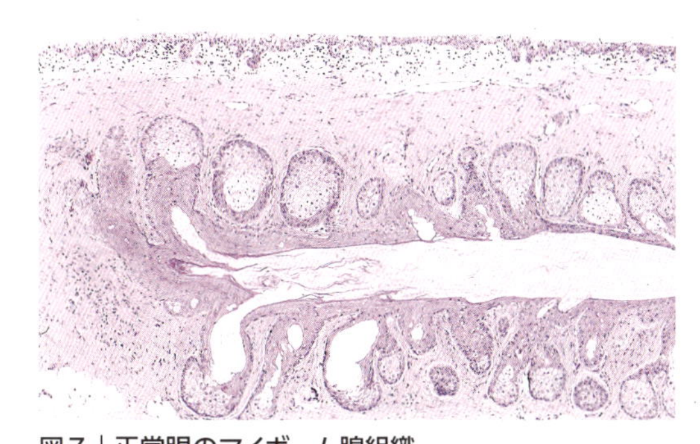

図7｜正常眼のマイボーム腺組織
マイボーム腺は分泌腺房，分泌腺房を中央導管へとつなぐ小径で短い連結小導管，大径でまっすぐ長い中央導管から構成される．
（文献5)より）

1. 分泌腺房

分泌腺房は直径150～200 μmの球形をしており，腺房の基底には基底細胞が1層に並んでおり，内部は分泌細胞であるマイボーム腺細胞(meibocyte)で満たされている．マイボーム腺細胞は成熟するにつれて基底部から中心部に向かって移動していく．成熟に伴いマイボーム腺細胞の細胞質には脂質が蓄積されていき，細胞質が拡大し，形態的に基底細胞，分化中細胞，成熟細胞，過熟細胞と変化していく(図8a)．この成熟する過程で細胞質では脂質産生に必要な滑面小胞体やペルオキシソームの数やサイズが増加していく．過熟状態に達したマイボーム腺細胞では核が分解し，細胞膜が壊れて細胞の内容物全体が油性の分泌物となる(図8b)．この分泌形式を全分泌(holocrine secretion)という．全分泌の分泌腺では細胞の崩壊により分泌が行われるので，新たな分泌細胞の供給が継続される必要がある．腺房の基底細胞は増殖性の前駆細胞として働き，新しいマイボーム腺細胞を供給する．マイボーム腺を構成する細胞の幹細胞の所在についてはいまだ確定されていない．ただ，マイボーム腺と類似の発生・形態を有する皮脂腺における研究が参考となる．毛根の皮脂腺の下にある丸く膨らんだバルジ領域に存在する上皮性幹細胞は，皮脂腺，毛包を構成する上皮組織，表皮細胞などへ分化する多分化能を有する幹細胞であり，皮脂腺の元となる幹細胞である．マイボーム腺においても，マイボーム腺を構成する腺房，導管などに分化する多能性幹細胞が導管領域に存在すると考えられており，研究が進められている．

2. 連結小導管

通常は1個の，また場合によっては複数の腺房が1本の連結小導管につながっている．小導管の

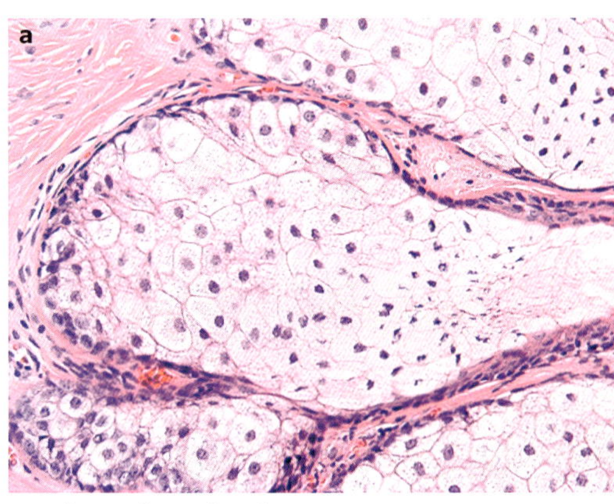

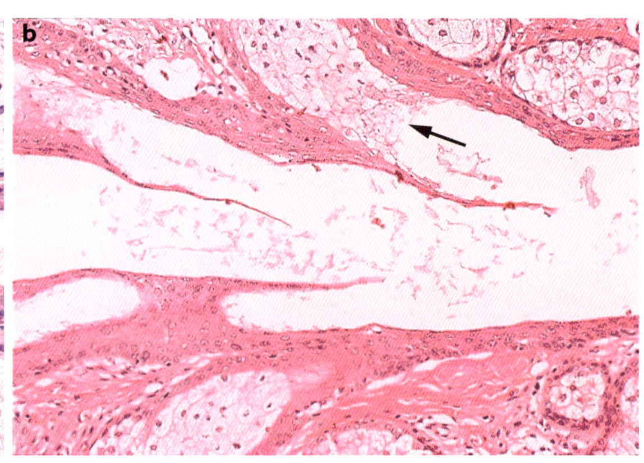

図8｜マイボーム腺の腺房
a マイボーム腺細胞は成熟に伴い細胞質に脂質が蓄積し，細胞質が拡大する．b 過熟状態に達したマイボーム腺細胞では細胞核が分解し，細胞膜が壊れて細胞の内容物全体が油性の分泌物となる(矢印)．
(画像提供：埼玉医科大学総合医療センター眼科 小幡博人先生)

長さは約150 μm，内径は30～50 μmである．小導管の内面は4層の重層扁平上皮で覆われている．腺房から小導管への連結部分では，明るく球形の基底マイボーム腺細胞からケラトヒアリン顆粒を含み若干暗い細胞質を持つ多層の小導管上皮へと移行している．

3. 中央導管

連結小導管は中央導管の皮膚開口部方向に向かって斜めに開口している．中央導管の内面も4層の重層扁平上皮で覆われている．内径は100～150 μmある．中央導管はマイボーム腺の全長にわたって延び，瞼板の幅に相当する長さを持つ．連結導管および中央導管の内面は細胞質にケラトヒアリン顆粒を含む角化初期の特徴を持つ重層扁平上皮で覆われている．中央導管の終端約0.5mmのあたりで，通常のマイボーム腺の導管上皮は，4層から6～8層に増え，多数のケラトヒアリン顆粒を含む角化細胞となり，表層は完全に角質化した細胞となる．この導管終端部の上皮は皮膚の角化上皮が中央導管内に入り込んだような状態となっている．中央導管の終端部とそのまわりの腺房の周囲にはリオラン筋の横紋筋線維が取り囲んでいる．リオラン筋は瞼板の前方にある眼輪筋とともに筋の収縮・弛緩により，マイボーム腺からのmeibumの分泌に寄与している．

文献

1) Nien CJ, et al：The development of meibomian glands in mice. Mol Vis 16：1132-1140, 2010
2) Verma S, et al：Meibomian gland development: Where, when and how? Differentiation 132：41-50, 2023
3) 小幡博人：眼瞼の解剖．眼科プラクティス6　眼科臨床に必要な解剖生理，大鹿哲郎編，文光堂，東京，30-36, 2005
4) 白川理香ほか：マイボーム腺開口部二重配列に関する機能的・組織学的検討．日眼会誌119臨増：210，2015
5) 小幡博人ほか：剖検例72例におけるマイボーム腺の病理組織学的検討．日眼会誌98：765-771，1994

I. 総論 ► 2. 機能と生理

1）結膜

順天堂大学医学部附属浦安病院眼科 **海老原伸行**

診断と治療のポイント

- 結膜の最も大切な生理的役割は感染防御と涙液の安定性の保持である
- 感染防御機構には，上皮バリアの脆弱性，結膜関連リンパ装置（CALT），濾胞関連上皮層に存在するM細胞，杯細胞，膜型ムチンなどが関与している
- 杯細胞により分泌される分泌型ムチンと結膜の最表層細胞のapical側に存在するグリコカリックスを構成する膜型ムチンは，涙液層の安定化に寄与している

I 感染防御機構

1. 結膜上皮バリアの脆弱性

結膜上皮層のバリア機能は角膜上皮層に比較して脆弱である．図1[1]に示すように，角結膜上皮細胞にはタイトジャンクション，デスモゾーム，アドヘレンスジャンクション，ギャップジャンクションなどの細胞間連結分子や基底膜にヘミデスモゾームが存在する．しかし角膜上皮層を構成する上皮細胞（基底細胞・翼状細胞・最表層細胞）が6～7層であるのに対し，結膜上皮層を構成する

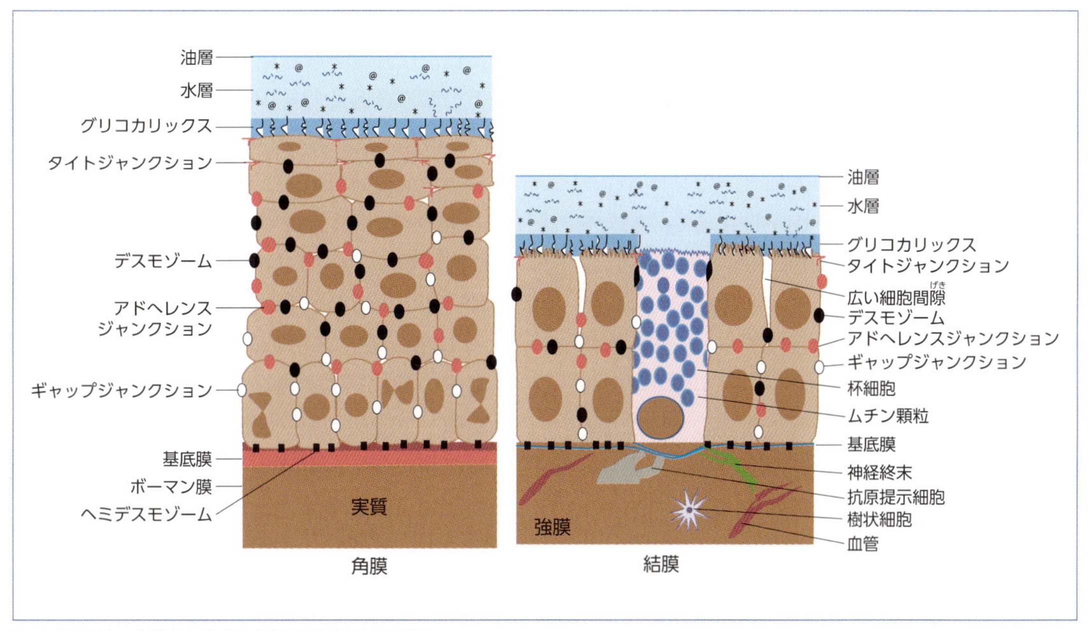

図1｜結膜・角膜のバリア機能関連分子の発現

（文献1）をもとに作図）

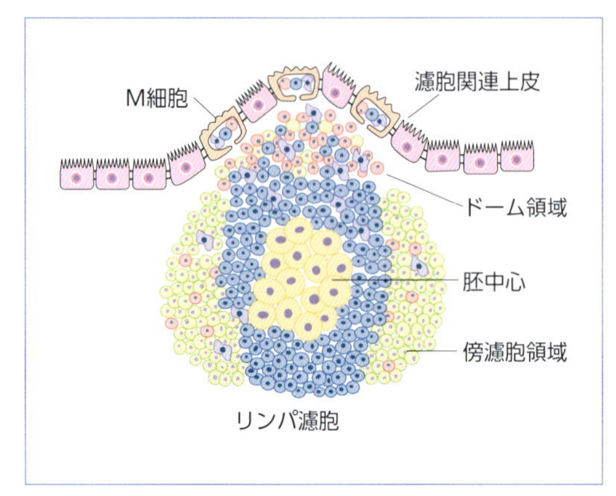

図2｜結膜リンパ濾胞の構造

（文献2）より）

細胞は2～3層と薄い．また，結膜上皮層にはlarge paracellular gapという広い細胞間隙が存在する．さらに結膜上皮層には細菌や抗原を取り込むM細胞（microfold cell）や杯細胞（goblet cell）が存在する．一方，角膜には厚いBowman膜が存在する．以上より，結膜上皮層は角膜上皮層と比較してバリア機能が低い．なぜ，結膜上皮層は角膜上皮層に比較して脆弱なのか？ その理由は，結膜が感染防御に重要な役割を演じているからである．結膜固有層には血管・リンパ管が密集し，抗原提示細胞・樹状細胞・T細胞・B細胞・肥満細胞などの免疫系細胞が常在している．そして結膜嚢内に侵入した細菌・ウイルス・真菌・原虫・抗原を，M細胞，杯細胞を介し素早く取り込み，即座に免疫反応が起動し，感染防御に働く．一方，角膜には血管・リンパ管はなく輪部にランゲルハンス細胞が常在している以外は免疫系細胞はない．ゆえに角膜の物理的構造は感染防御に有利であるが，免疫細胞を介した病原体・異物排除機構は無に等しい．もし角膜で強い免疫反応が生じれば角膜の透明性は失われてしまう．すなわち，結膜上皮層のバリア機能の脆弱性は角膜への病原体の感染を阻止するためと思われ，生物学的合理性がある．

2. 結膜関連リンパ装置（CALT）

結膜は角膜と異なり血管・リンパ管に富んだ組織であり，結膜嚢に侵入したウイルス・細菌・異物に対し感染防御反応を起こし，角膜への感染を防止している．その免疫機能の中心をなすのが結膜関連リンパ装置（conjunctiva associated lymphoid tissue：CALT）である[2]．CALTはB細胞，T細胞，樹状細胞，濾胞性T細胞，リンパ管，血管より構成されるリンパ装置で，その中心にはリンパ濾胞がある．リンパ濾胞は中央にB細胞・形質細胞の集積した胚中心，その周辺に濾胞性T細胞，記憶型T細胞，樹状細胞の集積した傍濾胞領域，濾胞関連上皮下のドーム領域（T細胞，樹状細胞）より構成されている（図2）[2]．リンパ濾胞に接する結膜上皮を濾胞関連上皮といい，杯細胞は認めず，抗原通過能を持つM細胞が存在する．結膜嚢内に侵入したウイルス・細菌などの病原体や抗原が濾胞関連上皮に存在するM細胞によって取り込まれリンパ濾胞を刺激し，活性化された樹状細胞が全身のリンパ管へ侵入し，所属リンパ節に移動する．所属リンパ節では病原体・抗原特異的な抗体を産生するB細胞，形質細胞がつくられ再度結膜組織へ移動する（ホーミング）．結膜組織へホーミングしたB細胞，形質細胞からはウイルス・細菌・抗原に特異的な分泌型IgAが産生され，感染防御に働く（図3）．結膜組織に認められるリンパ濾胞は，ヒトでは生下時には認めず，成長に伴い増加し7～8歳時に最大になり思春期以降減少していく．リンパ濾胞発生の誘導は外的環境因子との接触によると考えられている．マウス・ラットにおいてもSPF（specific pathogen free）で飼育している個体は結膜リンパ濾胞数が少ない．ゆえに，年少者の結膜には濾胞が多く高齢者には少ない．感染・アレルギーにおいて年少者のほうが炎症が強く起きるのは，リンパ濾胞の数の差によると考えられる．またリンパ濾胞の数は結膜の部位によって異なる．上眼瞼結膜—下眼瞼結膜—瞼球結膜移行部—球結膜の順で少なくなる（図4）[2]．重症アレルギー性結膜疾患である春季カタルやアトピー性角結膜炎（急性期）の患者の上眼瞼結膜に生じる巨大乳頭組織中には多数の巨大なCALTが異所性に形成され，IgE抗体を産生していることが明らかになっている[3]．

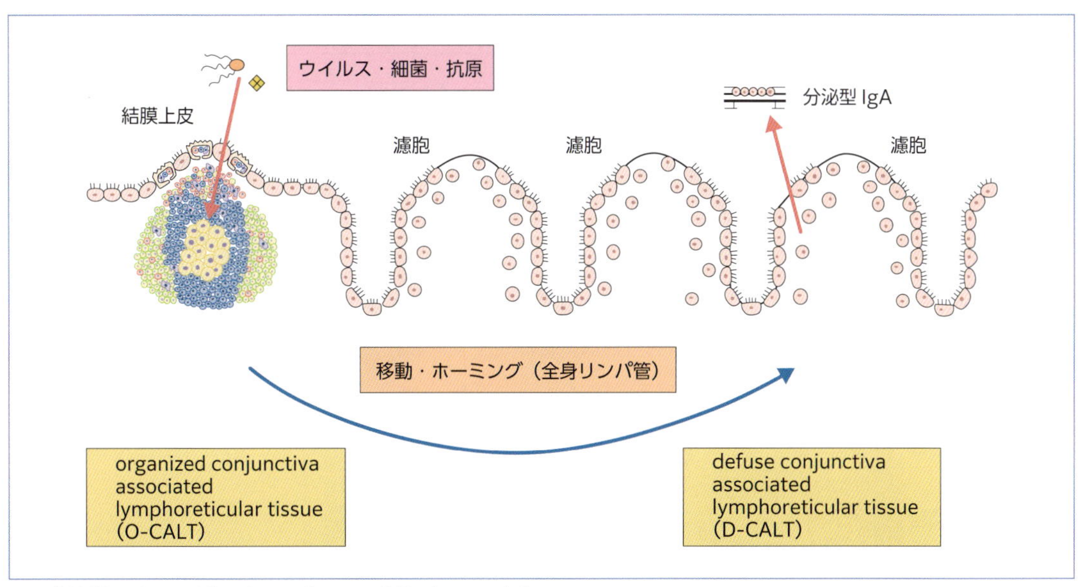

図3｜結膜関連リンパ装置（CALT）による分泌型IgAの産生

3. 杯細胞

結膜上皮細胞より分化する杯細胞はヒトでは耳側結膜より鼻側結膜に多く存在する．ヒト結膜杯細胞は分泌型ムチンであるMAC5ACを産生する．分泌型ムチンは涙液の恒常性維持に働くと同時に，結膜嚢内の病原体や抗原のwash outに働く（図5）[4]．最近，ムチン糖鎖のシアル化が抗原のクリアランスに影響を与えることが明らかになった[5]．Sjögren症候群，眼類天疱瘡，Stevens-Johnson症候群（慢性期）の結膜では杯細胞は著明に減少し重症ドライアイ症状を呈する．ヒト培養結膜杯細胞による検討では，Th2サイトカインのIL-4・IL-13は杯細胞の増殖・ムチン産生増加に働き，Th1サイトカインのIFN-γは杯細胞の減少・ムチン産生低下を惹起する．また結膜の杯細胞の維持には生理的なIL-13が必要である．ゆえに，季節性アレルギー性結膜炎・春季カタル・アトピー性角結膜炎（急性期）では杯細胞の増殖・ムチン産生増加によって粘性眼脂を認めるが，アトピー性角結膜炎の慢性期では結膜上皮細胞の扁平上皮化生・線維化により杯細胞の減少を認める．

近年，重症アトピー性皮膚炎（atopic dermatitis：AD）患者の治療に使用するIL-4受容体α鎖抗体製剤であるデュピルマブ（デュピクセント®）が，アトピー性角結膜炎の増悪ではない新たな結膜炎を惹起することが臨床上問題になっている．IL-4受容体α鎖はIL-4，IL-13の共通の受容体なので，デュピルマブはIL-4/IL-13の両方を阻害する．デュピルマブはAD以外にも喘息・鼻茸を伴う好酸球性副鼻腔炎・痒疹結節などに保険適応があるが，AD患者に使用したときのみ約30％程度の患者に結膜炎が発症する．その明確な発症メカニズムは明らかではないが，重症AD

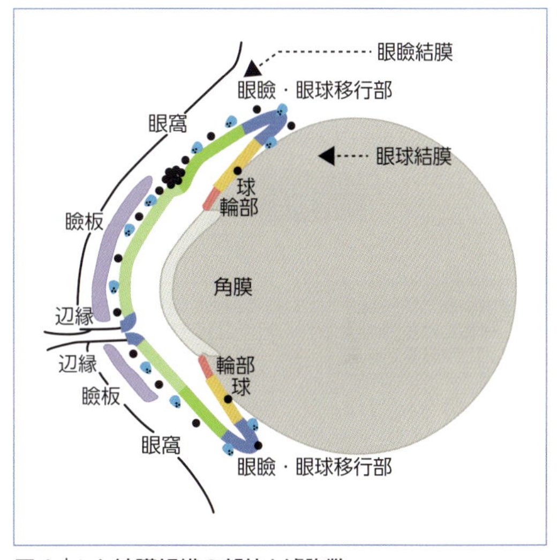

図4｜ヒト結膜組織の部位と濾胞数

（文献2）をもとに作図）

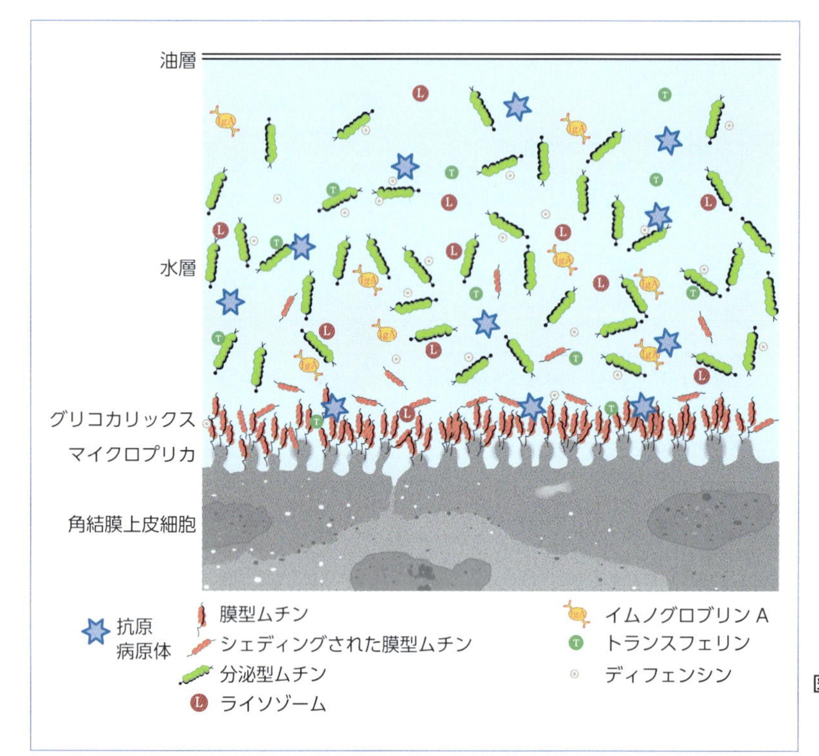

図5｜涙液層の構造と病原体・抗原除去
（文献4）をもとに作図）

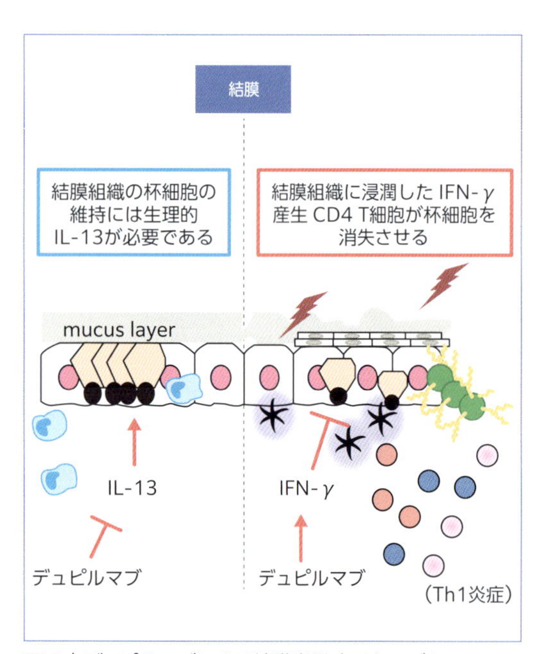

図6｜デュピルマブによる結膜炎発症メカニズム
（文献6），7）をもとに作図）

患者の結膜では，結膜上皮の扁平上皮化生・線維化に伴い杯細胞が減少しており，デュピルマブが投与されると生理的IL-13が阻害されさらに杯細胞が減少し炎症が惹起されると考えられている．またAD患者が発症しているアトピー性角結膜炎はTh1反応とTh2反応の両方が関与していることが知られている．デュピルマブが投与されるとTh2反応が抑制されTh1>Th2の環境になりTh1優位の結膜炎が発症するという説もある．Th1優位になれば，Th1サイトカインであるIFN-γが産生されさらに杯細胞が減少する（図6）[6, 7]．

腸管においては杯細胞が腸の免疫寛容に関与していることが知られており，結膜における杯細胞の消失は重症ドライアイに類似する病態によって生じる炎症だけでなく，結膜嚢内の常在菌に対する免疫寛容が低下し，炎症が惹起される可能性がある．

1）GAP（goblet cell associated antigen passage）

杯細胞の役割は，分泌型ムチンを産生し涙液の恒常性維持や病原体・異物除去を行うと考えられてきた．最近，結膜の杯細胞に結膜嚢内に飛入した抗原を取り込み，上皮層を通過させ，粘膜固有層に存在するランゲルハンス細胞や樹状細胞に抗原を提供する作用があることが明らかになりGAPと呼ばれている（図7）．GAPによる抗原の通過は数分以内に生じる．またGAPの誘導には花粉の殻や黄砂・PM2.5などの粒子性を持つ物質の刺激が必要で，三叉神経に支配されている[8]．

4. 膜型ムチン

結膜上皮細胞の最表層細胞のマイクロプリカには膜型ムチン（membrane-associated mucins：MAMs）が発現し，グリコカリックス（glycocalyx）構造を形成している（図8）[9]．結膜にはMUC1，MUC2，MUC4，MUC16の発現が認められる．MUC4はヒトでは結膜に発現し角膜には発現していないが，マウス・ラットでは角膜にも発現している．MUC1・MUC16は角結膜上皮に発現を認める．各MAMsの細胞外ドメインは分断され涙液中に放出される（図8）．MAMsの細胞内ドメインは細胞外ドメインに比較して極めて短いが，MUC1はβ-cateninと結合し増殖や分化に，MUC16はアクチンフィラメントと結合しマイクロプリカの構造維持に働く．MAMsで構成されるグリコカリックス構造は涙液と上皮層とのinterfaceを形成し，感染防御・涙液の安定性維持・抗炎症作用に寄与している．重症ドライアイ患者の結膜インプレッションサイトロジーではMUC1・MUC2・MUC4・MUC5ACの発現低下が認められる．全てのMAMsについて言及する紙数はないが，分子量が最も大きいMUC16について言及する（図8）．MUC16欠損マウスは，結膜の構造には異常を認めないが，結膜線維芽細胞のStat3がリン酸化され炎症性サイトカインのIL-6を産生し，結膜に炎症が惹起される．またMUC16は黄色ブドウ球菌と結合し感染防御に働いている[10]．一方，肺炎連鎖球菌はメタロプロテアーゼを放出し，MUC16の細胞外ドメインを分断することでより感染を容易にすることが知られている[11]．またヒトアデノウイルス（human adenovirus：HAdV）は，結膜上皮細胞に感染し流行性角結膜炎（epidemic keratoconjunctivitis：EKC）を発症させる．しかしその株の違いによって感染の有無が決定している．MUC16はHAdVの感染を防止する．HAdV-D37はMUC16を分断することにより結膜上皮細胞に感染しEKCを発症させる．一方，EKCを発症させないHAdV-D19pには分断作用はない[12]．以上のように，MUC16は結膜上皮細胞を細菌やウイルスの感染より防御している．

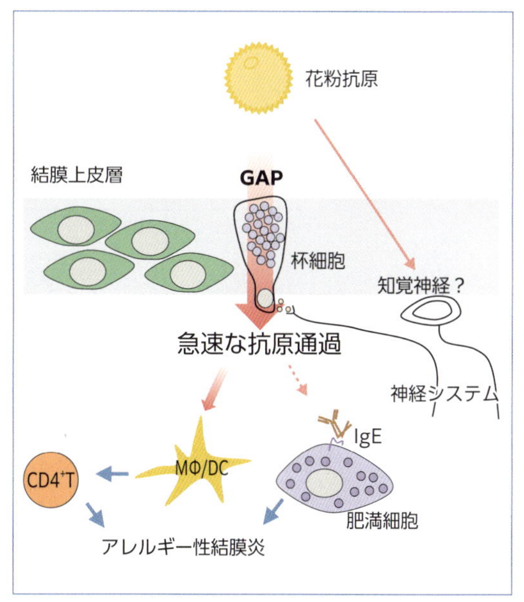

図7｜アレルギー性結膜炎発症におけるGAP（goblet cell associated antigen passage）

II 涙液層の安定性の維持

結膜上皮層に常在する杯細胞より放出される分泌型ムチン，分断されたMAMsは，涙液層の水層に放出される（図5，8）．涙液層はムチンに満たされることにより極性ができ，安定化する．さらに角結膜上皮に発現しているMAMsは涙液の安定性（水濡れ性）を保持していると考えられている（図5，8）．

文献

1）Kaur S, et al：Ocul Surf 30：3-13, 2023
2）Knop E, et al：J Anat 206：271-285, 2005
3）Matsuda A, et al：J Allergy Clin Immunol 126：1310-1312.e1, 2010
4）Govindarajan B, et al：Exp Eye Res 90：655-663, 2010
5）Matsuzawa M, et al：Nat Commun 14：1417, 2023
6）De Paiva CS, et al：Mucosal Immunol 4：397-408, 2011
7）Pflugfelder SC, et al：Ophthalmology 124：S4-13, 2017
8）Kimura M, et al：JCI Insight 8：e168596, 2023

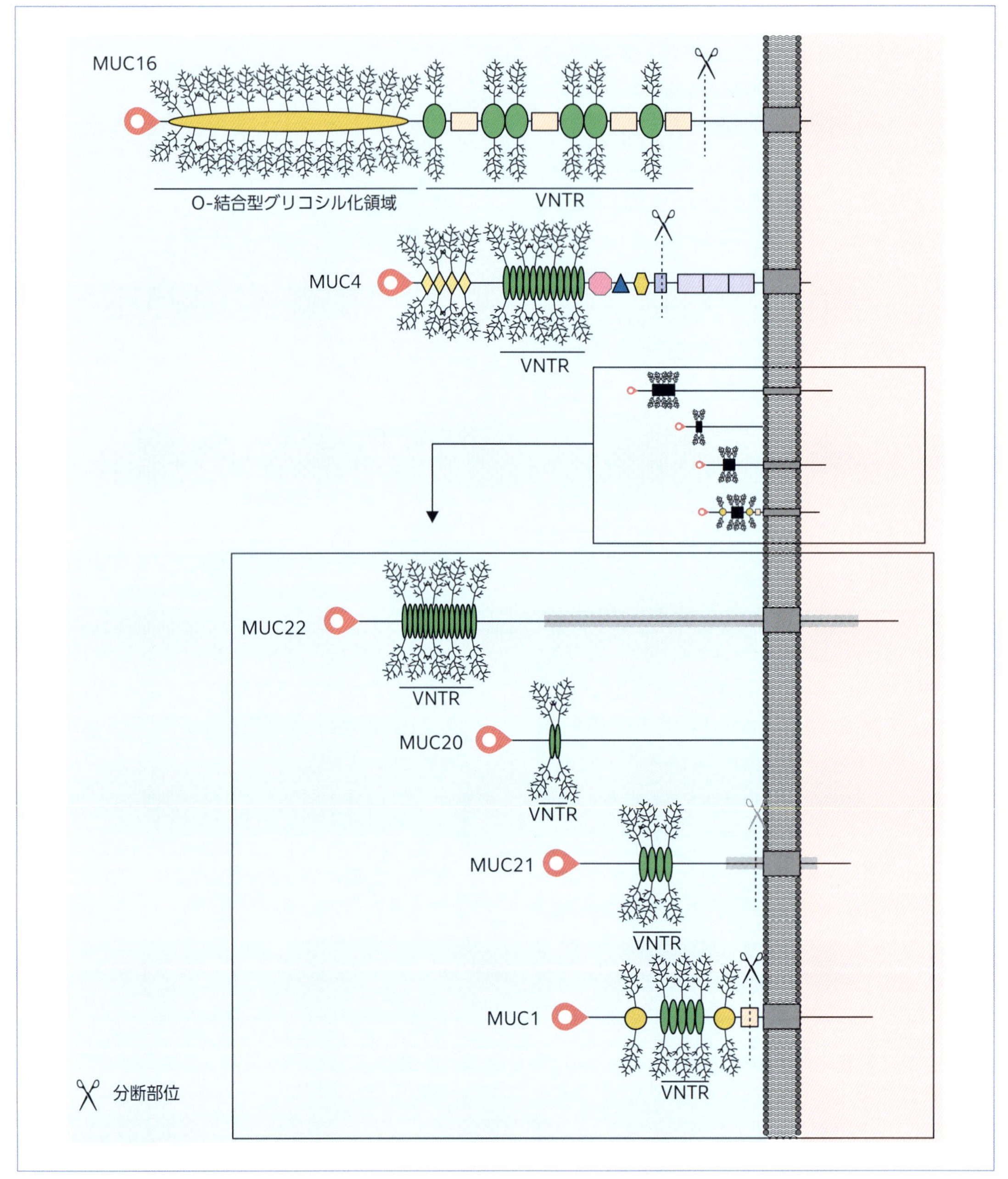

図8｜膜型ムチンの発現
各膜型ムチンによってVNTR（Variable Number Tandem Repeats［反復配列多型］）やO-結合型グリコシル化した領域の大きさが異なる.

（文献9）をもとに作図）

9）Martinez-Carrasco R, et al：Ocul Surf 21：313-330, 2021
10）Ricciuto J, et al：Infect Immun 76：5215-5220, 2008
11）Govindarajan B, et al：PLoS One 7：e32418, 2012
12）Menon BB, et al：Microb Pathog 56：40-46, 2013

I. 総論 ▶ 2. 機能と生理

2) マイボーム腺

京都市立病院眼科　鈴木　智

診断と治療のポイント

- マイボーム腺開口部は正常では皮膚に開口しているが，マイボーム腺機能不全（MGD）では粘膜皮膚移行部の前方移動により粘膜に開口していることがある
- meibum脂質は非極性脂質と極性脂質から成り，MGDでは脂質組成が変化している
- マイボーム腺機能は性ホルモンの影響を受けており，加齢により細菌叢が変化する

マイボーム腺房細胞から全分泌（holocrine）様式で導管へ分泌されたmeibumは開口部から分泌される．meibumには腺房細胞で生成された脂質とともに細胞の崩壊よって生じた細胞成分が含まれるが，機能的に重要なものは脂質である．正常なマイボーム腺開口部は皮膚にあり，分泌され眼瞼縁に貯留したmeibumは涙液が皮膚側へ漏出しないように防いでおり，開瞼に伴って涙液水層の上を伸展し油層を形成する．涙液油層は，①涙液の蒸発抑制，②涙液の表面張力の低下，③瞬目時の潤滑作用（眼瞼結膜と眼表面の摩擦軽減），④光学的に平滑な表面の形成による視機能の維持などの機能を有している．そのため，マイボーム腺は眼表面の恒常性の維持に重要である．

I　meibumの脂質組成

マイボーム腺は皮脂腺の一種であるが，毛包を有していない．マイボーム腺から分泌されるmeibumと皮脂腺から分泌される皮脂（sebum）では組成が全く異なる（表1）[1]．特に，sebumではグリセリドやスクアレン，遊離脂肪酸（free fatty acids：FFA）がsebumに比べ有意に多く，meibumではコレステロールエステル（Chl-E）が有意に多く，（O-acyl）-ω-hydroxy fatty acids（OAHFA）が含まれているという特徴がある．そのため，眼瞼縁には睫毛根部に皮脂腺が開口しているが，sebumはmeibumの代わりにはなり得ない．

図1に涙液層の模式図を示す[2]．涙液油層の空気側にワックスエステル（WE），Chl-E，Chl-OAHFA，トリアシルグリセリド（TAG）などの非極性脂質（non-polar lipids：NL）が存在しており，水層には短鎖脂肪酸などの極性脂質（polar lipids：PL）が溶け込んでいる．NLとPLの間を取り持っているのが両親媒性脂質（amphiphilic lipids：AL）である．ALの約80％は非常に長鎖の脂肪酸を持つOAHFAが占め，10％がコレステロール（Chl），5％がFFAなどである．特にOAHFAが涙液水層と油層の相互作用（interaction）に重要であると考えられている[3]．マイボーム腺房細胞における脂質合成は“meibogenesis”と呼ばれ，全容が解明されつつある[4]．加齢あるいはマイボーム腺機能不全（meibomian gland dysfunction：MGD）に伴い，NLは低下し（特にChl-E）逆にPLが増加すること，これらの変化が視機能に関わる自覚症状（“目が重い”，“目がぼやける”など）と関連している可能性が報告されている[5]（図2）．

表1｜ヒトmeibumとsebumの組成比較

	ヒトmeibum percentage of total lipids % (w/w)	ヒトsebum percentage of total lipids % (w/w)
OAHFA	1～5	n/r
コレステロールエステル(Chl-E)	30～40	2
セラミド	微量	n/r
遊離コレステロール(free-Chl)	<0.5	1.5
Chl-OAHFA	3	n/r
diacylated diols	報告あるが%不明	n/r
遊離脂肪酸(FFA)	0.1～1	15
リン脂質	<0.1	n/r
スクアレン	微量	12～13
アシルグリセロール(TAG, DAG)	1(ほとんどTAG)	30～63
ワックスエステル(WE)	30～48	26

n/r：not reported, TAG：triacyl glycerol, DAG：diacyl glycerol

（文献1）より）

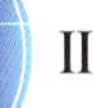

II meibumの脂肪酸組成

MGDの診断の際にもポイントとなるのがmeibumの「質」であるが，閉塞性MGDでみられる粘度の高いmeibumは融点が上昇しており，涙液水層の上を伸展しにくくなっている．このmeibumの粘度，融点に大きく関連しているのがNLのほとんどを占めているWEとChl-Eを構成している脂肪酸である．ガスクロマトグラフィー(GC-MS)法によるmeibumの脂肪酸組成を図3に示す[6]．健常者のmeibumに含まれる脂肪酸は40%が飽和脂肪酸，60%は不飽和脂肪酸である．飽和脂肪酸では，最も融点の高い直鎖飽和脂肪酸が10%，より融点の低い分枝鎖飽和脂肪酸が90%を占める．一方，不飽和脂肪酸ではオレイン酸に代表される一価不飽和脂肪酸が90%近くを占め，残りが多価不飽和脂肪酸，分枝鎖多価不飽和脂肪酸である．閉塞性MGDでは，直鎖脂肪酸の割合が有意に増加し，分枝鎖飽和脂肪酸の割合が有意に減少している．

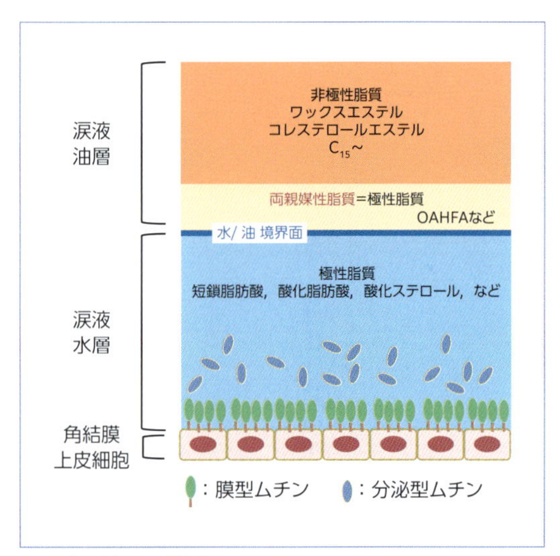

図1｜涙液層の構成

（文献2）をもとに作図）

III マイボーム腺機能と性ホルモン

マイボーム腺は性ホルモンの標的器官である．マウスでは，テストステロンが脂質産生に関連する遺伝子発現をup-regulateし，角化に関連する遺伝子発現をdown-regulateするのに対し，エストロゲンは脂質産生に関連する遺伝子発現をdown-regulateし，角化に関連する遺伝子発現をup-regulateする．ヒトでは，meibumの分泌量は，閉経までの女性では同年代の男性に比べ有意に少ないが，閉経後は性差がない．また，月経周期のある女性では，月経周期の後半にマイボーム腺開口部径が有意に小さくなり，meibumの分泌量が低下し，涙液層破壊時間(F-BUT)が短縮する[7]，排卵期にmeibumの直鎖脂肪酸の割合が増加する[7]，など血清エストラジオール濃度やプロゲステロン濃度によってマイボーム腺の生理機能が周期的に変化する(図4)．

IV マイボーム腺のマイクロバイオーム

マイボーム腺にも常在細菌叢が存在する．健常者のmeibumを16S RNA sequencingによって解析した結果[8]，若年者では，アクネ菌(*Cutibacterium acnes*)，シュードモナス属(*Pseudomonas* sp.)，表皮ブドウ球菌(*Staphylococcus epidermidis*)の存在量が高く，高齢者ではコリネ

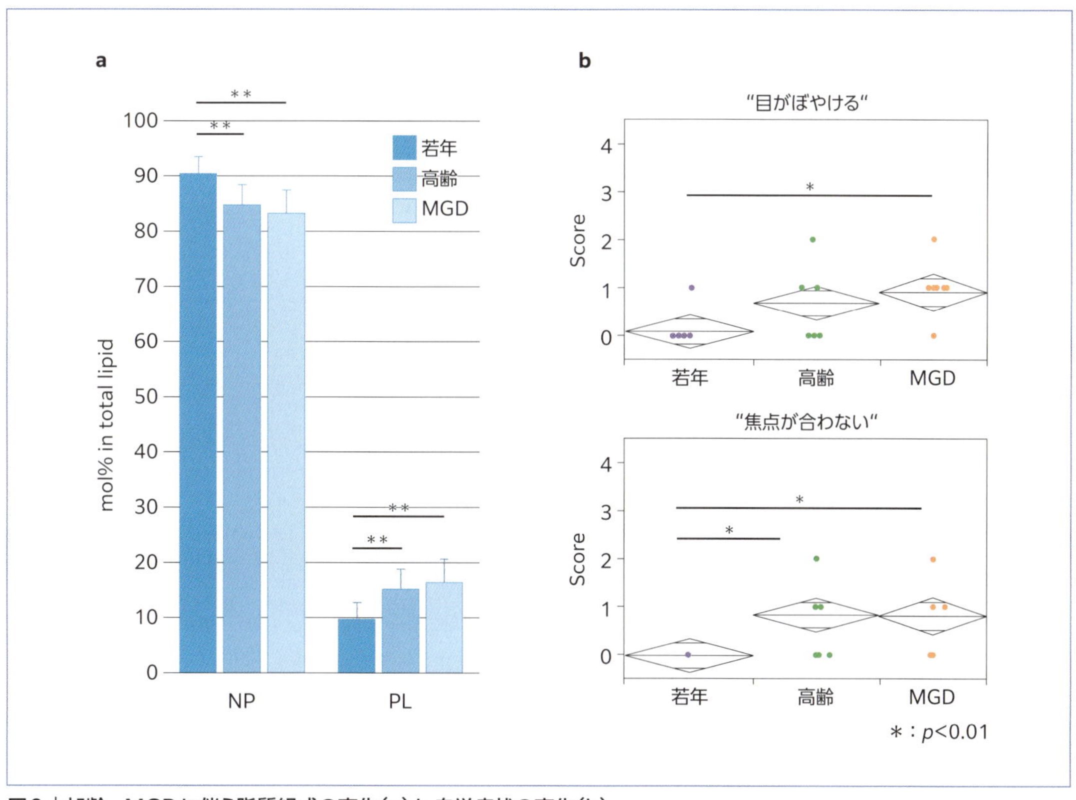

図2｜加齢，MGDに伴う脂質組成の変化(a)と自覚症状の変化(b)
NP：non-polar lipids, PL：polar lipids

（文献5）より）

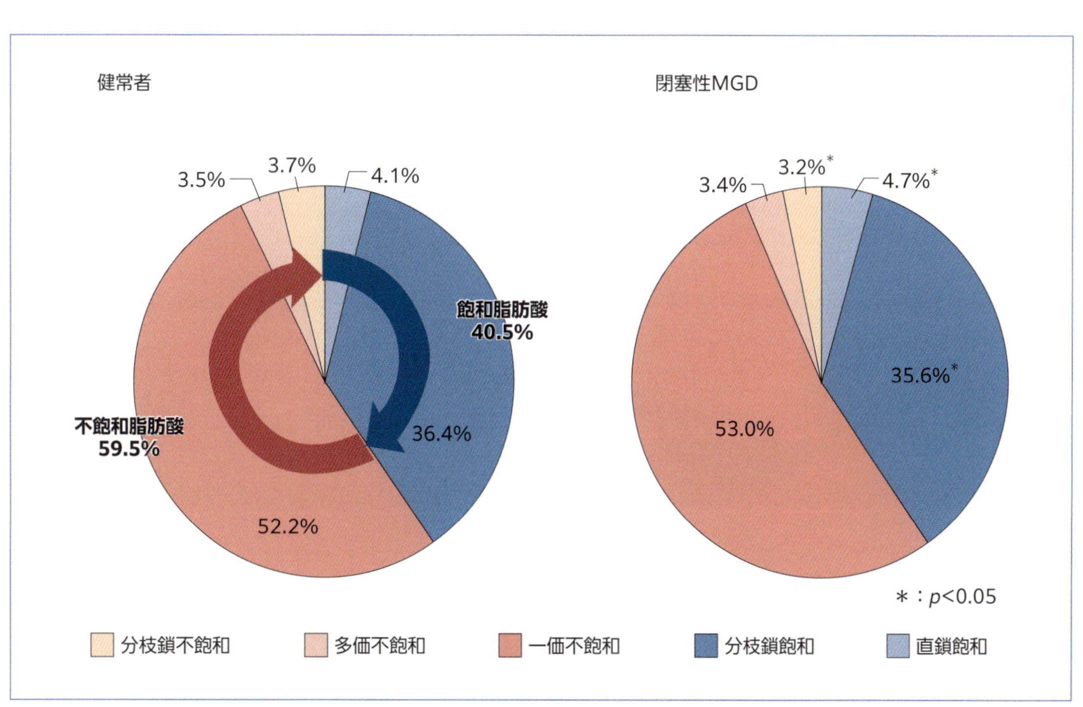

図3｜meibumの脂肪酸組成

（文献6）より）

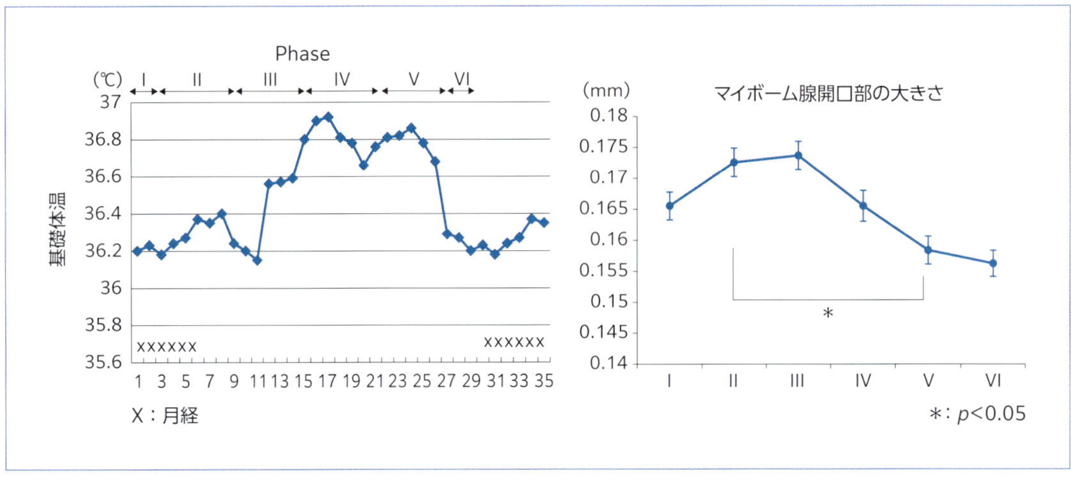

図4｜月経周期とマイボーム腺機能

（文献7）より一部引用）

バクテリウム属（*Corynebacterium* sp.），あるいはナイセリア属（*Neisseriaceae*）が優位な個体が存在する．総じて，アクネ菌の存在量が低下し，細菌の多様性が低下することがmeibumのマイクロバイオームの加齢性変化である．

文献

1) Butovich IA, et al：Dissecting lipid metabolism in meibomian glands of humans and mice: An integrative study reveals a network of metabolic reactions not duplicated in other tissues. Biochim Biophys Acta 1861：538-553, 2016
2) Butovich IA：The meibomian puzzle: combining pieces together. Prog Retin Eye Res 28：483-498, 2009
3) Butovich IA, et al：Human tear film and meibum. Very long chain wax esters and (O-acyl)-omega-hydroxy fatty acids of meibum. J Lipid Res 50：2471-2485, 2009
4) Butovich IA：Meibomian glands, meibum, and meibogenesis. Exp Eye Res 163：2-16, 2017
5) Suzuki T, et al：Alteration in meibum lipid composition and subjective symptoms due to aging and meibomian gland dysfunction. Ocul Surf 26：310-317, 2022
6) Suzuki T, et al：Fatty acid composition in meibum during menstrual cycle. Invest Ophthalmol Vis Sci 60：1724-1733, 2019
7) Suzuki T, et al：Meibomian gland physiology in pre- and post- menopausal women. Invest Ophthalmol Vis Sci 58：763-771, 2017
8) Suzuki T, et al：The microbiome of meibum and ocular surface in healthy subjects. Invest Ophthalmol Vis Sci 61：18, 2020

I. 総論 ▶ 3. 検査

1）結膜疾患の症状と問診

帝京大学医学部附属病院眼科 三村達哉

診断と治療のポイント

- 診断は，問診の仕方でほぼ決まる！
- 既往歴，全身症状，接触歴，生活環境の情報をゲットせよ
- 充血と眼脂を伴う結膜疾患では，感染，ぶどう膜炎，アレルギーの判別が大事

I 概説

結膜疾患は，眼球を覆っている結膜に発生する疾患の総称である．結膜自体は眼表面を保護し，潤滑させる重要な役割を果たしている．代表的な疾患として，ぶどう膜炎，感染性結膜炎，アレルギー性結膜炎，結膜弛緩症や瞼裂斑などの加齢疾患が挙げられる．結膜の充血だけをとっても，様々な原因によって生じるため，診断をつけるには，検査だけでなく，その症状や問診が重要となる[1]．問診のポイントを図1に示す．

II 結膜疾患の代表例

代表例としては，感染性結膜疾患(細菌性，真菌性，ウイルス性など)，アレルギー性結膜疾患，ぶどう膜炎，(上)強膜炎，眼瞼結膜疾患，結膜腫瘍，点眼薬の副作用，難治性眼表面疾患〔Stevens-Johnson症候群，眼類天疱瘡，移植片対宿主病(GVHD)〕，結膜下出血，結膜弛緩症，瞼裂斑などが挙げられる．それぞれの詳細については各論を参照されたい．

III 結膜疾患の症状

結膜疾患は多種多様であり，充血などの一部の症状は比較的共通する症状である一方で，眼脂の様相，痛み，瘙痒感，流涙などの症状は，疾患によって異なる[2]．結膜疾患の大まかな診断のチャートを図2に示す．症状から結膜疾患を診断する際には，それぞれの特有の特徴や症状を考慮する必要がある．主な症状は以下の通りである．

1. 充血

結膜疾患の最も多くみられる症状の一つ．結膜血管が拡張し，目が赤くみえる．感染症，アレルギー，眼炎症などの刺激があれば，充血がみられる．

2. 痛み

ぶどう膜炎，強膜炎，急性緑内障発作，角膜炎，角結膜異物などで生じる．

3. 霧視・羞明

霧視は視路を遮る混濁があれば生じる症状であり，様々な疾患で生じる．一方，霧視に羞明を伴う場合は，前房内の炎症や混濁が生じたとき，瞳孔が開いているときの症状である．羞明がみられる軽症の疾患としてはドライアイや白内障，重症な疾患としては，ぶどう膜炎，強膜炎，急性緑内障発作，角膜潰瘍などが挙げられる．

4. 眼脂や分泌物の増加

結膜の感染や炎症によって，眼脂や分泌物が

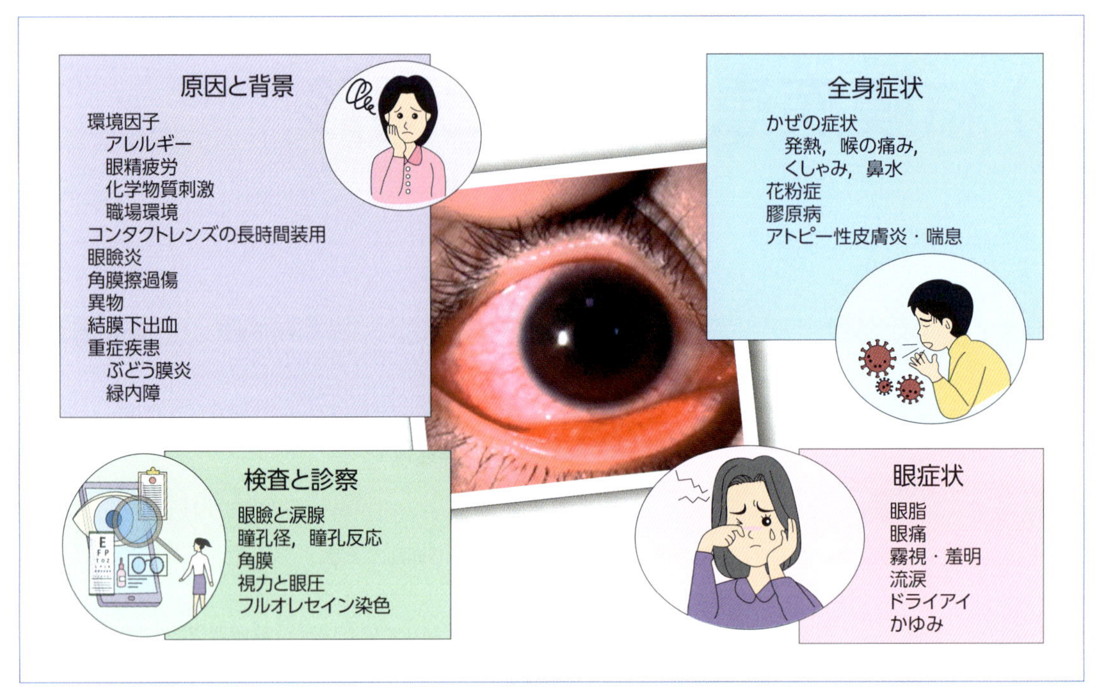

図1｜結膜疾患の問診と診察のポイント

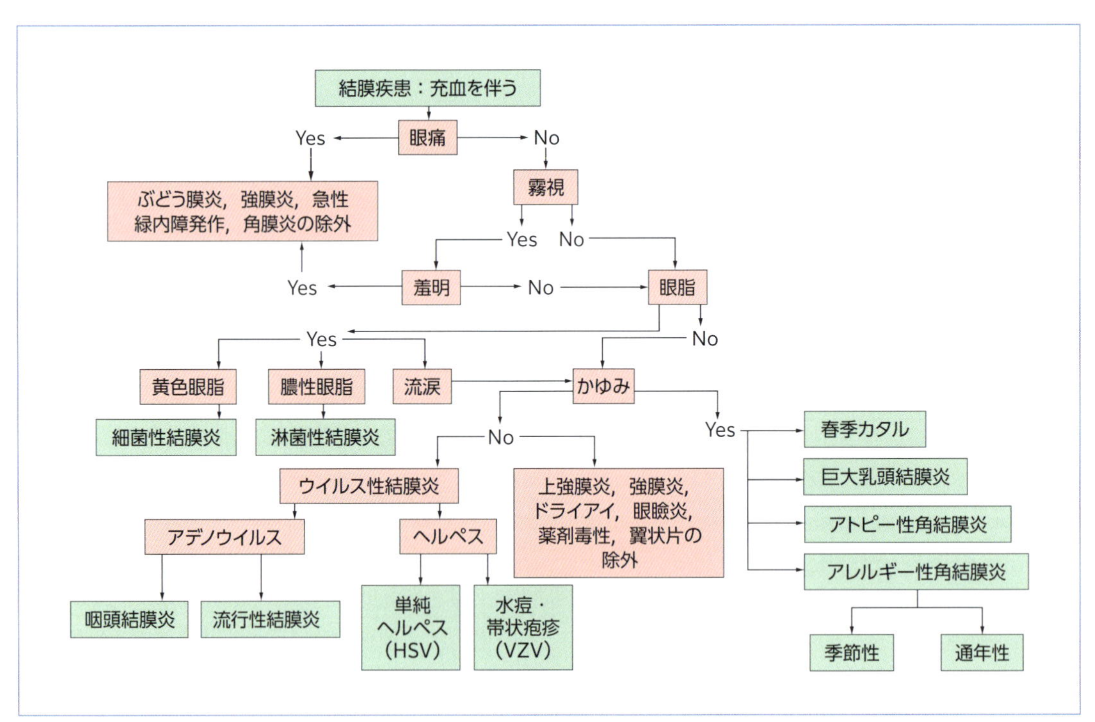

図2｜結膜疾患に関する問診チャート

増加する．細菌性結膜炎では黄色い眼脂，淋菌性結膜炎では膿性眼脂，アレルギー疾患では白い糸状の眼脂，ドライアイや慢性結膜炎ではムチンを含んだ白い眼脂がみられる．

5. 流涙

慢性的に流涙がある場合は，涙液分泌過多，鼻涙管閉塞などを考える．急性の流涙症は，異物感，感染症，アレルギー性結膜炎，寒暖差などに伴う，角結膜に対する刺激による反応性の流涙である．

6. 瘙痒感

アレルギー性結膜炎やアトピー性皮膚炎などのアレルギー疾患でみられる．

7. 結膜の形状と色の変化

加齢変化に伴い，結膜色素沈着，結膜弛緩症，および瞼裂斑がみられる．

Ⅳ 問診のとり方

治療方針を決めるためには，眼炎症（ぶどう膜炎），感染，アレルギー，加齢性のものかの判別が必要となる．多くのケースでは，問診のみで，ある程度の診断がつく．どのような症状がいつから始まったのか，それらの症状の強さや頻度について質問する．

1. 全身症状

感染を疑う場合，先行する発熱などのかぜの症状がないかの確認をする．喉の痛み，くしゃみ，鼻水などの症状があるかも確認する．ぶどう膜炎が疑われる場合には，ぶどう膜炎に準じた膠原病を含めた全身症状に関する問診が必要となる．アレルギー性結膜炎の場合にはアトピー性皮膚炎や喘息などのアレルギー素因がないかを確認する．

2. 既往歴

眼に異物が入った可能性や，眼外傷の既往がないか確認をする．また過去の結膜疾患やアレルギー症状があるかどうかの確認をする．以前に受けた治療や薬物の使用歴も確認する．感染に関しては，旅行歴，渡航歴についても確認をする．

3. 接触歴

患者が最近接触した可能性のある物質や環境について質問する．かぜ症状や結膜炎症状のある患者との接触については特に重要な情報となる．アレルギー反応や感染症の原因の特定に有用である．

4. 同様の症状の有無

家族や友人・同僚など，周囲の人々に同様の症状があるかの確認をする．流行性角結膜炎などのウイルス性感染症の可能性がある場合，集団感染のリスクも評価する．

5. 生活環境

大気中粒子や職場の環境因子が症状に影響を与える可能性があるため，生活環境や職業に関する情報を得る．最近の環境の変化（花粉症の季節，空気の乾燥，転居，転勤など）も結膜に影響し得る．仕事の内容として，工場勤務，印刷業，化学薬品・塗料などを扱っていないかなどを確認し，職場や住居に関してシックハウス症候群の影響がないかの問診も重要である．

以上，結膜疾患の症状と問診について解説した．患者の症状や病歴を詳しく尋ねることは，診断や治療の方針を立てるうえで非常に重要である．特に小児や高齢者は自分の症状を医師に的確に伝えることが難しいことがあり，質問を簡潔にする，理解しやすい言葉を使う，コミュニケーションの配慮，話し方や声のトーンを変える，同席者からの聞き取りをする，などの工夫が必要である．問診は診断のためだけでなく，治療計画や予防策の立案にも有用である．

文献

1）Guo L：Conjunctival Injection. What Is It, Causes, Diagnosis, and More. Osmosis. Elsevier.（Available at https://www.osmosis.org/answers/conjunctival-injection on Jan 30, 2024）
2）Bowling E：The Conjunctivitis Conundrum. Review of Optometry Feb 15：71-77, 2020

I. 総論 ► 3. 検査

2) 充血の鑑別

東松山市立市民病院眼科 稲田紀子

診断と治療のポイント

- 球結膜充血と毛様充血の鑑別
- 早期診断治療を要する感染症による結膜充血と, 感染症以外の充血を鑑別
- 瞼結膜では充血以外の乳頭・濾胞形成などの所見も重要

I 概説

結膜充血は何らかの誘因で生じる結膜に分布する動脈の拡張であり, 充血がみられる部位により球結膜充血と瞼結膜充血に大別される. 一方, 輪部を中心にみられる充血を毛様充血, 結膜充血と毛様充血の両者がみられている状態を全充血と呼び結膜充血とは区別される. 結膜に分布する動脈には, 前結膜動脈と後結膜動脈がある. 前結膜動脈は, 角結膜輪部で輪部動脈係蹄を形成し球結膜に分布する. 後結膜動脈は内および外側眼瞼動脈による動脈弓から網状の血管網が形成され, 瞼結膜に分布し, 球結膜と瞼結膜が接する円蓋部付近で前結膜動脈と交通する. したがって, 結膜充血の臨床所見は, 原因疾患の病態, 炎症を起こしている部位や炎症の程度によって差違が生じる. また, 原因疾患の治療効果を判定する指標にもなるため, 結膜充血の観察と鑑別は前眼部疾患の診療上重要である.

II 結膜充血の所見

1. 球結膜充血

球結膜充血は, 表在性で鮮紅色に血管が怒張する. 軽度の結膜炎症であれば, 輪部から離れて円蓋部結膜に近づくほど強く充血がみられ(図1a), 炎症が高度になれば輪部近傍の血管にも充血がみられる(図1b).

球結膜充血が結膜全体にみられる疾患の代表例は, 感染性結膜炎, アレルギー性結膜疾患とドライアイである. 感染性結膜炎の結膜充血は, 原因菌によって臨床所見の特徴が異なる. ほとんどの細菌性結膜炎は, カタル性結膜炎を発症するため軽度の球結膜充血となるが, 小児に多くみられるインフルエンザ菌では球結膜全体が充血するpink eyeが特徴である. また, 淋菌結膜炎やアデノウイルス結膜炎などでの充血は重症で, 球結膜全体が充血し, 結膜浮腫, 結膜腫脹や結膜下出血などの随伴所見が強くみられることがある(図2). 感染性結膜炎やアレルギー性結膜炎では, 軽症例では瞼結膜充血のみがみられ, 重症例では瞼結膜充血と球結膜充血の両者がみられる.

球結膜充血が限局的にみられる疾患として, フリクテン性角結膜炎, 瞼裂斑炎(図3a), 上輪部角結膜炎, 輪部型春季カタル(図3b)などが挙げられる.

2. 瞼結膜充血

瞼結膜充血は, 乳頭, 巨大乳頭, 濾胞, 偽膜などの随伴所見の有無を確認しながら診察する. 乳頭または巨大乳頭がみられる疾患としては, アレルギー性結膜疾患, フリクテン性角結膜炎,

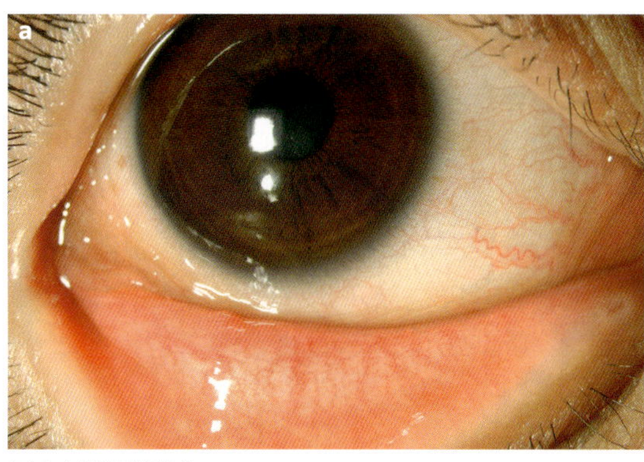

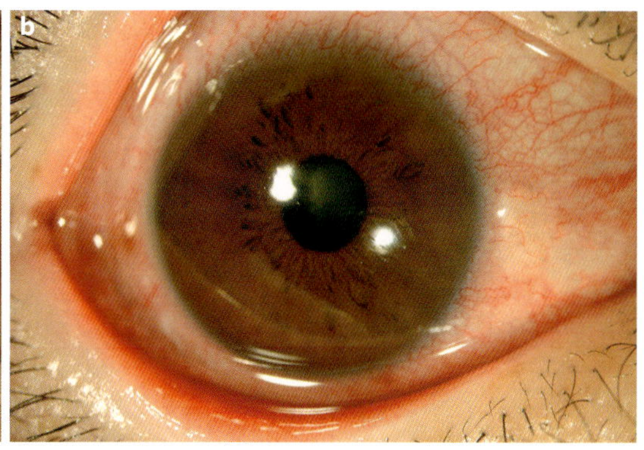

図1｜球結膜充血
a アレルギー性結膜炎．下方瞼結膜の充血とともに円蓋部結膜の充血がみられる．輪部結膜の充血は目立たない．**b** アデノウイルス結膜炎．下方瞼結膜充血と円蓋部結膜から輪部結膜まで充血がみられる．

Sjögren症候群，上輪部角結膜炎などが代表的疾患である．上眼瞼結膜では翻転すると円蓋部側と瞼縁側から瞼板上に血管が枝状に分布し，瞼板の瞼縁から1/4程度の部位で吻合する（図4a）．炎症によって充血すると，枝状の血管は不鮮明になり，さらに炎症が継続し慢性化すると円蓋部側から乳頭が形成される（図4b）．結膜乳頭の中心部に存在する毛細血管は赤点斑と呼ばれ，さらに炎症が増強すると結膜腫脹を伴いビロード状乳頭増殖を呈する症例や（図4c），大型の乳頭や巨大乳頭が形成される症例がある（図4d）．下眼瞼結膜の充血は，全体的に発赤・腫脹し，ウイルス性結膜炎やクラミジア結膜炎では濾胞や偽膜を伴う．瞼結膜充血が瞼結膜の一部に限局してみられる場合としては，急性霰粒腫や瞼結膜異物などが挙げられる．

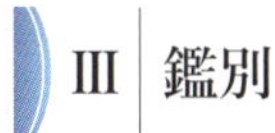

Ⅲ 鑑別

1. 毛様充血

毛様充血は主に前毛様体動脈や前結膜動脈に起因する充血であることから，結膜血管より深層の血管の充血で，充血には可動性がなく，輪部から放射状に赤紫色に充血する（図5）．結膜充血と鑑別を要し，主な原因はぶどう膜炎や眼内炎，急性緑内障発作などである．角膜炎に代表される眼表面疾患では，炎症が軽度であれば球結膜充血にとどまるが，炎症が高度になり虹彩毛様体炎を併発すると毛様充血と球結膜充血がみられるようになるため，毛様充血の有無が疾患の重症度を反映する．

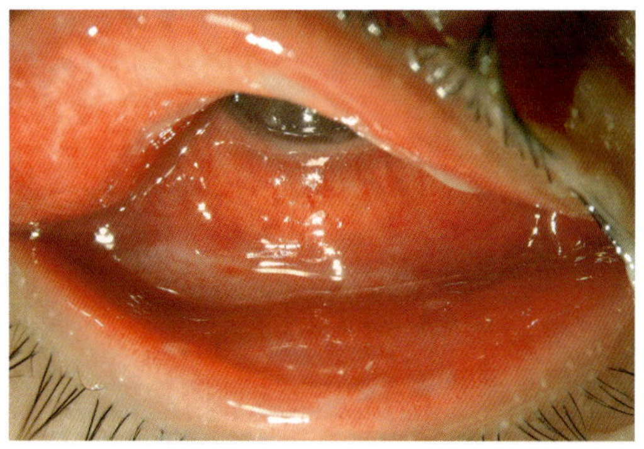

図2｜重症結膜充血
淋菌結膜炎．高度な球結膜および瞼結膜充血がみられ，球結膜浮腫が顕著である．

毛様充血と結膜充血の鑑別には，血管収縮薬（ナファゾリン硝酸塩，オキシメタゾリン塩酸塩，フェニレフリン塩酸塩トロピカミド配合）を点眼する．表在性の結膜充血は，血管収縮薬によって軽減あるいは消退するが，毛様充血は残存する（表1）．

2. 上強膜・強膜の充血

上強膜あるいは前部強膜血管の充血は，上強膜炎あるいは強膜炎でみられ，眼球運動痛を訴えることがある．上強膜炎では，限局性で扇状の充血がみられることが多い（図6）．強膜炎では，広範囲の充血と血管の蛇行が顕著となり，強膜に

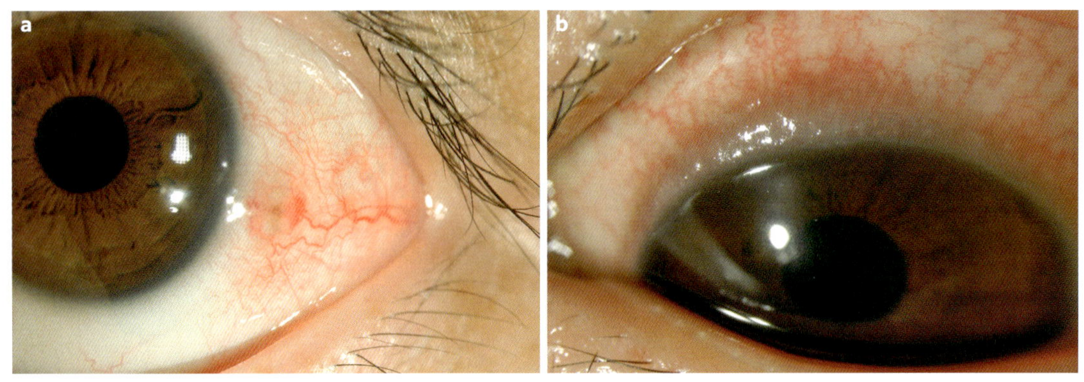

図3｜部分的な球結膜充血
a フリクテン性結膜炎．炎症部位に向かって充血が集簇する．b 輪部型春季カタル．輪部は腫脹により隆起・白濁し，輪部に沿って充血する．

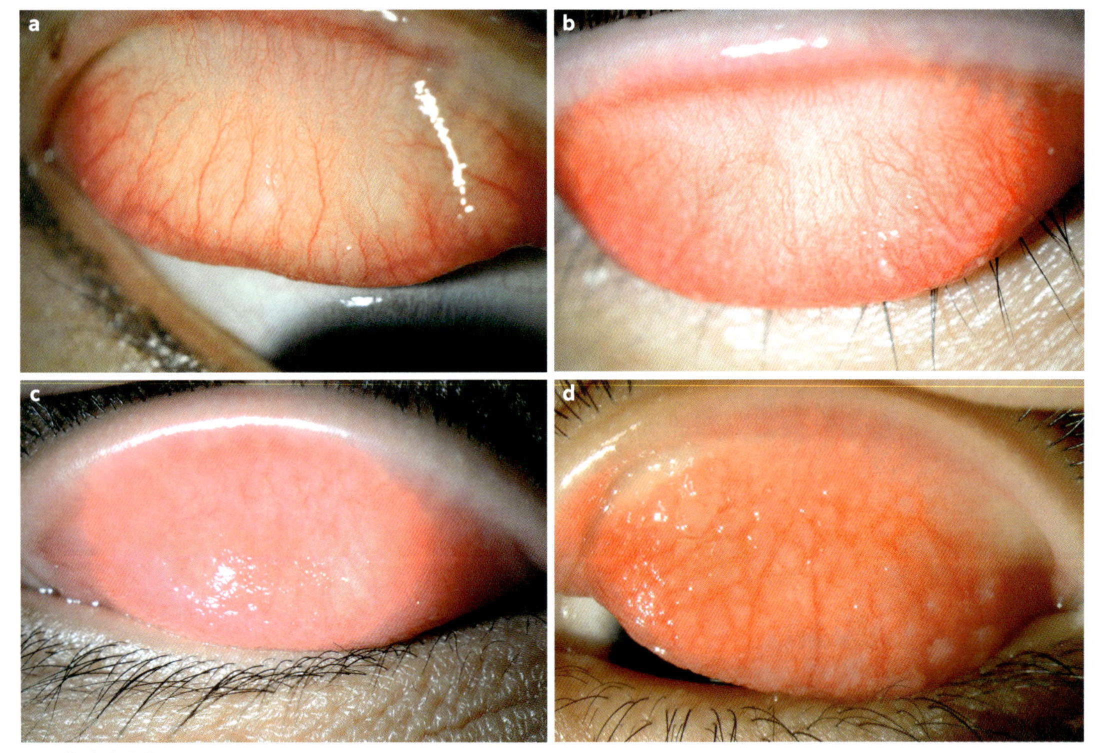

図4｜瞼結膜充血
a 正常瞼結膜．翻転すると円蓋部と瞼縁からの枝状の血管が，瞼縁から約1/4の高さで吻合する．b 軽度炎症では円蓋部側から乳頭が形成され，枝状血管がさらに枝分かれするように充血する．c 瞼結膜全体に乳頭と浮腫が広がり，枝状血管は不鮮明になり，ビロード状を呈する．d 大型乳頭や巨大乳頭がみられ，充血も強くなる．

無血管斑や壊死がみられることがある．隣接する上強膜炎や結膜炎を併発すれば，結膜充血がみられるようになる．

3. 結膜血管のうっ血

結膜充血とは異なり，結膜および強膜静脈の流れが妨げられた状態が結膜のうっ血である．輪部結膜・球結膜の静脈は上強膜静脈に流入し，円蓋部結膜，瞼結膜の静脈は上下眼瞼静脈から眼静脈に流入したのち眼静脈を経由して海綿静脈洞に流入する．うっ血の代表例として内頸動脈海綿静脈洞瘻（CCF）がある．球結膜の静脈がコ

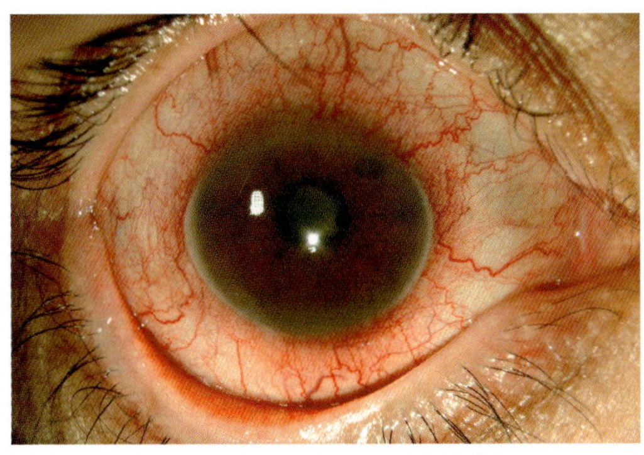

図5｜結膜充血と毛様充血（散瞳薬点眼中）
球結膜充血と輪部を囲むように毛様充血がみられる．ぶどう膜炎加療中で散瞳薬点眼薬を使用しているため，結膜充血は抑制され毛様充血が強調されて観察できる．

表1｜球結膜充血と毛様充血の鑑別

	球結膜充血	毛様充血
部位	円蓋部結膜～輪部結膜	輪部円周・網目状
深さ	表層	深層
色調	鮮紅色	赤紫色
血管収縮薬点眼	軽減～消退	不変
疾患	感染性結膜炎 アレルギー性結膜疾患 フリクテン性角結膜炎 乾性角結膜炎 上輪部角結膜炎 軽症角膜炎	虹彩毛様体炎 ぶどう膜炎 眼内炎 重症角膜炎 急性緑内障発作

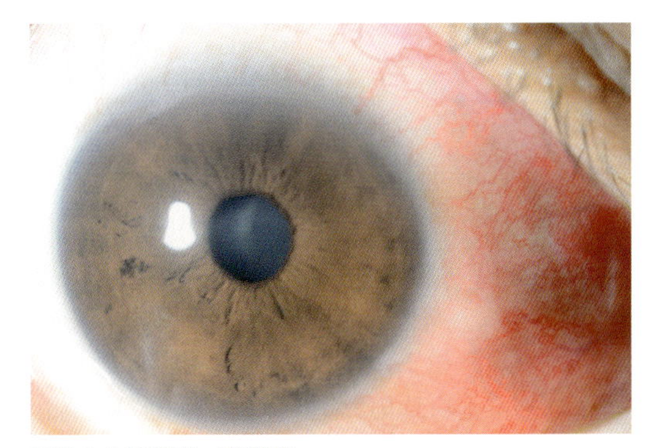

図6｜上強膜炎・強膜炎
結膜充血と上強膜血管充血が混在する．

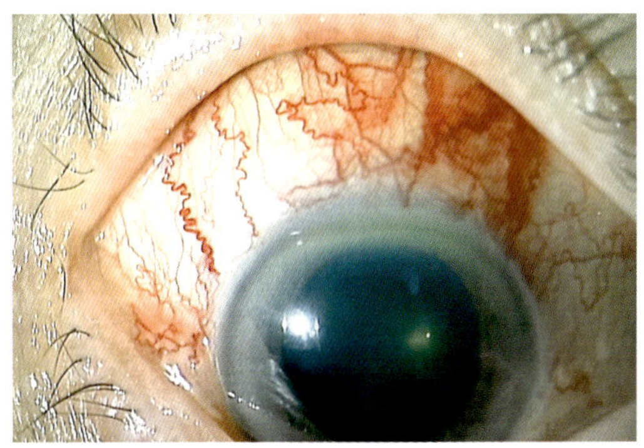

図7｜結膜血管のうっ血
内頸動脈海綿静脈洞瘻（CCF）．円蓋部から輪部までコイル状に血管が拡張している．輪部に向かって先細りがないのが特徴である．

イル状に拡張し，赤道部から輪部まで血管の先細りがなく，輪部周囲血管網の充血はみられない点が鑑別診断上重要な所見となる（図7）．

4. 結膜腫瘍に伴う結膜血管の異常

結膜に発生する腫瘍では，腫瘍に向かって血管が侵入していることが多く，限局性の充血との鑑別が必要な場合がある．輪部結膜に多く発生する悪性腫瘍として，扁平上皮癌，結膜上皮内新生物が挙げられ，打ち上げ花火様血管がみられることがある．また，結膜円蓋部に多く発生する悪性リンパ腫であるMALTリンパ腫は，サーモンピンク色の隆起性病変を形成する（図8）．

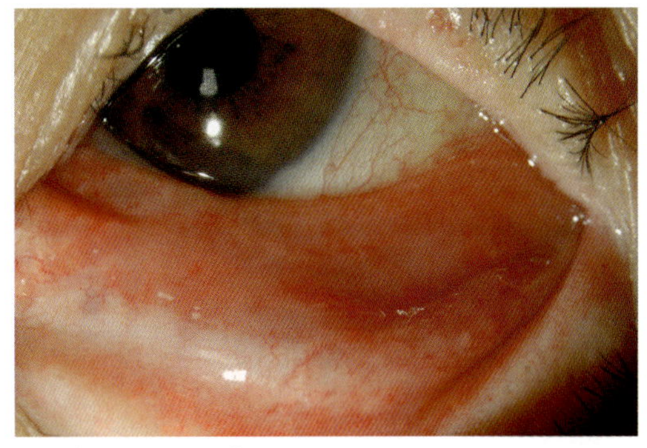

図8｜MALTリンパ腫
下眼瞼円蓋部にサーモンピンク色の腫瘤が形成されている．

I. 総論 ▶ 3. 検査

3）細隙灯顕微鏡検査

トヨタ記念病院眼科 **平野耕治**

診断と治療のポイント

- 細隙灯顕微鏡は照明系と観察系の２つの要素で構成されている
- 細隙光照射法の選択とブルーフリーフィルターが結膜病変の観察に有用である
- 情報を共有するため写真記録は重要である

I 概要

細隙灯顕微鏡は2つの要素で構成された検査手段である．一つは観察する対象に細隙光を照射する照明系であり，もう一つは双眼の顕微鏡により所見を捉える観察系の要素である[1]．また，電子カルテに前眼部の所見を記録して情報を共有する手段でもある．結膜を細隙灯顕微鏡で観察する場合は主に直接照射法で見るが，結膜病変の角膜への侵入状況を見るために強膜散乱法は有用である．蛍光色素染色を施して見る場合は，ブルーフリーフィルターを用いると至適なコントラストが得られてわかりやすい．

II 観察系

双眼の顕微鏡で観る装置であるため，特に大学病院や市中病院のように複数の医師が共有して細隙灯顕微鏡を使用する場合は，キャリブレーションバー（視度棒ともいう）を用いて自身の視度と瞳孔間距離に顕微鏡を調整して診察を開始する（図1）．

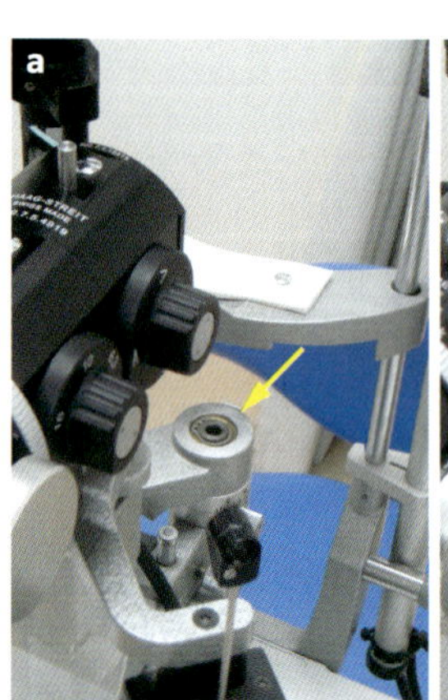
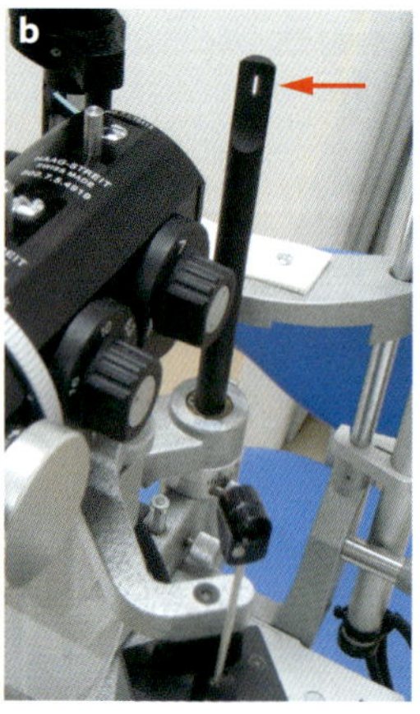
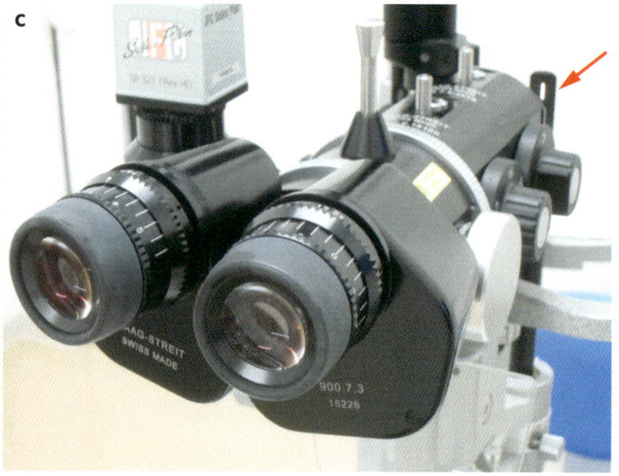

図1｜キャリブレーションバーを使う

a 細隙光照射系と観察系である顕微鏡の連結部分のキャップを外すと直径約10mmの穴が現れる（黄矢印）．b この穴にキャリブレーションバーを立てて，細隙光で照らす（赤矢印）．c 細隙光に照らされた部分（赤矢印）にピントが合うよう片眼ずつ視度を合わせた後，両眼で見る像が１つになるよう２つの接眼レンズの間隔を調整する．

表1｜細隙光の照射法

直接照射法（direct illumination）
1. 広汎照射法（diffuse illumination）
2. 局所照射法（focal illumination）
3. 鏡面反射法（specular reflection）
間接照射法（indirect illumination）
4. 近傍照射法（proximal illumination）
5. 強膜散乱法（sclerotic scatter illumination）
6. 後面照射法（retroillumination from iris）
7. 徹照法（retroillumination from fundus）

（文献1）をもとに作表）

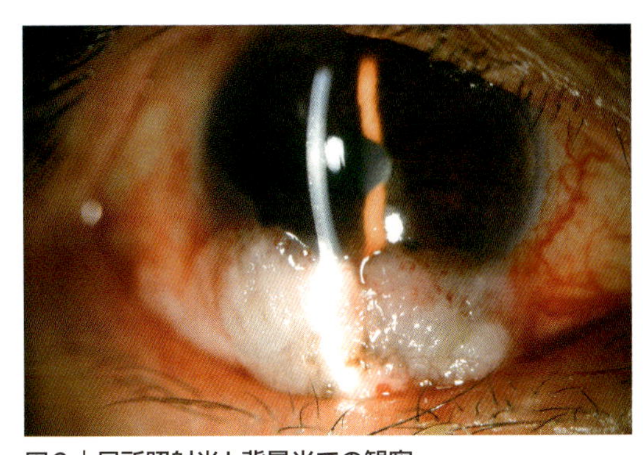

図2｜局所照射光と背景光での観察
角膜輪部扁平上皮癌である．局所照射法で腫瘤の突出がわかるが，その質感は広汎照明となる背景光で見たほうがわかりやすい．

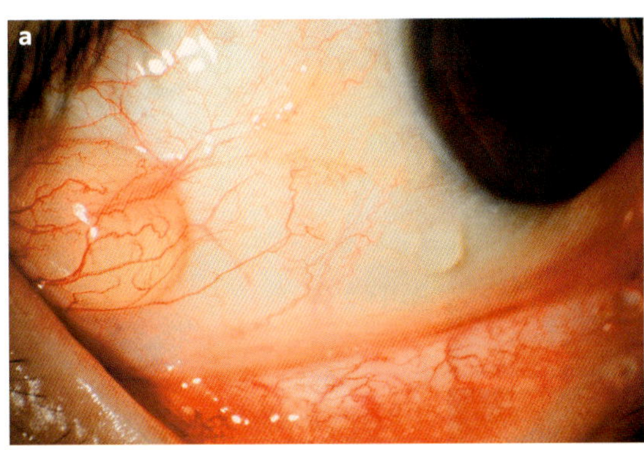

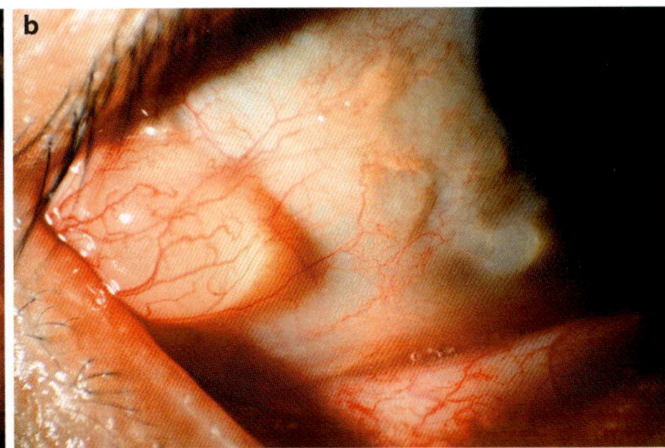

図3｜広汎照射法で結膜嚢腫を観察する
視軸に近い方向からの照射での観察で外眼角付近の嚢腫の存在は明らかであるが（**a**），向かって左から接線方向の照射（tangential illumination）によって輪部に近い位置にも嚢腫があることが確認できる（**b**）．

III 照明系

細隙灯顕微鏡で角膜を観察する場合の細隙光の照射法としては，**表1**に掲げたように，対象に直接照射した光を観察する方法（直接照射法）と，光軸を対象からずらして散乱光や反帰光で観察する方法（間接照射法）が挙げられる．結膜を観察する場合は，局所照射法（**図2**），あるいはディフューザーを用いた広汎照射法（**図3**）で見るが，照射光を接線方向に傾けることにより所見がはっきり見えてくることがある（**図3b, 4**）．結膜疾患でも，輪部や結膜原発の腫瘍病変の角膜への進展状況を見るためには強膜散乱法による観察が有用である（**図5**）．

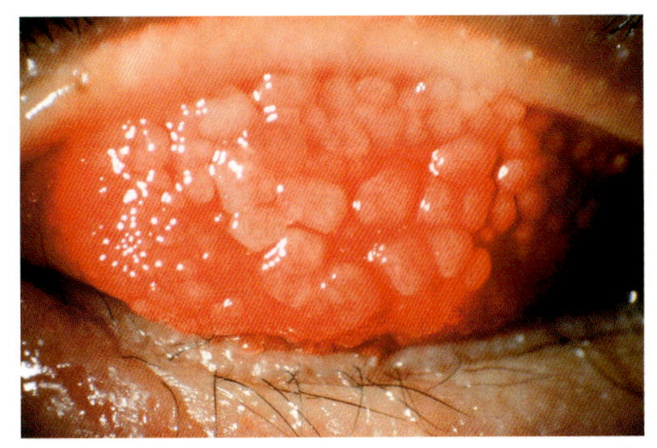

図4｜接線方向からの照射（tangential illumination）
春季カタルの増殖した結膜乳頭がはっきり見える．

IV 蛍光色素染色像を観る

ドライアイの診断の際には，角膜上皮障害とともに瞼裂間の結膜上皮障害の有無も重要な情報である．結膜は角膜上皮よりもバリア機能が弱く

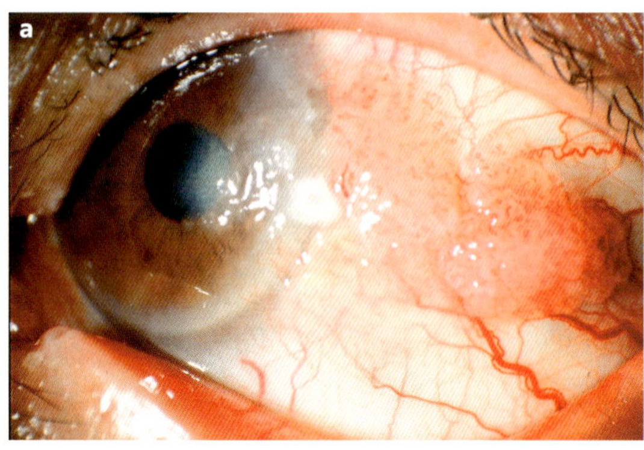

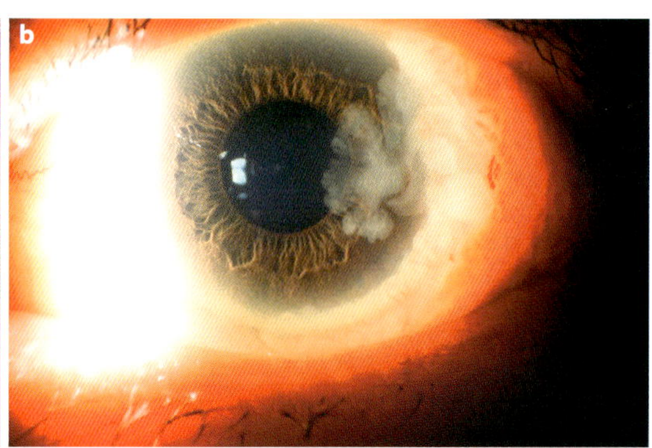

図5｜強膜散乱法
a 左眼の耳側輪部の結膜乳頭腫（広汎照射法）．b 鼻側輪部に照射した細隙光によって，変性した組織が角膜輪部を越えて侵入してきているのが浮かび上がっている．

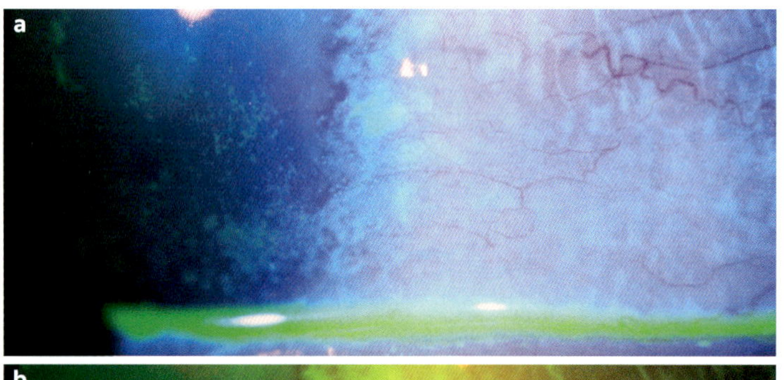

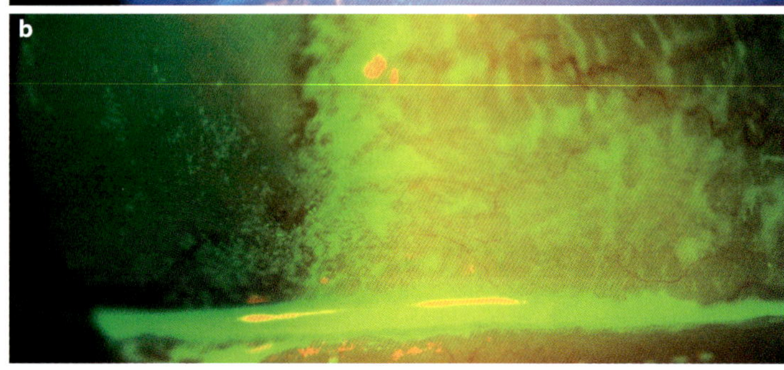

図6｜通常の蛍光色素染色像（a）とブルーフリーフィルターを通してみた像（b）
角膜の点状上皮欠損はいずれもはっきり見えるが，結膜の点状上皮欠損はブルーフリーフィルターを通して見ると鮮明に確認できる．

色素が滲みやすいため，染色後は速やかに観察することが必要である．また，強膜の自発蛍光により結膜の蛍光色素染色像が確認しづらいことがあるため，ブルーフリーフィルターを用いることによりコントラストを強調した形で観察するとよい[2]（図6）．

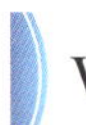

V 記録して伝える

結膜疾患を細隙灯顕微鏡で観察するには通常の，スリット幅の狭い細隙光での観察（optical sectioning）でも十分な情報は得られるが，この方法で写真に記録しても，周囲が暗くてよくわからない記録になってしまうことが多い．写真に残す場合は，上述のように細隙光照射を工夫して共有できる情報が記録に残せるのが望ましい．なお，不思議にアレルギー性結膜炎の結膜濾胞を写真に記録することが難しい．

文献

1) Waring III GO：Slit-lamp microscopy of the cornea. Corneal Disorders：Clinical Diagnosis and Management, 2nd ed, Leibowitz HM, Waring III GO eds, W.B. Saunders, Philadelphia, London, Toronto, Montreal, Sydney, Tokyo, 34-81, 1998
2) Koh S, et al：Diagnosing dry eye using a blue-free barrier filter. Am J Ophthalmol 136：513-519, 2003

One Point Advice

眼瞼の翻転

高知大学眼科 岸本達真

瞼板の解剖

上眼瞼の瞼板組織は横幅約25mm，縦幅約10mm，厚さ1mm程度で，軟骨ほどの硬さを持つ．下眼瞼の瞼板組織は上眼瞼より小さく約5mm程度の大きさである．眼球側には眼瞼結膜が存在し，眼瞼を翻転すると眼瞼結膜が露出する．

上眼瞼翻転を行う場合

アレルギー性結膜疾患や，感染性結膜炎，霰粒腫などの結膜の炎症性疾患，結膜腫瘍および結膜異物の診察時や，化学外傷の眼表面の洗浄時などに行う．重症型のアレルギー性結膜疾患では診断において結膜に増殖性変化を認めるか否かが重要であり，診断に必須の手技である．通常時の診察に加えて，フルオレセインで染色し診察を行うことでより詳細な眼瞼結膜の乳頭の評価，また，偽膜性結膜炎における偽膜の評価などを行うことが可能であり，一度の診察で数回眼瞼を翻転する必要がある場合もある．結膜異物においては，特に角膜に傷を認める場合は必ず上眼瞼を翻転し，異物の有無を確認する．異物による疼痛のため閉瞼が強い場合は眼瞼翻転が困難となるため，点眼麻酔をしてから診察を行うとスムーズに眼瞼翻転が可能である．結膜腫瘍では手術時に上眼瞼を翻転して手術を行う場合もある．感染性結膜炎の診察時は，なるべく細隙灯顕微鏡を操作する手は患者に触れないよう注意する．化学外傷の眼表面の洗浄時は，通常開瞼時での洗浄では上眼瞼の裏側に曝露した化学物質が残留しやすいため，上眼瞼を翻転し眼瞼結膜の洗浄も行う必要がある．

下眼瞼翻転を行う場合

上述した上眼瞼翻転を行う疾患に加えて，下眼瞼内反などの眼瞼疾患の診察時にも行う．貧血や感染性心内膜炎などの全身疾患における診察の際も下眼瞼を翻転し，眼瞼結膜の色調や出血の有無などを確認する．結膜濾胞の診察時は下眼瞼結膜での評価が重要であり，クラミジア結膜炎などでは癒合した堤防状の特徴的な濾胞を呈する．

通常の眼瞼翻転の手技

眼瞼翻転の手技について示す（**図1**）．細隙灯に患者の顔を乗せ，下方視するよう指示する．診察医が右利きの場合，左手の人差し指と親指を用いて患者の瞼縁の皮膚を把持し，手前に引きながら人差し指で瞼板の上縁を眼球側に倒すように翻転する．翻転後は眼瞼が戻らないように瞼縁を親指で固定する．診察終了時は瞼縁を上から優しく戻すようにすると翻転が解除される．患者に軽く瞬目するよう指示してもよい．上眼瞼の翻転は瞼板の大きさをイメージすることが重要であり，瞼板を一塊として裏返すことを意識すると翻転が可能となる．

困難な症例での眼瞼翻転の手技

通常の方法で眼瞼翻転が困難な場合，硝子棒や綿棒を用いると容易に翻転が可能である（**図2**）．上述した方法と同様に患者に下方視を指示し，右手で硝子棒や綿棒を持ち，左手の人差し指と親指を用いて患者の瞼縁の皮膚を把持する．硝子棒や綿棒の先端を瞼板の上縁に当て，瞼縁を手前に引きながら硝子棒や綿棒で瞼板の上縁を眼球側に倒すように翻転する．翻転後は眼瞼が戻らないように瞼縁を親指で固定する．

眼瞼翻転における注意点

小児，疼痛などで閉瞼が強い症例，流涙により眼瞼が濡れている症例，眼瞼腫脹が強い症例，眼瞼陥凹の強い症例などは，眼瞼翻転が困難であることが多い．眼瞼翻転が困難であることが予測される場合は最初から硝子棒などを用いて翻転をすると成功する可能性が高くなるため，患者の負担軽減につながる．小児で硝子棒を見せるだけで怖がって診察がで

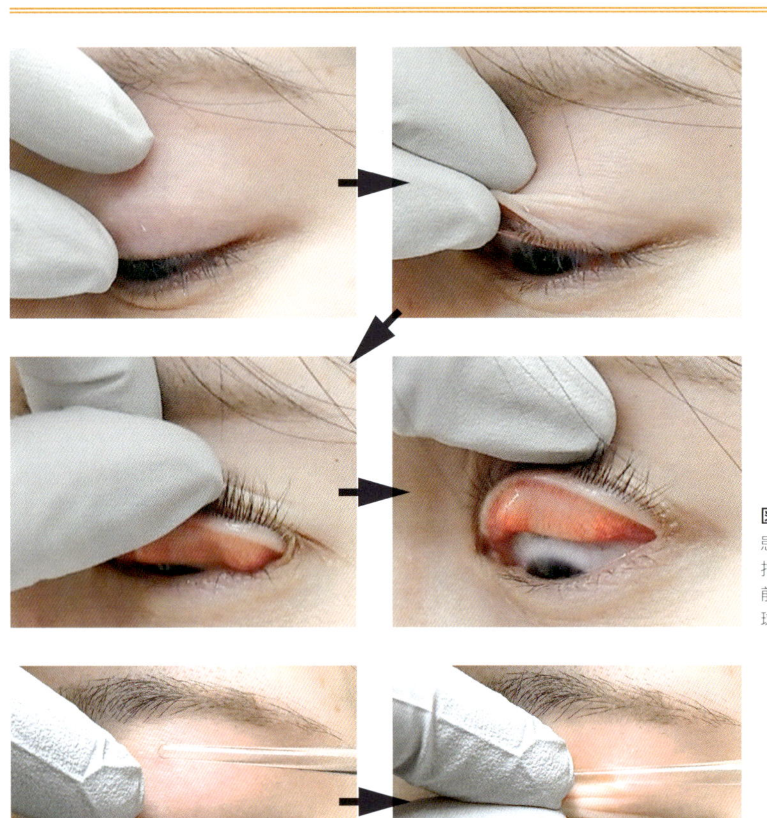

図1｜通常の眼瞼翻転の手技
患者に下方視を指示し，左手の人差し指と親指を用いて患者の瞼縁の皮膚を把持し，手前に引きながら人差し指で瞼板の上縁を眼球側に倒すように翻転する．

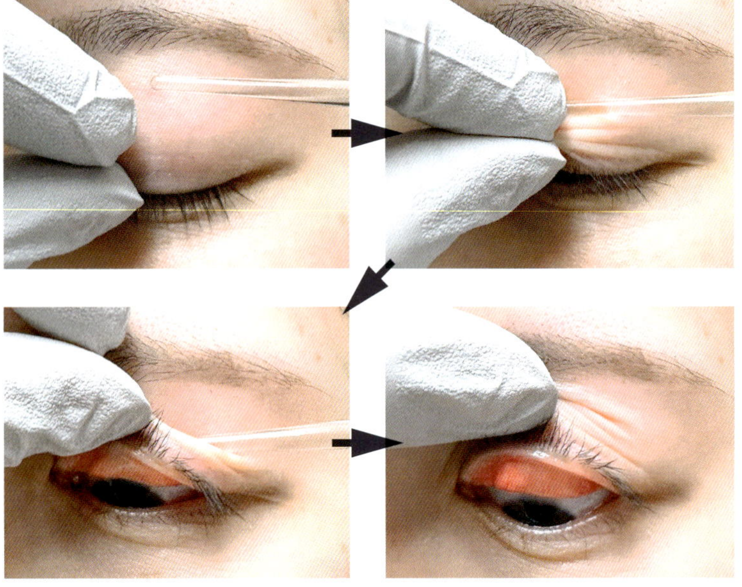

図2｜硝子棒を用いた眼瞼翻転の手技
患者に下方視を指示し，右手で硝子棒を持ち，左手の人差し指と親指を用いて患者の瞼縁の皮膚を把持する．硝子棒の先端を瞼板の上縁に当て，瞼縁を手前に引きながら硝子棒で瞼板の上縁を眼球側に倒すように翻転する．

きないことが予想される場合は，診察をしながらそのまま硝子棒を見せないようにして迅速に眼瞼を翻転する．一度診察が可能になると，怖くない検査とわかるため継続した診察が可能となる．少し年齢が上がり理解ができるようになると，硝子棒などを用いる前に患者に硝子棒を実際に見せ，触っても痛くないことを説明してから翻転するとよい．閉瞼が強い患者などへは力が入りすぎないような声かけも重要である．

おわりに

上眼瞼翻転は少なからず患者に侵襲の加わる診察である．しかし上眼瞼を翻転することで得られる情報は多く，診察のみならず異物の処置や洗浄などでは必須の手技である．無理なく眼瞼を翻転できるように自分に合った方法を身につけることが重要である．

One Point Advice

結膜濾胞と結膜乳頭の違い

くまがい眼科 **熊谷直樹**

結膜濾胞と結膜乳頭は，ともに結膜の隆起性の変化である．結膜疾患を適切に診断するためには，結膜濾胞と結膜乳頭の違いについて理解する必要がある．

病理学的な違い

病理学的には結膜濾胞と結膜乳頭は全く異なる．結膜濾胞は結膜固有層にあるリンパ組織である．集簇したリンパ球によって成り立っており，他の臓器のリンパ節とほぼ同一の形態をしている．すなわち結膜濾胞は線維性の被膜に包まれており，中心部のリンパ濾胞（B細胞などを含む）と周辺の傍皮質（Tリンパ球，樹状細胞などを含む）からなる（**図1**）．結膜乳頭は，結膜固有層が腫脹した際に二次的に観察される変化である．結膜下にはほぼ六角形の線維性の網目状構造がある．結膜固有層が炎症反応などによる浮腫や細胞外基質の沈着などにより膨隆すると，網目から結膜固有層が押し出されるように突出して結膜乳頭として観察される（**図2a**）．春季カタルなどで結膜下の炎症や腫脹が著しい場合には結膜下の網目状の構造物が傷害されて網目が大きくなり，結膜固有層が大きく突出することにより巨大乳頭が形成される（**図2b**）．

検眼鏡的な特徴と発生部位

結膜濾胞は主に眼瞼結膜にみられる灰白色の隆起で大きさは不均一である．細隙灯顕微鏡で詳しく観察すると血管が隆起の周辺から侵入しているのがわかる（**図3**）．結膜濾胞の多くは下眼瞼結膜で観察されるが，時に上眼瞼結膜や球結膜でもみられる．

結膜乳頭は眼瞼結膜にみられる多数の隆起である．小さなもの（直径1mm未満）では通常大きさは均等である．多数の隆起が眼瞼結膜にあり，細隙灯顕微鏡で詳細に観察すると，血管が中央にみられる（**図4**）．

代表的な疾患

結膜濾胞はウイルス性結膜炎（アデノウイルス結膜

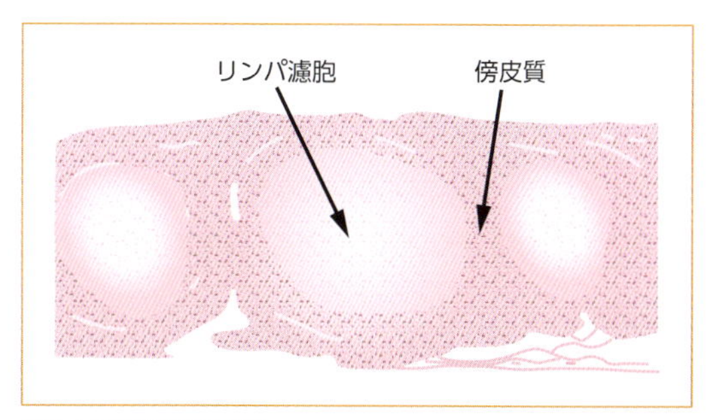

図1｜結膜濾胞の病理
結膜濾胞はリンパ組織であり，中心部のリンパ濾胞と周辺の傍皮質からなる．

炎，単純ヘルペスウイルス結膜炎など），クラミジア結膜炎，点眼液に対するアレルギーでみられることが多い．若年者では正常でも下眼瞼結膜にはしばしば大きな結膜濾胞がみられる．

結膜乳頭はアレルギー性結膜炎，アトピー性角結膜炎などの上眼瞼結膜で観察されることが多い．直径1mm以上の巨大乳頭は春季カタル（眼瞼型）および，コンタクトレンズや異物の刺激による巨大乳頭結膜炎でみられる（**図5**）．眼瞼炎，内麦粒腫などで結膜固有層が腫脹した際にも乳頭が形成される．

実臨床における注意点

結膜濾胞と結膜乳頭とを鑑別するときには，発症部位や全体の印象で直感的に判定するのではなく，詳細に観察して血管の位置を確認して判定すべきである．血管が周辺を取り囲むようにあれば結膜濾胞であり，血管が中央部にみられれば結膜乳頭である．誤って判定しやすいのは軽症例ではなく著しい重症例である．クラミジア，単純ヘルペスウイルス結膜炎ではまれに巨大な結膜濾胞がみられることがあり（**図6**），その発生部位，大きさなどから巨大乳頭と間違えやすい．この場合でも結膜血管が周辺部にあることを観察することにより結膜濾胞であることを確認できる．同様に遷延したアトピー性角結膜炎で，まれにみられる下眼瞼の巨大乳頭は，その発症部位から結

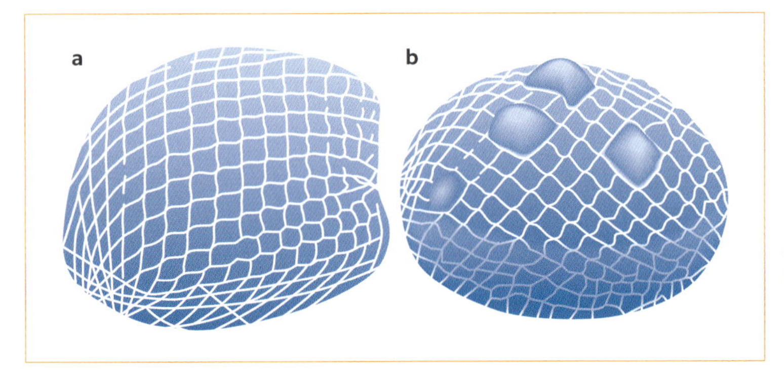

図2｜結膜乳頭の形成のイメージ
結膜にはほぼ六角形の線維組織があり，結膜固有層が腫脹すると突出が生じて乳頭として観察される(a)．膨張が著しく，線維組織が傷害された場合には巨大乳頭が形成される(b)．

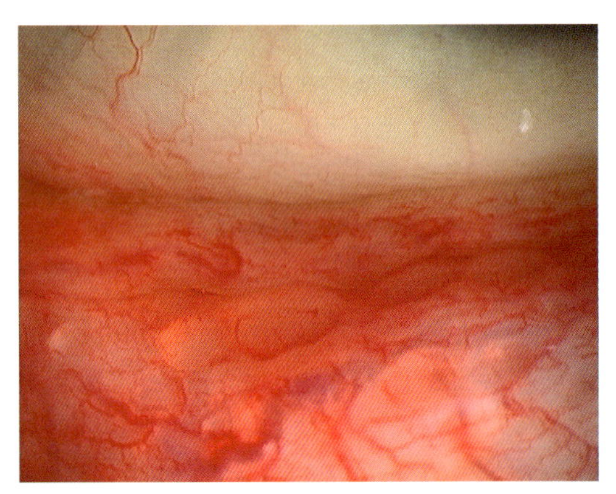

図3｜正常者の下眼瞼の結膜濾胞
灰白色の隆起の周囲に血管が存在するのが特徴である．

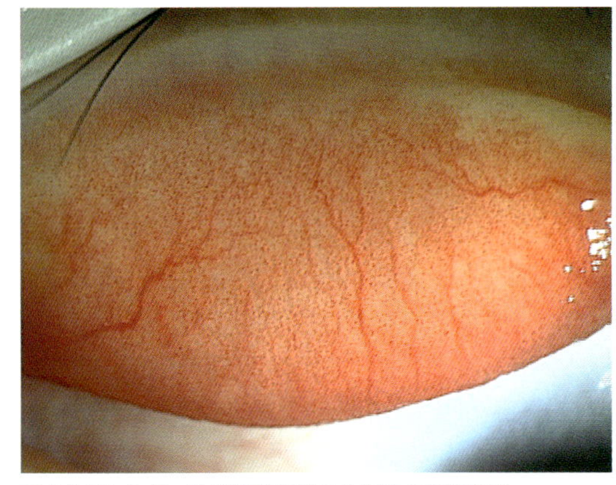

図4｜アレルギー性結膜炎患者の上眼瞼の結膜乳頭
ほぼ均一な大きさの小隆起がびまん性にみられ，隆起の中央部に血管がみられる．

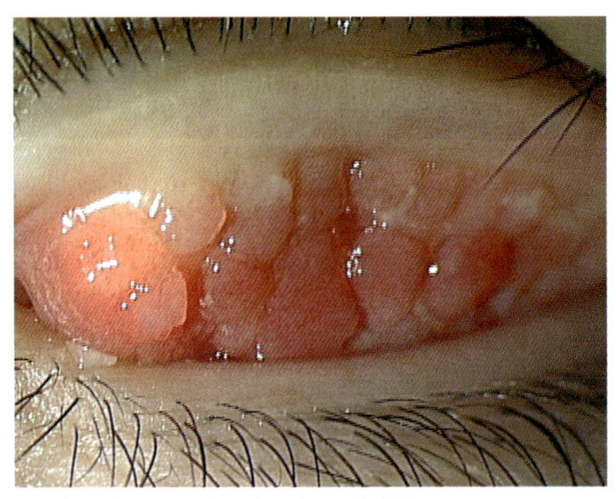

図5｜春季カタル患者の上眼瞼の巨大乳頭
大きさは不均一である．

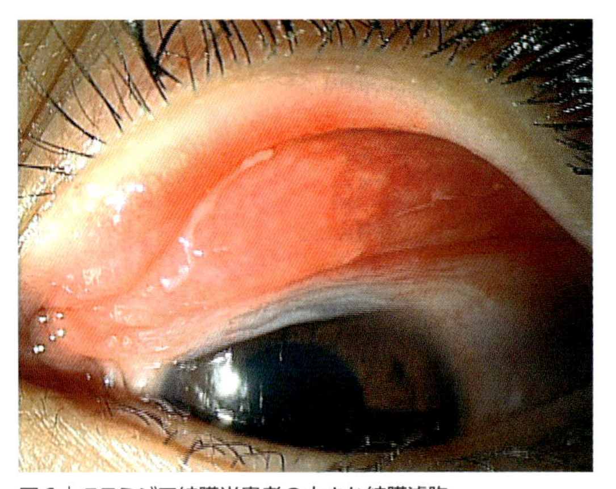

図6｜クラミジア結膜炎患者の大きな結膜濾胞
結膜全体の腫脹を伴っている．

膜濾胞と間違えやすい．

I. 総論 ▶ 3. 検査

4）眼脂検査

宮田眼科病院 **子島良平**

診断と治療のポイント

- 眼脂の性状から，ある程度疾患を推測できる
- 眼脂の塗抹検鏡を行うことで，より詳細な情報が得られる
- 培養検査および薬剤感受性試験の結果から治療薬を選択する

I 眼脂とは

眼脂は結膜炎をはじめとした眼表面（ocular surface）の炎症性疾患などでみられる所見であり，その成分は涙腺・副涙腺からの涙液，瞼板や皮脂腺からの分泌物，結膜のgoblet cellから分泌される粘液，結膜や角膜から脱落した上皮細胞，血管からの滲出物，細菌や真菌などの病原微生物，異物などである．眼脂はその性状から大きく膿性・粘液性・漿液性に分類され[1]それぞれ原因が異なる（表1）．そのため眼脂の性状を正しく見極めることができれば，疾患を推測するうえで重要な手がかりとなる．

眼脂を観察する際は下眼瞼を引き下げるだけでも確認できることが多いが，上眼瞼の翻転も併せて行うことを心がける．上眼瞼を翻転することで迷入したコンタクトレンズや異物の見逃しを防ぐことができ，またアレルギー性結膜炎で認める結膜乳頭などの所見を確認しやすくなる．

表1｜眼脂の分類

	膿性	粘液性	漿液性
主たる構成成分	好中球	goblet cellから分泌される粘液	涙腺や副涙腺からの分泌物や血管からの滲出物
原因	細菌感染など	ドライアイ，アレルギー性結膜炎・春季カタルなど	急性のアレルギー性結膜炎，異物，ウイルスなど

眼脂はその性状から大きく膿性・粘液性・漿液性に分類され，その構成成分や原因が異なる．

II 眼脂の分類

1. 膿性眼脂

膿性眼脂は糸を引くような黄色から黄白色の性状を呈し，その本体は好中球であり，細菌が原因となることが多い（図1）．起炎菌として小児ではグラム陰性短桿菌のインフルエンザ菌やグラム陽性球菌のブドウ球菌属，肺炎球菌などが挙げられる．細胞内のみで増殖する偏性細胞内寄生微生物で

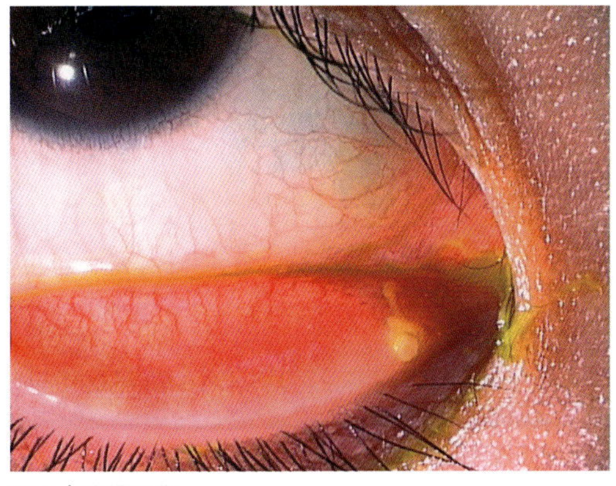

図1｜膿性眼脂
糸を引くような黄色から黄白色の性状を呈する．細菌が原因となることが多い．

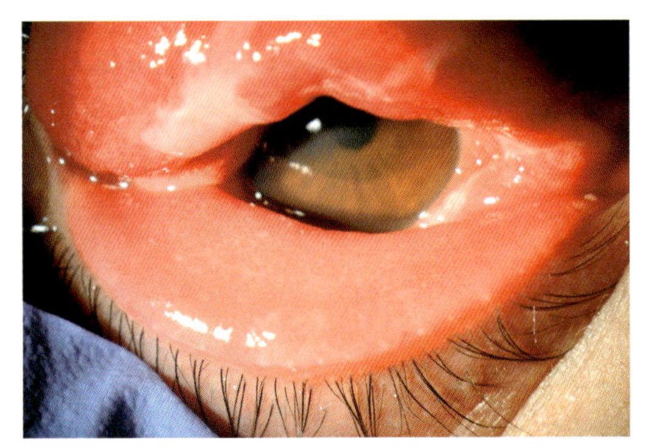

図2｜淋菌性結膜炎
大量のクリーム状の膿性眼脂を認める．適切な治療が行われないと角膜穿孔をきたし重症化することがある．

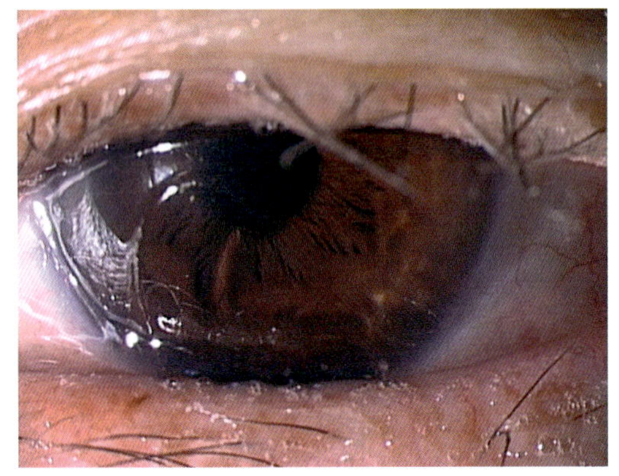

図3｜粘液性眼脂
粘液性眼脂は半透明で糸を引くような性状を呈する．原因としてドライアイやアレルギー性結膜炎などがある．

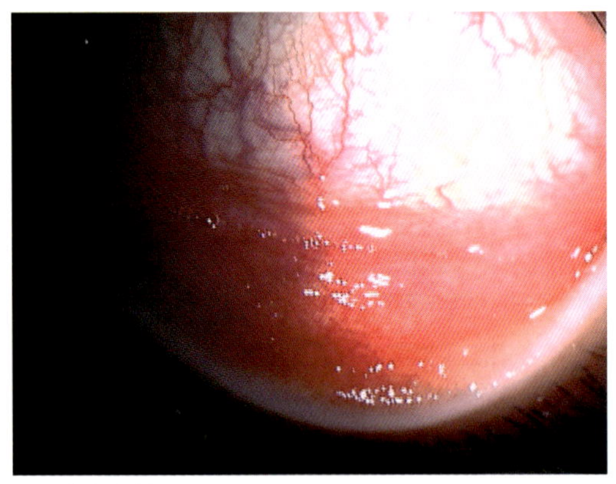

図4｜漿液性眼脂
粘性の低い，ほぼ涙に近いようなさらさらとした性状を呈する．急性のアレルギー性結膜炎やウイルス性結膜炎が原因となることが多い．図はEKCの症例での漿液性線維素性眼脂．

（画像提供：いしづち眼科 鈴木崇先生）

あるクラミジアによる結膜炎でも膿性眼脂を認める．膿性眼脂を認める症例で鑑別が重要となるのは淋菌による感染性結膜炎である．淋菌性結膜炎は大量のクリーム状の膿性眼脂を認め（図2），適切な治療が行われないと角膜穿孔をきたし重篤な視機能障害をきたすことがある．淋菌は培養が難しいことから塗抹検鏡で診断をつけ，速やかに治療を行うことが必要である．また涙小管炎や慢性涙嚢炎でも膿性眼脂をきたすため，角結膜だけでなく涙道疾患の有無も確認する．

2. 粘液性眼脂

粘液性眼脂は半透明で糸を引くような性状を呈し，ドライアイやアレルギー性結膜炎などで認められる．眼脂の性状は結膜のgoblet cellから分泌される粘液が増加することによると考えられている．一部のドライアイ治療薬ではgoblet cellからのムチン分泌を促進するため粘液性眼脂が増えることがある（図3）．

粘液性眼脂はアレルギー性結膜炎や春季カタルにおいても認めることがあるため，上眼瞼を翻転し結膜乳頭の有無を確認することが重要である．アレルギーを疑う場合には塗抹検鏡で好酸球を認めるかイムノクロマト法を用いた涙液中の総IgEを測定するキットで診断をつけることができる[2)]．

3. 漿液性眼脂

漿液性眼脂はその言葉の意味通り粘性の低い，ほぼ涙のようなさらさらとした性状を呈し，涙腺や副涙腺からの分泌物や血管からの滲出物で構成されている．急性のアレルギー性結膜炎や異物などの物理的刺激などで認められる．アデノウイルスによる結膜炎である流行性角結膜炎（epidemic keratoconjunctivitis：EKC）やヘルペスウイルスによる結膜炎で認められる眼脂はフィブリン（線維素）を含むことがあるため，漿液性線維素性眼脂と表現され，漿液性眼脂よりはやや粘性を帯びた眼脂として観察される（図4）．漿液性線維素性眼脂を認める症例ではEKCを疑い，家族歴などの問診およびリンパ節腫脹の有無を確認しイ

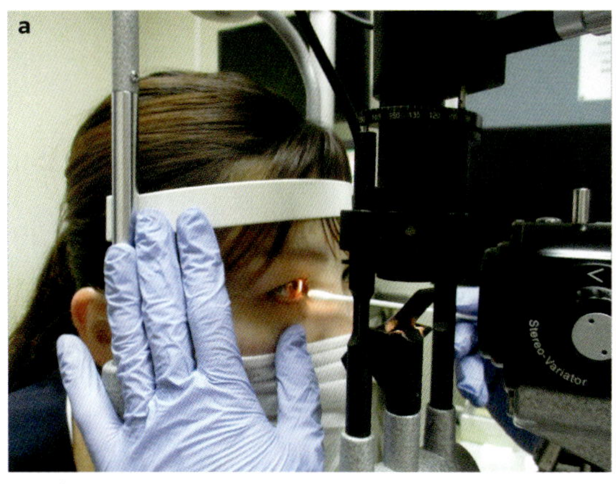

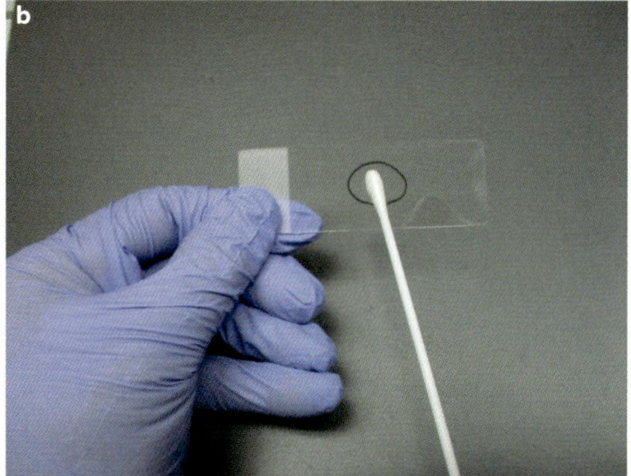

図5｜検体の採取方法
点眼麻酔後に検体キットのスワブ（綿棒）で眼脂を採取し（**a**），滅菌したスライドガラスの上に塗布する（**b**）．

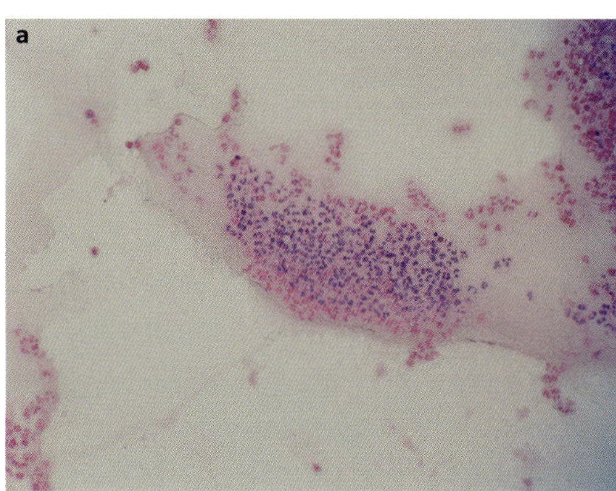

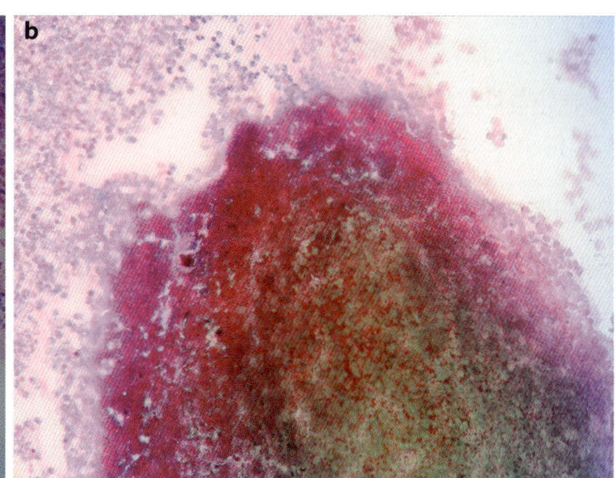

図6｜検鏡スライド作成時の注意点
眼脂を塗布する際は検体を薄く塗り拡げる（**a**）．厚みがあると検体同士が重なってしまい，検鏡の際に十分な観察が困難となる（**b**）．

ムノクロマト法を用いた迅速診断キットを用いて診断する．

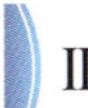

III 眼脂の検査

1. 眼脂の塗抹検鏡

これまで述べたように眼脂の性状からだけでもおおまかな疾患の予想は可能だが，塗抹検鏡を行うことでより詳細な情報を得ることができる．眼脂の検体採取は細隙灯顕微鏡下で可能である．点眼麻酔後に介助者に患者の頭を固定してもらい，検体キットのスワブ（綿棒）で眼脂を採取し，これを滅菌したスライドガラスの上に直接塗布する（図5）．眼脂を塗布する際は検体を薄く塗り拡げることが重要である．厚みがあると検体同士が重なってしまい，検鏡の際に十分な観察が困難となる（図6）．

染色方法としてはギムザ染色およびグラム染色が広く用いられている．ギムザ染色は血球成分の鑑別に有用で，細菌や真菌，クラミジア感染では好中球が，ウイルス感染ではリンパ球（単核球）が優位となり，アレルギーであれば好酸球や好塩基球を認めることがある．ギムザ染色の簡易版であるディフ・クイック染色（Diff-Quik stain™）は，要する時間が1～2分程度と短く，ほぼ同等の結果を得ることができる．グラム染色は細菌の鑑別に有用であり，グラム陽性菌は紫色に，グラム陰性菌は赤く染色される．重症化リスクの高い淋菌による感染ではグラム染色で赤く染まるそら豆状の双球菌を認め，早期での診断・治療が可能と

薬剤感受性					
感受性試験菌	Staphylococcus aureus (MRSA)				
CAZ	＞32	R	MINO	≦1	S
CTRX	＞16	R	IPM	≦0.25	R
CP	8	S			
TOB	＞64	R			
CMX	8	R			
AZM	1	S			
MFLX	≦0.25	S			
GFLX	≦0.25	S			
LVFX	≦0.25	S			
MPIPC	＞4	R			
VCM	≦1	S			
MEPM	4	R			

図7｜薬剤感受性試験
菌名およびそれぞれの抗菌薬に対する感受性がS・I・Rで表示される．治療には基本的にS（感性）の薬剤を選択する．図はメチシリン耐性黄色ブドウ球菌の薬剤感受性試験の結果．

なる．

塗抹検鏡は慣れてくれば短時間で結果が得られることから，可能であれば自施設で行うことが望ましい．設備が整っておらず自施設での検査が困難な場合でも検査機関に外注することでほぼ翌日には結果が判明するため利用してもよい．

2. 眼脂の培養検査・薬剤感受性検査

細菌や真菌が原因と考えられる感染性疾患では，スワブで検体（眼脂）を採取した後，培養検査に提出する．使用される培地は血液寒天培地，チョコレート寒天培地などがあり，培養方法には好気的条件や遊離酸素との接触を遮断した嫌気的条件，あるいは炭酸ガスを加えた条件下で行われる．眼科領域で問題となる病原微生物の多くは特殊な培地・培養方法を必要としないため，輸送培地にスワブを入れたまま常温または冷蔵保存しておき，その後に検査機関に提出して問題ない．ただし淋菌および髄膜炎菌は他の一般細菌に比べ抵抗力が弱いため，室温で保存し検査機関に事前に連絡しておくことが望ましい．

薬剤感受性試験では菌名およびそれぞれの抗菌薬に対する感受性がS（susceptible：感性）・I（intermediate：中間）・R（resistant：耐性）で示されており，治療には基本的にS（感性）の薬剤を選択する．眼科領域ではフルオロキノロン系抗菌点眼薬が汎用されているが，近年，結膜炎の起炎菌として報告されているコリネバクテリウム属や淋菌ではフルオロキノロンへの耐性化が進行しており注意が必要である[3]（図7）．

3. 眼脂のPCR検査

眼脂を検体としたPCR（polymerase chain reaction）検査について，培養が陰性であった淋菌感染の症例において有用であったとする報告[4]や新型コロナウイルス感染症の症例での検討[5]がなされている．眼脂のPCR検査は現時点では一般的な検査とは言い難いが，今後の技術の発展により有用となる可能性もあり注視しておく必要がある．

文献

1) 佐々木香る：眼瞼疾患の鑑別．眼感染症診療マニュアル，第1版，薄井紀夫ほか編，医学書院，東京，31-42，2014
2) 庄司　純ほか：アレルギー性結膜疾患診断における自覚症状，他覚所見および涙液総IgE検査キットの有用性の検討．日眼会誌 116：485-493，2012
3) Eguchi H, et al：High-level fluoroquinolone resistance in ophthalmic clinical isolates belonging to the species Corynebacterium macginleyi. J Clin Microbiol 46：527-532，2008
4) 岩切　亮ほか：角膜融解をきたした淋菌性結膜炎の1例．眼臨紀 1：37-40，2008
5) Güemes-Villahoz N, et al：Detecting SARS-CoV-2 RNA in conjunctival secretions: Is it a valuable diagnostic method of COVID-19? J Med Virol 93：383-388，2021

I. 総論 ▶ 3. 検査

5）細胞検査（インプレッションサイトロジー・共焦点顕微鏡）

東邦大学眼科 糸川貴之
堀 裕一

診断と治療のポイント

- ミリポアフィルター用いてインプレッションサイトロジーを行う
- インプレッションサイトロジーではPAS＋ヘマトキシリン染色を行って結膜杯細胞の観察を行う
- 共焦点顕微鏡（HRTⅢ-RCM）を用いることで，組織を採取せずに結膜細胞の観察が可能となる

I インプレッションサイトロジー

結膜を細胞レベルで観察する方法としては，後述する共焦点顕微鏡を用いて細胞を採取せずに観察する方法もあるが，高額な検査機器およびアタッチメントが必要で，どの医療機関でもできる検査ではない．一方，インプレッションサイトロジーは，ミリポアフィルターを用いて結膜上皮細胞を簡便に採取し，染色キットおよび光学顕微鏡があれば対応可能であり，病院の検査部と協力すれば，大学のような研究室がなくても行うことができる．特にperiodic acid-Schiff（PAS）染色を行うと，杯細胞が染色され，ドライアイの検査等で行われる．

1. 検査の手順

①ポアのサイズが0.22μmのミリポアフィルター（図1a）を，3×6mm程度の台形に切っておく．ミリポアフィルターには表裏があり，つるつるして光沢が強いほう（smooth surface）と光沢の弱いほう（rough surface）があり，rough surfaceを結膜と接着させるほうにする[1]．フィルターを台形に切るのはその表裏を区別しやすくするためであり，表裏の区別がつけば，直径8〜10mm程度の円形にしてもよい．

②採取はスリットランプ下での座位，または手術顕微鏡下での仰臥位で行う．点眼麻酔（0.4%オキシブプロカイン等）を施行後，開瞼器をかけ，やや乾燥させたのち（乾いたほうが細胞接着性が良い），フィルターを採取部位に当て，1〜2秒軽く圧迫させたのちにゆっくりと引き剝がす（図1b）．その際，結膜上皮の持ち上がりが少しみられるほうがきれいに採取できる[2]．採取部位は，上方，下方，鼻側，耳側の結膜全てから採取できるが，結膜杯細胞は一般的に下鼻側の球結膜で最も豊富といわれており，杯細胞の検討の際はこの部分から採取することが多い．

③得られた標本は，マイクロチューブ等に入れ，10%ホルマリンで固定する．杯細胞の観察にはPAS＋ヘマトキシリン染色が適している．エチルアルコールで脱水し，キシレンに浸し透徹後，スライドガラスに載せ封入すると，そのまま観察できる（表1，図1c）．

2. 上皮細胞の角化グレード分類

結膜上皮は粘膜上皮であり，通常は非角化の状態であるが，眼表面の異常が生じると角化の状態となってくる．Nelsonらはインプレッションサイトロジーによる上皮細胞および杯細胞の密度によりグレード分類（0〜3）（表2）を報告している[2,3]．このグレード分類は，ドライアイをはじめとする眼

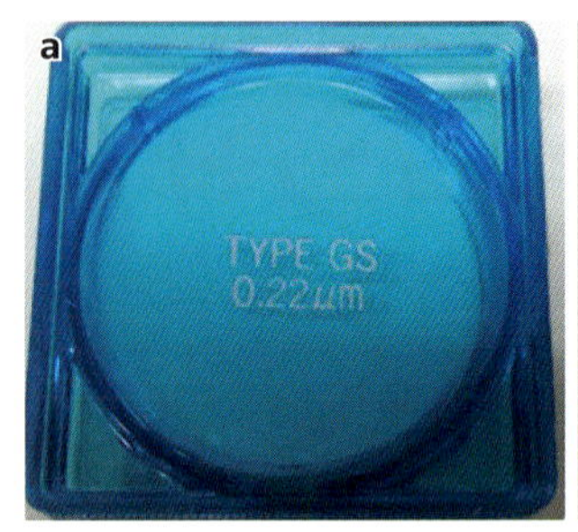

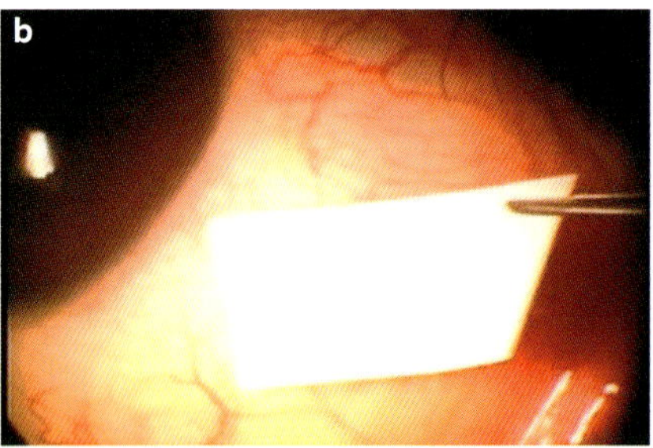

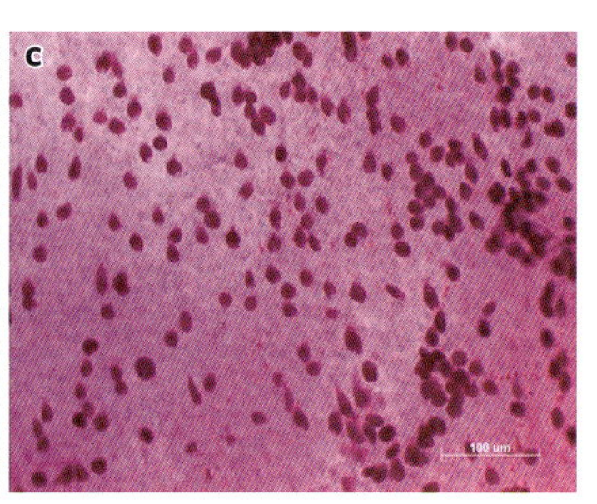

図1｜インプレッションサイトロジーおよびPAS染色
a セルロースエステルフィルター（0.22 μm）を切って使用する．**b** インプレッションサイトロジーの実際．点眼麻酔後，軽度結膜上皮を乾かしてからフィルターを1～2秒押し付けて結膜上皮を採取する．**c** PAS+ヘマトキシリン染色後．杯細胞の部分が濃く染まっている．

表1｜PAS＋ヘマトキシリン染色のプロトコル

蒸留水	10分
0.5%過ヨウ素酸	10分
蒸留水	10分
Schiff試薬	10分
蒸留水	10分
ヘマトキシリン	20～30秒
蒸留水	10分
50%エタノール	10分
70%エタノール	10分
80%エタノール	10分
90%エタノール	10分
95%エタノール	10分
99%エタノール	10分
100%エタノール	10分
100%エタノール	20分
キシレン	20分
キシレン	over night

スライドガラスに載せ封入

表面疾患の重症度や治療効果の判定に用いられている．

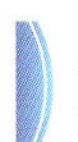

II　共焦点顕微鏡

共焦点顕微鏡（コンフォーカルマイクロスコピー）は1960年代後半に角膜内の組織および細胞の状態を生きている状態（*in vivo*）で観察するために開発された．歴史的には円板上に並んだ多数のピンホール光で走査するタンデムスキャン式，スリット光で走査するスリットスキャン式の共焦点顕微鏡が使われてきた．そして現在日本では，ダイオードレーザーを用いたHeidelberg Retina Tomograph IIIに前眼部観察用のアタッチメントであるRostock Cornea Module（RCM）を取り付けたHRT III-RCMが使用されている．HRT III-RCMは従来の方式よりも解像度が良く角膜上皮下の神経線維の走行の観察も可能となっている．また，最近では角膜だけではなく結膜，マイボーム腺，涙腺などの細胞組織を評価した報告もあり眼表面疾患全般で使用されている．共焦点顕微鏡を用いた場合，細胞の数，密度および形状による評価がされている．

1. 結膜の評価

球結膜は上皮細胞と杯細胞の観察が可能である．上皮細胞は明るく観察でき細胞密度が高い一方で形態は角膜に比べてばらついている．分泌型ムチンを放出する杯細胞は類円形でやや明るく観察され，直径は25～30 μmほどである（図2）．ドライアイでは正常眼に比べて上皮細胞や杯細胞の密度の低下，炎症細胞の増加が認められる[4)]．コンタクトレンズ装用者においても装用前に比べて装用後は杯細胞密度の低下や炎症細胞の増加が認められており，この変化はコンタクトレンズ装用時に不快感を訴えている装用者でより大きい[5)]．アレルギー性結膜炎では炎症細胞の変化が顕著で春季カタル（78.1 cells/mm^2），アレルギー性結膜炎（47.5 cells/mm^2）では正常な結膜（5.6 cells/mm^2）よりも炎症細胞の密度が高いことが報告されている[6)]．

表2｜上皮細胞の角化グレード分類（Nelson分類）

Grade 0	上皮細胞は小型，円形で好酸性の細胞質をもち，角は大きく好塩基性で核/細胞質比は1/2である．杯細胞は円形あるいは楕円形で，PAS陽性細胞を豊富に含む
Grade 1	上皮細胞はやや大型で多角形，好酸性の細胞をもち，核はやや小さく核/細胞質比は1/3である．杯細胞はやや減少する
Grade 2	上皮細胞はGrade 1より大型で，多角形，多核の細胞も存在する．細胞質は好酸性および好塩基性，様々な染色を示す．核は小型化し，核/細胞質比は1/4～1/5である．杯細胞は著明に減少し，小型化する
Grade 3	上皮細胞は大型，多角形，細胞質は好塩基性である．核は小さく濃縮され，脱核している細胞がほとんど．核/細胞質比は1/6以下である．杯細胞はほとんど存在しない．

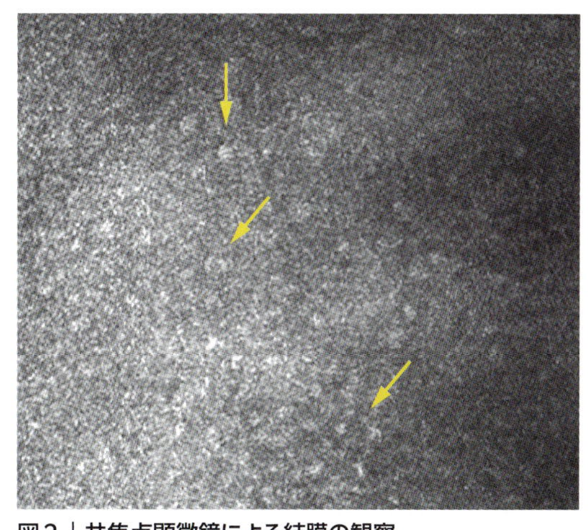

図2｜共焦点顕微鏡による結膜の観察
鼻側結膜の画像．上皮細胞の中に杯細胞（矢印）が観察される．

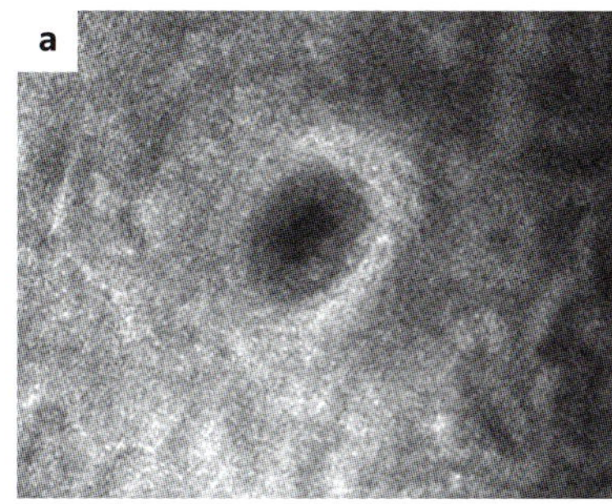

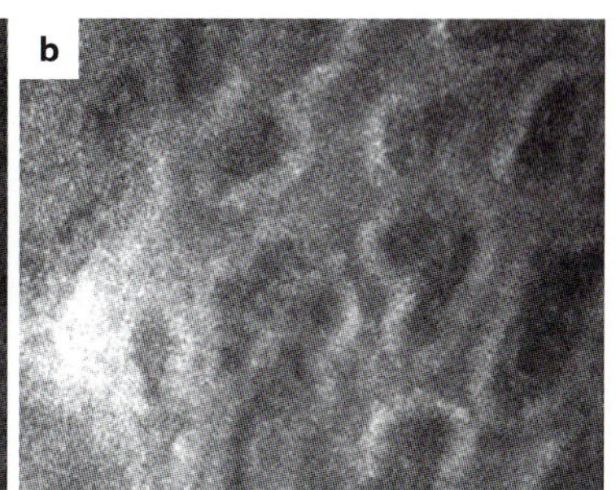

図3｜共焦点顕微鏡によるマイボーム腺の観察
a マイボーム腺開口部．b マイボーム腺の腺房．

2. マイボーム腺の評価

マイボーム腺は上下の眼瞼結膜に20～30本存在し，眼瞼縁に対して垂直に走行している．マイボーム腺が変性する疾患としてマイボーム腺機能不全(meibomian gland dysfunction：MGD)があり，ドライアイ，アレルギー性結膜炎および緑内障など様々な疾患とも合併する．マイボーム腺の観察には一般的に赤外光を用いたマイボグラフィーが使用されているが共焦点顕微鏡による観察の有用性も報告されている．共焦点顕微鏡によるマイボーム腺の観察は細胞レベルでマイボーム腺開口部と腺房を観察できる（図3）．正常眼，液状および練り歯磨き様のmeibumで量的質的に機能が低下しているMGD患者のマイボーム腺の開口部の直径はそれぞれ26.21，39.47および34.80 μmで，正常に比べMGD患者では開口部が拡大している．腺房最長径はそれぞれ77.07，100.65および132.86 μmと練り歯磨き様のmeibumのMGD患者では拡大しており，炎症細胞密度も正常眼に比べMGD患者では高くなっていることが報告されている[7]．

3. 角膜の評価

角膜では共焦点顕微鏡を用いることで層別に上皮層，Bowman層，実質層，Descemet膜および内皮細胞を詳細に観察することが可能である（図4）．ドライアイや神経因性疼痛の評価には炎症細胞や神経による評価が行われており，正常眼に比べドライアイや神経因性疼痛では炎症細胞が多く，神経の密度が低く，ドライアイと神経因性疼痛の間では神経の形状に明らかな違いがあることが報告されている[8]．また，アカントアメーバ角膜炎，角膜真菌症およびサイトメガロウイルス角膜内皮炎などの感染症ではそれぞれシスト，菌糸およびcoin-shaped lesionと思われるフクロウの目様所見といった特徴的な変化が観察でき（図5）鑑別をするのに有用とされている．

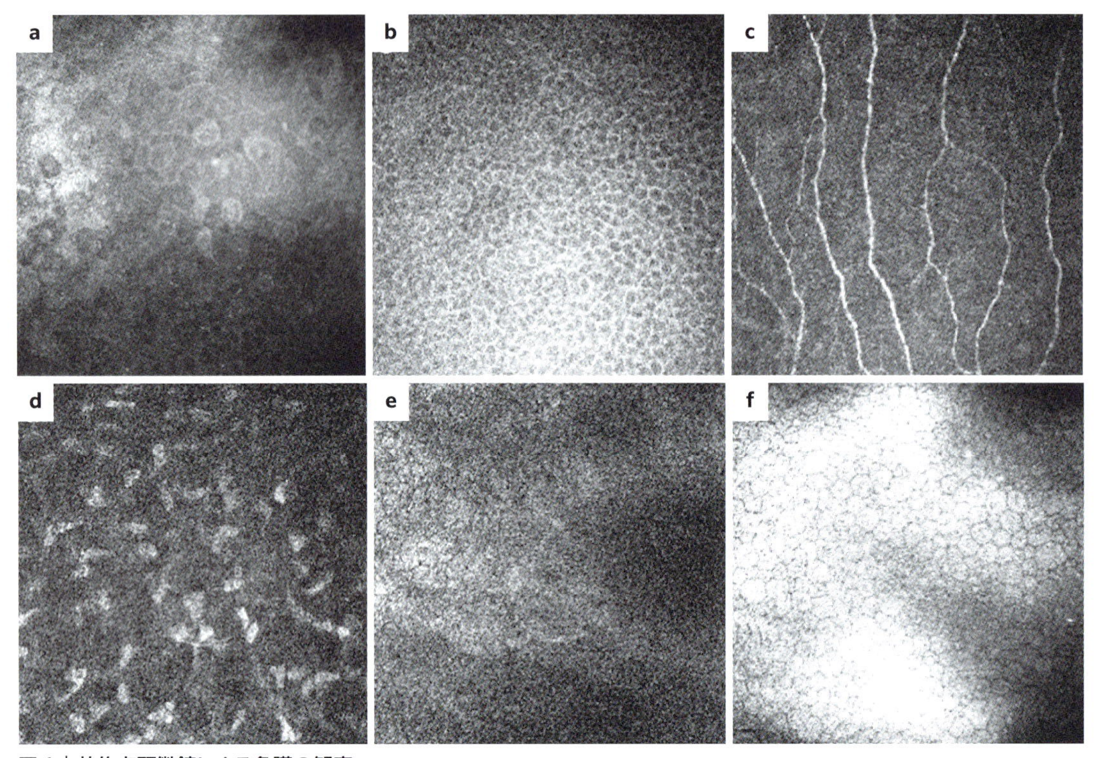

図4｜共焦点顕微鏡による角膜の観察
a 角膜上皮の表層細胞．**b** 角膜上皮の基底細胞．**c** Bowman層．**d** 実質細胞．**e** Descemet膜．**f** 内皮細胞．

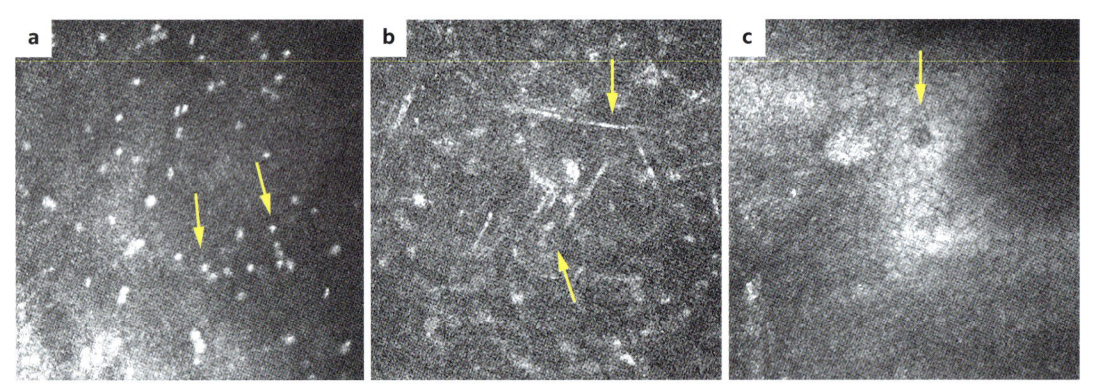

図5｜共焦点顕微鏡による角膜疾患の特徴的な所見
a アカントアメーバ角膜炎．アカントアメーバのシストが観察される（矢印）．**b** 角膜真菌症．菌糸が観察される（矢印）．**c** サイトメガロウイルス角膜内皮炎．内皮層にフクロウの目様所見（矢印）が観察される．

文献

1) 稲澤かおり：細胞診．臨眼52：91-94，1998
2) Nelson JD, et al：Arch Ophthalmol 101：1869-1872, 1983
3) Nelson JD：Cornea 7：71-81, 1988
4) Wakamatsu T, et al：Invest Ophthalmol Vis Sci 51：144-150, 2010
5) Colorado L, et al：Clin Exp Optom 103：787-791, 2020
6) Tajbakhsh Z, et al：Biomolecules 13：1469, 2023
7) Zheng Q, et al：Front Med 8：793338, 2022
8) Moein HR, et al：Ocul Surf 18：651-656, 2020

I. 総論 ▶ 3. 検査

6）涙液検査

日本大学眼科　庄司　純

診断と治療のポイント

- アデノウイルス抗原検査の中には，結膜滲出液を含む涙液を用いて検査可能なキットが販売されており，角結膜ぬぐい液との診断一致率は95.3％である
- 涙液総IgE検査では，眼局所のアレルギー素因の有無が診断できる
- 実用化が望まれている涙液検査には，涙液中単純ヘルペスウイルスDNA定量検査，涙液中好酸球関連因子定量検査，涙液中抗原特異的IgE抗体価検査などがある

I　概説

涙液検査は，涙液を検体として用いる臨床検査の総称であり，感染性結膜炎，アレルギー性結膜疾患，ドライアイなどの診断に用いられている．現在，結膜疾患に保険適応がある涙液検査は，アデノウイルス結膜炎診断用のアデノウイルス迅速診断キットとアレルギー性結膜疾患診断用の涙液総IgE検査キットである．また，涙液は結膜局所の病態を反映する因子を含んでいる場合があることから，眼表面（ocular surface）の病態解析の方法として用いられる．涙液検査の臨床応用としては，診断のほか，重症度判定や治療効果判定が可能なバイオマーカーの探索も行われている．

II　日常診療で用いられる涙液検査

1. アデノウイルス検査

アデノウイルス迅速診断キットは，検体中のアデノウイルス抗原を免疫クロマト法により検出する検査キットである[1]．従来の方法では，結膜擦過物を検体として用いていたが，涙液を検体として検査可能なキット（クイックチェイサー®Adeno眼，ロートニッテン/ミズホメディー）（図1）が販売されている．

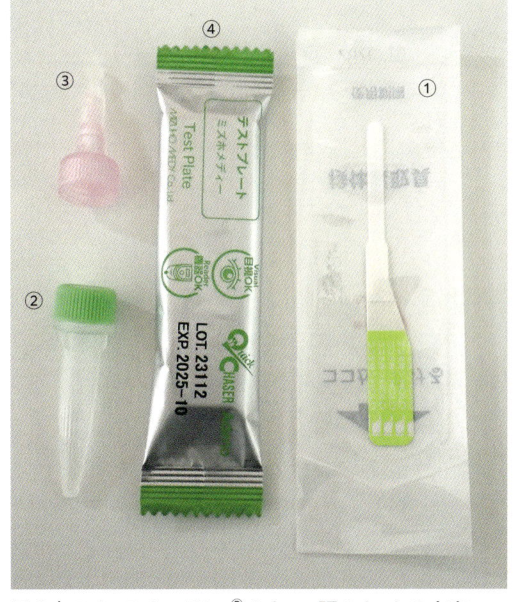

図1｜クイックチェイサー® Adeno眼のキットの内容
①検体採取具，②抽出液入り抽出容器，③フィルターキャップ，④テストプレート．

1）使用方法

①キットに付属している検体採取具（結膜滲出液用）を使用して，瞼結膜を被覆している結膜滲出液や結膜嚢内に貯留している滲出液を含む涙液を採取する．

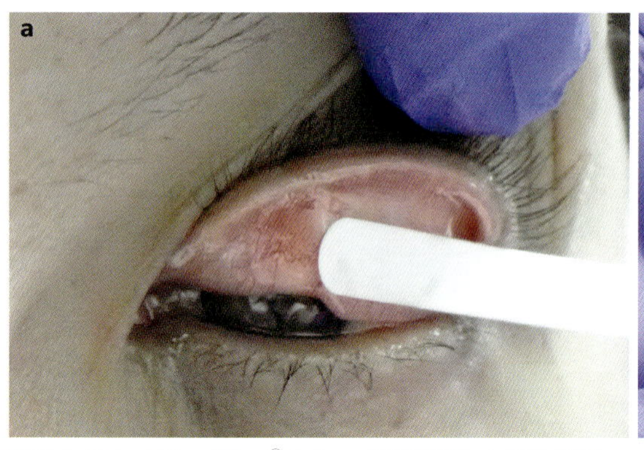
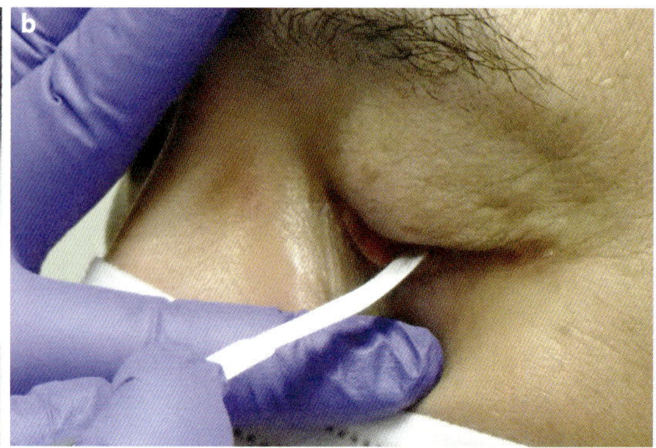

図2｜クイックチェイサー® Adeno眼を使用した検体採取
結膜滲出液を含む涙液の採取は，下眼瞼や上眼瞼を翻転した状態(**a**)で行う．シルマー試験紙のように結膜嚢内に検体採取具を挿入し，涙液が採取されるまで留置する方法(**b**)もある．

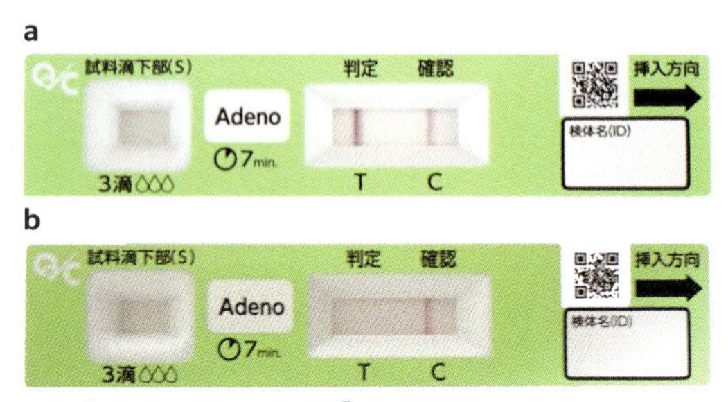

図3｜クイックチェイサー® Adeno眼の目視による結果判定
陽性(**a**)の場合は，判定ラインと確認ラインの両者が発色して２本の発色ラインが確認できる．陰性(**b**)の場合は，確認ラインだけ発色して１本の発色ラインが確認できる．

②抽出液の入った抽出容器に検体採取後の濾紙を入れて抽出を行う．

③テストプレートの試料滴下部に抽出液を３滴滴下して展開するのを７分間待つ．

④展開終了後，目視で結果判定を行う(専用機器を用いて結果のラインを読み取る方法もある)．

2)検査時の注意点

・検査キット操作時は，院内汚染を起こさぬよう取り扱いには十分に注意する．検者はグローブを着用し，片手を患者に触れる手(汚染された手)，他方の手は患者に触れない手(汚染されていない手)と決め，キットの操作は必ず汚染されていない手で行うことが院内汚染防止につながる．片手で行えない操作は，補助者に介助してもらいながら行う．

・検体採取は，下眼瞼の下方牽引により下眼瞼結膜を露出させ瞼結膜および結膜囊から採取する方法，上眼瞼を翻転して，瞼結膜に濾紙を押し当てて採取する方法(図2a)，または下眼瞼結膜囊に採取用の濾紙を挿入して閉瞼させ，濾紙に涙液が十分採取されるまで待つ方法(図2b)，などがある．

3)結果判定

テストプレートの判定ラインと確認ラインの発色を確認し，両者が発色して２本のラインが出現すれば陽性と判定する(図3a)．確認ラインだけ発色した１本のラインの場合は陰性である(図3b)．本検査法を角結膜ぬぐい液と結膜滲出液を含む涙液とで比較すると，陽性一致率98.0%，陰性一致率93.0%，全体一致率95.3%であり，涙液検査でも十分に診断可能なレベルである．本検査が陽性の症例は，アデノウイルス結膜炎と診断できるが，検体中に非特異反応を生じる物質がある場合には偽陽性を示すことがあるため，臨床所見と合わせて診断することが重要である．陰性の症例では，アデノウイルス結膜炎であるものの検査が陰性に出た偽陰性の場合とアデノウイルス結膜炎以外の結膜炎である真の陰性の場合とがある．偽陰性は，発症後時間が経過するほど出やすくなるといわれていることから，問診により発症日を明確にすることが，結果判定の参考になる．

2. 涙液総IgE検査

涙液総IgE検査(アレルウォッチ涙液IgE，わかもと製薬/ミナリスメディカル)は，涙液中の総IgE

を免疫クロマト法で検出する検査法である（図4）．涙液中にある一定以上の総IgEが存在すれば陽性を示す．「アレルギー性結膜疾患診療ガイドライン」では，涙液総IgE検査が陽性の場合，眼局所のアレルギー素因ありと判定され，臨床所見と合わせてアレルギー性結膜疾患は臨床的に確定診断されることになる．

1）使用方法

①検出用ストリップの端の検体採取部をシルマー試験と同様の方法で下眼瞼結膜囊内に挿入，留置する（図5）．

②十分な涙液採取が完了したストリップは，展開液が入った展開用チューブ内に挿入し，展開させる．

③10分展開した後，結果を判定する．

2）検査時の注意点

・ストリップ先端の結膜囊内への挿入不良は，涙液採取不良や留置後の脱落の原因になるため，十分に先端が結膜囊内に挿入されていることを確認する．

・涙液採取が十分に行えない場合には，ストリップを挿入している下眼瞼を軽く下に牽引するか，ゆっくりと瞬目させる．これらの手技を行っても涙液採取が不十分な場合には，ストリップを反対眼に装着し直す．

・ストリップを結膜囊から取り出すときには，下眼瞼を十分下方に牽引して瞼結膜を露出させてから取り出す．下眼瞼に挟まれた状態で強引にストリップを引き抜くと，先端の和紙がちぎれて結膜囊内に残留することがあるため，注意が必要である．

3）結果判定

結果は，テストラインとコントロールラインを見て，「陰性」「弱陽性」「陽性」「判定不能」に分けて判定する（図6）．コントロールラインだけが発色しているものは陰性，コントロールラインとテストラインの両者が発色し，テストラインがコントロールラインと同等以上の濃さで発色しているものは陽性，コントロールラインとテストラインの両者が発色し，かつコントロールラインよりもテストラインが薄く発色しているものは弱陽性，コントロールライン

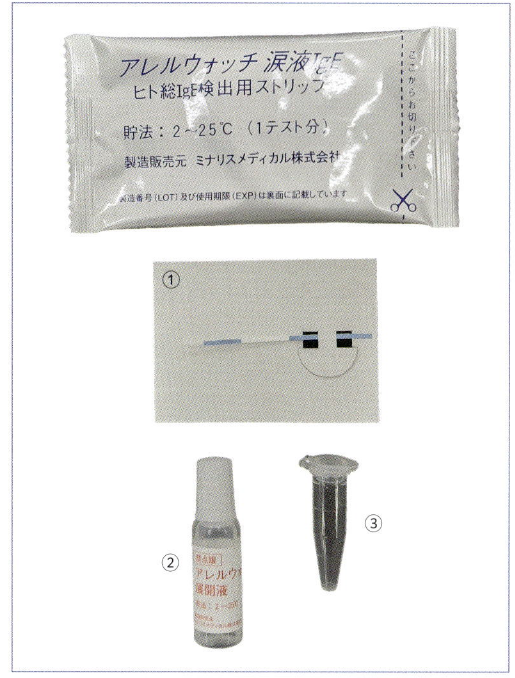

図4｜アレルウォッチ涙液IgEのキットの内容
①涙液総IgE検出用ストリップ，②展開液ボトル，③展開用チューブ．
（画像提供：わかもと製薬）

が発色しないものは判定不能となる．有病正診率は73.6％，無病正診率は100％とされている．市販後調査による病型別陽性率を表1に示したが[2]，アレルギー性結膜炎症例では涙液総IgEが低値の症例があるため，特に流涙の強い症例などでは偽陰性がみられることに注意が必要である．

Ⅲ　涙液検査の未来

現在は実験室レベルの検査，または保険適応がない検査ではあるが，未来の涙液検査として有望なものを列記する．

1）単純ヘルペスウイルス核酸検査

涙液中の単純ヘルペスウイルス（HSV）DNAをpolymerase chain reaction（PCR）法により検出する涙液検査は，上皮型角膜ヘルペスや結膜ヘルペスの診断に有用である．定量PCR法で定量的にHSV DNAをモニタリングした場合には，診断だけでなく治療効果判定にも役立つ[3]．

2）好酸球関連因子検査

涙液中の好酸球関連因子として，eosinophil

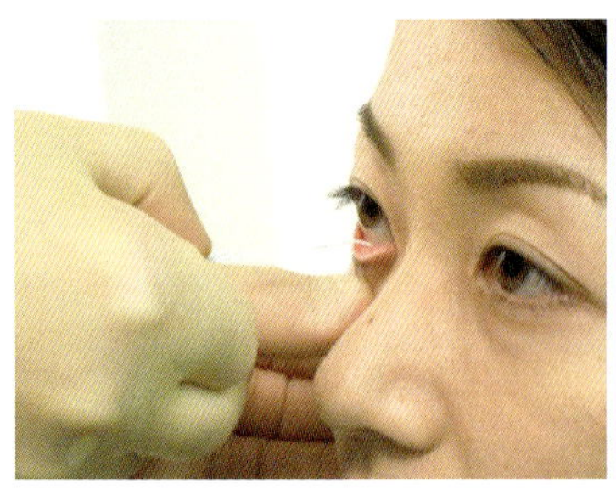
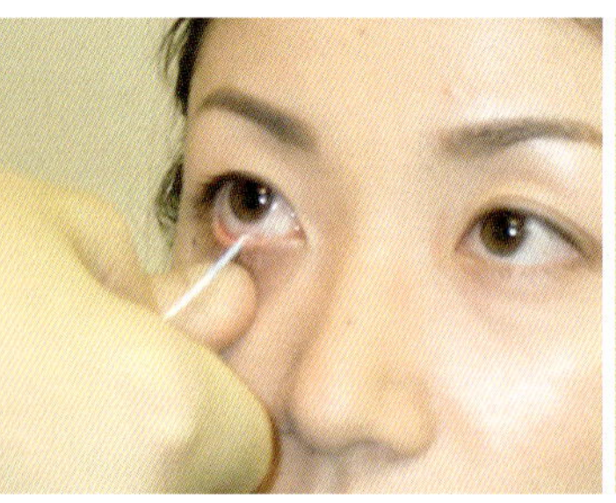
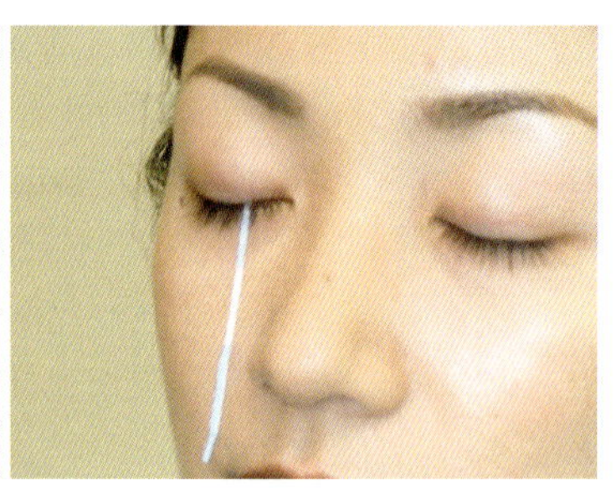

図5｜涙液総IgE検出用ストリップの装着方法
ストリップの先端（検体採取部の和紙の部分）を下眼瞼結膜囊内に確実に挿入して，十分に涙液が採取されるまで留置する．

	判定基準	
	コントロールライン	テストライン
陰性	（+）	（−）
弱陽性	（+）	（+）
陽性	（+）	（++）
判定不能	（−）	（−）または（+）

テストライン
+：コントロールラインより薄いライン
++：コントロールラインと同等以上のライン

テストラインとコントロールラインを目視で確認し，判定基準に従って結果判定を行う．

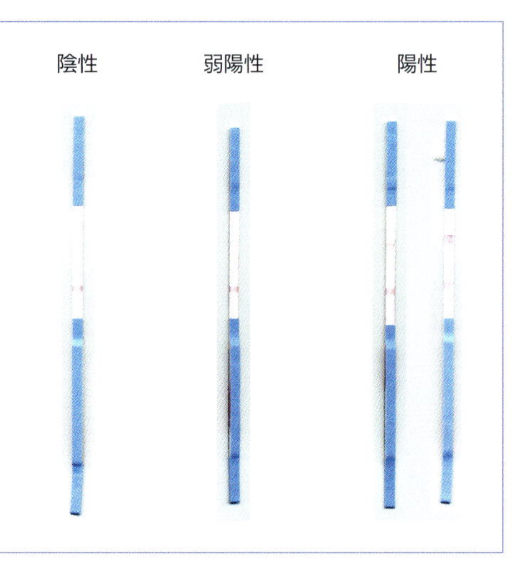

図6｜涙液総IgE検査の判定

表1｜アレルギー性結膜疾患病型別陽性率

	涙液総IgE	
	陽性例数/総数	陽性率（%）
季節性アレルギー性結膜炎	52/84	61.9
通年性アレルギー性結膜炎	34/52	65.4
アトピー性角結膜炎	33/41	80.5
春季カタル	36/38	94.7
巨大乳頭結膜炎	6/8	75.0
合計	161/223	72.2

（文献2）より）

cationic protein（ECP）濃度やeotaxin-2濃度の測定が行われている．好酸球炎症を主要病態とする春季カタルおよびアトピー性角結膜炎の診断，重症度判定，治療効果判定に有用であると報告されている[4)]．

3）抗原特異的IgE抗体検査

涙液を用いた抗原特異的IgE抗体検査は，アレルギー性結膜疾患において原因アレルゲン検索の一つとして行われる．涙液中の抗原特異的IgE抗体は，酵素イムノアッセイ（EIA）法や免疫クロマト法などを用いた測定が試みられている．しかし，血清中抗原特異的IgE抗体との相関や抗体価の意義やその評価については検討の余地を残している．

4）涙液浸透圧試験

ドライアイの診断として涙液浸透圧測定が行われている．涙液浸透圧試験ドライアイ診断装置（Tear Lab®, Tear Lab Corporation）[5)]などにより，涙液浸透圧を測定することでドライアイの診断を行うと同時に重症度判定も可能な検査である．

文献

1）内尾英一：眼科 47：1943-1951，2005
2）庄司　純ほか：日眼会誌 116：485-493，2012
3）Shoji J, et al：Jpn J Ophthalmol 60：294-301, 2016
4）Shoji J：Allergol Int 69：496-504, 2020
5）Szalai E, et al：Cornea 31：867-871, 2012

Topics

結膜血管の画像解析：AIを用いた解析

高知大学眼科 **角 環**

結膜充血の臨床評価における問題点

結膜充血は多くの眼疾患で生じ，かつ患者自身がその症状を認識することのできる自他覚所見である．結膜充血の評価は，診断時は重症度判定，治療中は効果判定のうえでその程度の評価は重要である．また点眼薬の副作用として生じる結膜充血は患者のアドヒアランス低下の一因になるため，緑内障点眼後の結膜充血に関する臨床試験も各種行われている．そこで重要となるのが結膜充血の客観評価である．日本における結膜充血の評価は「アレルギー性結膜疾患診療ガイドライン」に基づく評価判定基準（スコア分類）を用いることが一般的である．この評価判定システムは提示されている標準写真を参考に，充血の原因となっている結膜血管の拡張の程度を判定者がスコア−（所見なし），スコア＋（数本の血管拡張），スコア＋＋（多数の血管拡張），スコア＋＋＋（全体の血管拡張）の４段階の順位尺度で，判定者（検者）の主観による半定量評価である．海外の結膜充血の評価も日本と近しい半定量評価によるスコア分類である．スコア分類による評価は特別な装置を必要とせず，診察と同時に判定できるメリットがある．しかし，スコア分類は評価に主観が入るため判定者間で必ずしも重症度分類が一致しないこと，順位尺度のためわずかな充血の変化を捉えることが困難であること，再現性に問題があることなどのデメリットがある．そのため結膜充血を評価するうえで，充血を定量化し客観的に評価するシステムが求められる．

結膜充血の画像解析による定量評価

結膜充血を何らかの方法で数値として捉え，定量的に評価する方法があれば結膜充血を客観的に評価することができる．眼球結膜充血は結膜血管の拡張と分岐の増加により変化する．そこで眼球結膜血管に注目し，細隙灯顕微鏡画像から画像処理によって血管のみを抽出する方法が検討された．デジタル画像はRGB（red, green, blue）のカラーモデルを使用しており，RGBは各色０～255までの256個の数字によって明度が異なり，各色の明度を組み合わせることで液晶ディスプレイ上に様々な色を再現している．開発された方法は，血管を示す赤色のRGB特徴，眼球結膜を示す白色のRGB特徴の検討から，眼球結膜の血管のみを特異的かつ相対的に検出できるプログラムを独自に組み，血管の抽出処理（血管部のピクセル値を検出）を実行している．検討したい関心領域を設定することで，関心領域の総ピクセル数から検討領域内の血管のピクセル数を除することで，血管占有面積率（%）として表示し，結膜充血（結膜血管）を数値データで評価する（**図１**）．本システムは，関心領域のみ検者が設定する必要があるが，設定後は自動で血管占有面積率を解析できる研究用のソフトウェア（Nidek Co. Hyperemia Analysis Helper Tool）[1, 2]である．本システムの開発により，困難であった結膜充血を数値化（血管占有面積率）し定量評価することが可能となった．連続的な充血の増減の程度も数値化されることで，順位尺度であるスコア分類では捉えることのできなかったわずかな変化も捉えることができるようになった．解析はソフトが行うため，結果に判定者のバイアスはかからず，スコア分類による充血の評価よりも定量性・再現性に優れているが，解析に十数秒要し，解析時間に関する課題が残っている．

AIによる結膜充血のスコア分類

眼科で取り扱う情報の多くはデジタル化され，前眼部診察における細隙灯顕微鏡画像撮影も一般的になっている．デジタル画像と人工知能（artificial intelligence：AI）との親和性は高く，眼科領域では眼底カメラやOCTへのAI導入は既に知られている．結膜充血に関しても，細隙灯顕微鏡画像を用いて，結膜充血スコア分類を深層学習ネットワークに学習させ，結膜充血スコア分類のエキスパートと高い一致度を持つ細隙灯顕微鏡画像用の充血判定用AIシステム[3, 4]が開発されている．本システムでは日常診療における活用を想定しているため，モデル作成の際に使用した前眼部画像は充血判定を目的とした撮影方法ではなく，日常臨床で取得された画像が使われた．

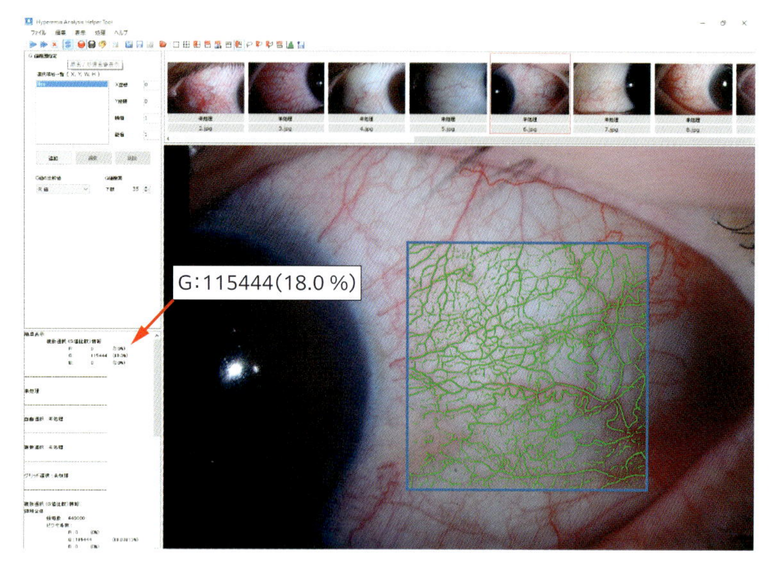

図1｜Nidek Co. Hyperemia Analysis Helper Toolの解析画面
青色の四角が検討したい関心領域．領域内の血管は抽出処理により緑色(G値：115444)で表示される．関心領域の総ピクセル数から検討領域内の血管のピクセル数を除することで，血管占有面積率が表示される．本症例の血管占有面積率は18%と算出された．

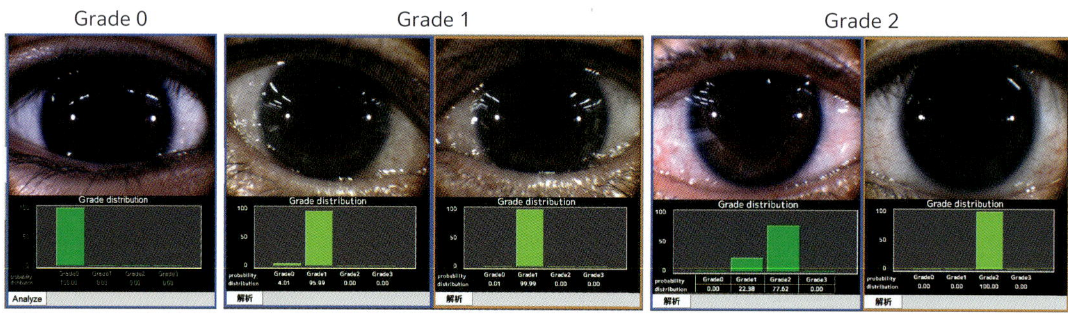

図2｜前眼部計測装置(マルチファンクション・レフラクトメーター MR-6000，トーメーコーポレーション)に実装されたAIによる結膜充血のスコア分類判定画面
上段にMR-6000で撮影した前眼部写真，下段に画像に対するAIによるスコア判定結果がグラフで表示される．

臨床評価スコアのAIモデルは6種類のDNN〔deep neural network (VGG16, VGG19, REsNet50, InceptionV3, InceptionResnetV2, Xception)〕訓練を実施し構築した．次に複数のモデルを組み合わせて最終的な予測値を出す，AIモデル複合評価を行った．作成された6種類の学習モデルを組み合わせて，エキスパート判定との一致率を検討したところ，AIモデルによる判定とエキスパート判定とのずれはエキスパート判定同士の判定のずれよりも小さかった．結膜充血を結膜血管の血管占有面積率を指標とする客観的指標とAI判定の相関も高かった．内蔵された6種類のAIによる充血の重症度分類判定の平均値が結果として表示される仕様で，開発されたこのAIは6つのモデルを組み合わせることでAIの性能が最も正確にかつ網羅性が高くなるように設定されている．理論的には複数の眼科医が判定する臨床スコア分類よりも安定した分類を行っていることとなる．次に，細隙灯顕微鏡画像用の充血判定用AIモデルをハードウェア(トーメーコーポレーションの前眼部計測装置MR-6000)へ実装(**図2**)した.MR-6000で得られる前眼部画像は，細隙灯顕微鏡の前眼部画像とは異なるため，MR-6000画像に対するAIアプリケーションの最適化を必要としたが，最初のモデルの作成に比較すると少ない労力で可能であった[4]．ハードウェアへの実装が可能となったことにより，結膜充血の評価においてもAIによる判定が実臨床的に許容される日も近いかもしれない．

文献

1) Yoneda T, et al：Jpn J Ophthalmol 56：1-7, 2011
2) Sumi T, et al：Cornea 32：S52-59, 2013
3) Masumoto H, et al：J Ophthalmol 2019：7820971, 2019
4) 田淵仁志ほか：あたらしい眼科 37：411-418, 2020

Ⅱ. 各論

II. 各論 ▶ 1. 感染性結膜疾患

1）流行性角結膜炎・咽頭結膜熱

群馬大学眼科　戸所大輔

診断と治療のポイント

- 流行性角結膜炎はD種アデノウイルスによって生じ，急性濾胞性結膜炎，耳前リンパ節腫脹をきたす
- 流行性角結膜炎による多発性上皮下浸潤に対しては低濃度ステロイド点眼を投与する
- 咽頭結膜熱はB種アデノウイルスによって生じ，発熱，咽頭炎，結膜炎を生じる

I　概説

流行性角結膜炎（epidemic keratoconjunctivitis：EKC）は急性濾胞性結膜炎，角膜上皮下混濁，耳前リンパ節腫脹を示す疾患の臨床診断名で，D種のアデノウイルスによって生じる（表1）．伝染性が強く家庭内感染や院内感染を起こしやすいため，臨床所見から適切にEKCを疑うことは眼科医にとって重要なスキルである．D種アデノウイルスのうち，古典的には8型によって生じるものがEKCとされてきたが[1]，現在の日本では53型，54型，56型など新型のD種アデノウイルスがEKCの原因となっており，8型はみられなくなっている．

咽頭結膜熱（pharyngeal conjunctival fever：PCF）は発熱，結膜炎，咽頭炎を3徴とする小児を中心にみられるウイルス性感染症である．3型，7型などB種のアデノウイルスによって生じる．結膜炎はEKCと同様に急性濾胞性結膜炎を生じるが，概してEKCよりも軽症である（図1）．伝染性が強く，飛沫感染のほか，罹患後相当期間にわたって糞便中に感染性を有するウイルス粒子が排出されるため接触感染にも注意が必要である．学校保健安全法では第2種感染症に指定されている（表2）．プールの水を介した集団感染があることからプール熱とも呼ばれるが，プールの塩素

表1｜アデノウイルスの種および型

種	主な疾患	型
A	感染性胃腸炎	12, 31, 61
B	咽頭結膜熱・急性呼吸器疾患	3, 7
	出血性膀胱炎	11, 25, 35
C	急性呼吸器疾患	1, 2, 5, 6, 57
D	流行性角結膜炎・尿道炎	8, 37, 53, 54, 56, 85
E	急性呼吸器疾患・結膜炎	4
F	感染性胃腸炎	40, 41
G	感染性胃腸炎	52

54型は以前は8型変異株と呼ばれていた．

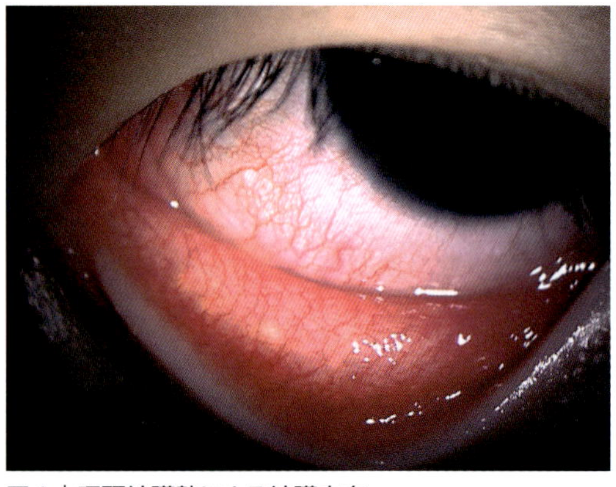

図1｜咽頭結膜熱による結膜充血
発熱と咽頭痛があり，小児科で咽頭結膜熱と診断された．炎症所見は流行性角結膜炎よりも軽度で，充血期間も短い．
（画像提供：いしづち眼科/東邦大学大森病院眼科　鈴木崇先生）

濃度管理が徹底している近年では少なくなっている．PCFは2023年から著しい流行をきたしており，2023年の下半期以降2024年2月現在まで過去10年で最多の患者数となっている．

アデノウイルスはエンベロープ（脂質二重膜からなる膜）を持たないウイルスであるため物理的・化学的に安定で，環境中で2週間以上生存する（図2）．アルコール消毒にも抵抗性があり，エタノールによる不活化には80%エタノールで2分，90%エタノールで30秒を要する．手指の消毒には流水と石鹸による手洗い（物理的な除去）および90%エタノールが，検査器具の消毒には高濃度エタノールでの2度拭きが推奨される．最近では，塩素系マルチパーパス消毒薬（ルビスタ®），オゾン化アルコール製剤（アルタント®）などの便利な製品が登場している．

II　症状・検査と診断

1．流行角結膜炎の症状・検査と診断

EKCは7～10日の潜伏期の後，耳前リンパ節腫脹を伴う急性濾胞性結膜炎を生じるが（図3），年齢や免疫状態によっては濾胞性結膜炎を示さないこともある．発症早期にはしばしば点状表層角膜症を生じる．乳幼児の重症例では偽膜を生じることがあり，注意が必要である．眼瞼結膜の点状出血（図4）はウイルス性結膜炎に特異性が高く，臨床診断上有用である．通常10日前後で中和抗体ができ，2～3週間で自然治癒する．結膜炎が改善に向かう時期に多発性角膜上皮下浸潤（multiple subepithelial corneal infiltrates：MSI）をきたすことがある（図5）．

鑑別を要する疾患には単純ヘルペスウイルス結膜炎，クラミジア結膜炎がある．いずれも急性濾胞性結膜炎を呈するので，臨床所見だけでこれらを鑑別するのは難しい．臨床的に診断したEKCの約5%は単純ヘルペスウイルス1型による結膜炎であることが我が国の感染症サーベイランスで明らかになっている[2]．その場合に問題になるのは，EKCとして処方されたステロイド点眼により上皮型角膜ヘルペスを発症する場合があることである．単純ヘルペスウイルス性結膜炎では，眼瞼ヘルペスの既往の有無，皮疹の有無，樹枝状角膜潰瘍の有無を確認するとよい．クラミジア結膜炎に対しては，クラミジアに有効な抗菌薬を長期間局所投与する必要がある．EKCがなかなか治らず，結膜濾胞が癒合し堤防状を呈してきた場合はクラミジア結膜炎の可能性を考える必要がある．クラミジア感染症の場合，結膜炎は性感染症

表2｜学校保健安全法における登園・登校の基準

学校感染症における分類	疾患名	出席停止の基準
第2種	咽頭結膜熱	主要症状が消失した後2日を経過するまで
第3種	流行性角結膜炎 急性出血性結膜炎	症状により学校医その他の医師が感染の恐れがないと認めるまで

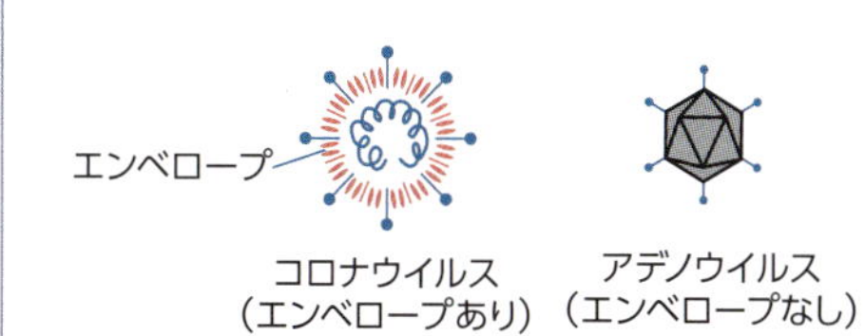

図2｜アデノウイルスとコロナウイルスのウイルス構造の比較
ウイルスはゲノムがカプシド（タンパク質からなる殻）で包まれた構造をしている．コロナウイルスがエンベロープ（カプシドを包む脂質膜）を持つのに対し，アデノウイルスはエンベロープを持たない．エンベロープはアルコールや石鹸で容易に溶解し，ウイルスは感染性を失う．

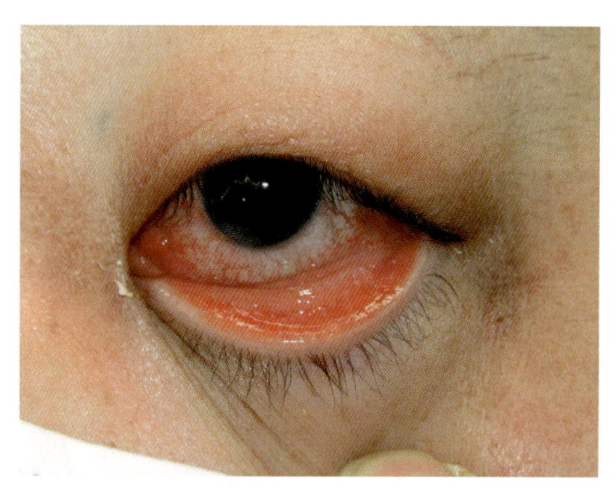

図3｜流行性角結膜炎
結膜充血に加え，下眼瞼結膜円蓋部に著明な結膜濾胞がみられる．

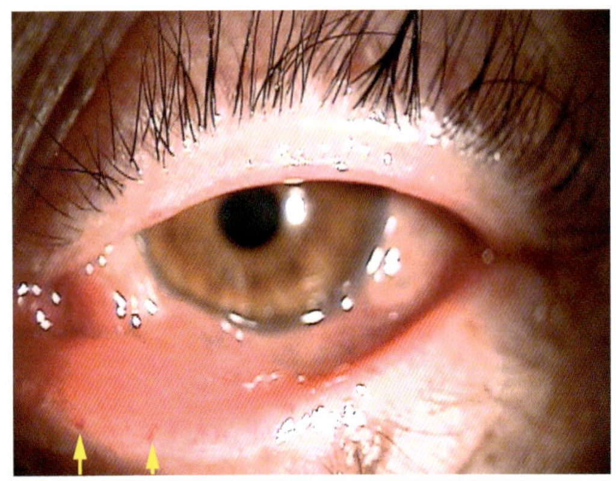

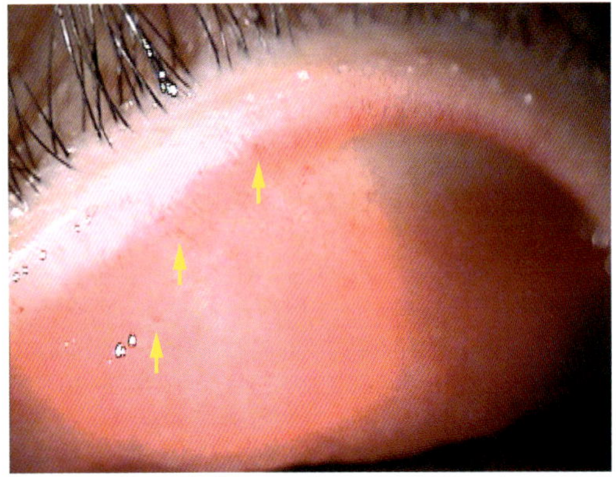

図4｜流行性角結膜炎
眼瞼結膜に点状出血(矢印)を伴う.
(画像提供：東京医科大学茨城医療センター眼科 中川迅先生)

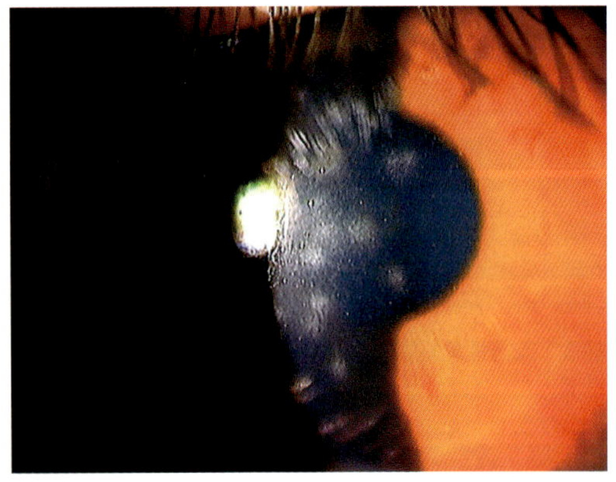

図5｜多発性角膜上皮下浸潤
流行性角結膜炎を発症後3週間の角膜所見.

(sexually transmitted disease：STD) の一症状である可能性があり, 結膜炎の診断は重要である.

上述のようにEKCを臨床所見だけで診断することは難しいため, 迅速診断キットを用いて診断を確定するようにしたい. 確実な診断をすることで的確な治療ができるだけでなく, 学校・職場・医療機関における感染拡大防止に役立つ. 現在, 保険適用となっている免疫クロマトグラフィー法を用いた各種迅速診断キットはウイルス自体ではなく断片化されたヘキソンタンパクを検出している. そのため, ヘキソンタンパクの排出量が少ない病初期は偽陰性になりやすく, 第2～5病日が最も診断精度が高い. EKCの原因となるウイルス型に対する各キットの検出感度を比較した検討では, 新型である53, 54, 56型は排出されるウイルスタンパク質濃度が高く, 他の型(8, 37, 64型)よりも10倍以上感度が高かったと報告されている. またどのキットも, PCFの原因でB種である3型も検出可能であることが示された[3]. アデノウイルス抗原検査の特異度は100%であるため陽性ならアデノウイルス結膜炎と確定診断することができるが, 感度は70～80%であるため陰性でもアデノウイルス結膜炎が否定できない. 陰性の場合, アデノウイルス結膜炎以外に上述の単純ヘルペスウイルス結膜炎やクラミジア結膜炎の可能性を念頭に置いた処方や経過観察を行うことが望ましい. 咽頭用や糞便用ではロタウイルス/アデノウイルス, RSウイルス/アデノウイルスなど複数抗原同時検出の可能なキットが既に普及している. 将来的には, 結膜用にもアデノウイルス・単純ヘルペスウイルス・クラミジアの複数抗原の同時検出が可能になることを期待したい.

2. 咽頭結膜熱の症状・検査と診断

PCFは前述の3徴(発熱, 結膜炎, 咽頭炎)のほか, 頭痛, 食欲不振, 全身倦怠感, 咳嗽を伴い, まれに肺炎など重症化することがある. 1歳を中心とする5歳以下の小児に多い. 飛沫感染あるいは手指を介した接触感染により感染し, 潜伏期は5～7日程度である.

臨床所見としては上記の症状のほか, 口蓋扁桃の発赤腫脹および白色沈着物(白苔), 咽頭後壁のリンパ濾胞を認める. 咽頭拭い液を検体とする迅速抗原検査の感度は90%前後と眼科用キットよりも高い.

III 治療

1. 流行性角結膜炎の治療

アデノウイルスに有効な抗ウイルス薬は承認されていないため，対症療法が行われる．小児では鼻咽頭に高率に肺炎球菌やインフルエンザ菌を保菌していること，角膜上皮障害を合併する場合が少なからずあることから，細菌感染予防目的に広域抗菌薬の点眼を行う．ステロイド点眼の使用には賛否両論がある．発症早期のステロイド点眼の使用はウイルスの増殖を助長するとされており[2]，軽症例のEKCに対しては不要である．偽膜形成を伴うなどの重症例には自覚症状の軽減と瘢痕化抑制のため低濃度ステロイド点眼を投与する．アデノウイルス抗原陰性例では単純ヘルペスウイルス結膜炎やクラミジア結膜炎の可能性が否定できないことも念頭に置くべきである．

発症10日以降にMSIを生じた場合は低濃度ステロイド点眼を投与する．この時期には中和抗体価が上昇していること，典型的な角膜所見からアデノウイルス結膜炎である可能性が高いことから，低濃度ステロイド点眼を使用すべきである．高力価のステロイドは必要ないが点眼を中止すると再発することが多く，0.02～0.1％フルオロメトロンなどの低力価ステロイド点眼を長期に使用しなければならないことが多い．

2022年にOTC薬として発売されたPAヨード点眼が注目されている．最近日本で行われた臨床研究で，発症1週間以内のアデノウイルス結膜炎に対して1.5％レボフロキサシン点眼と0.1％フルオロメトロン点眼を投与した群と，6倍希釈PAヨード点眼と0.1％フルオロメトロン点眼を投与した群を前向きに比較したところ，後者においてMSIの発症頻度が有意に低下した報告がなされた[4]．今後，使用経験に基づく知見が蓄積されることが期待される．

2. 咽頭結膜熱の治療

特異的な治療法はなく，適切な解熱薬の投与や水分補給などの対症療法が中心となる．小児では遷延する高熱（38～40℃）のため脱水となり，入院が必要となる場合もある．

文献

1）三井幸彦ほか：流行性角結膜炎（EKC）を中心としたウイルス性眼疾患．日眼会誌 63：3355-3423，1959

2）ウイルス性結膜炎のガイドライン作成委員会：ウイルス性結膜炎のガイドライン．日眼会誌107：1-35，2003

3）橋爪芽衣ほか：アデノウイルス角結膜炎迅速診断キットの検出感度の比較検討．臨眼75：442-447，2021

4）Matsuura K, et al：Comparative study of topical regimen for adenoviral kearoconjunctivitis by 0.1% fluorometholone with and without polyvinyl alcohol iodine. Jpn J Ophthalmol 65：107-114, 2021

Ⅱ. 各論 ▶ 1. 感染性結膜疾患

2) 急性出血性結膜炎

北海道医療大学病院眼科 **北市伸義**

診断と治療のポイント

- 診断のポイントは，①24時間という短い潜伏期，②異物感，③両眼性の急性経過

Ⅰ 概説

1969年にアフリカのガーナでそれまで未知の急性結膜炎が発見され，世界中に感染が広がった．当時米国のアポロ計画で人類が月面へ到達したことから当初は地球外からもたらされた病気（アポロ病）とも考えられたが，病因はともにエンテロウイルス（EV）に属するEV70とコクサッキーウイルスA24変異株（CA24v）である．

EV70は1971年に国立予防衛生研究所の甲野礼作らによって発見され，北海道大学眼科の杉浦清治教授がその臨床的特徴から本症を急性出血性結膜炎（acute hemorrhagic conjunctivitis：AHC）と命名した．一方CA24vも1969年頃からジャワ島やシンガポールを中心に爆発的流行を起こした．このウイルスがアフリカ大陸から侵入したという証拠はなく，地理的に離れた2つの地点から同じAHC症状を呈するEV70とCA24vがなぜ人間社会に突然出現したかは現在も不明である[1]．

これらのウイルスはいずれも一本鎖RNAウイルスで遺伝子変異が早い．感染力も強くかつ潜伏期間が短いため爆発的大流行を起こしやすい．我が国ではCA24vが2011年に沖縄県で大流行を引き起こした[2]．

EV70とCA24vによる結膜炎の臨床像は極似しているので臨床所見から両者を鑑別することはできない．潜伏期はEV70では24時間，CA24vは2日ないし3日である．

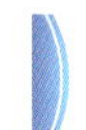

Ⅱ 症状・検査と診断

1. 臨床症状

感染による最初の自覚症状は眼痛，異物感と羞明である．球結膜には多発性の小出血点が出現し（図1），それらは間もなく融合して出血斑になる．角膜上皮炎がみられることもある．結膜炎の臨床症状には強弱や所見の好発部位にバリエーションがあるため，診断のポイントは24時間という短い潜伏期，異物感，そして両眼性の急性経過である．

AHCの最も特徴的な臨床症状は球結膜に多発する点状小出血点であるが，時間経過とともに出血点は互いに融合して一般的な球結膜下出血の所見になるため，AHCの典型的な点状結膜下出血は発症のごく初期にみられる所見である．比較的高齢者では結膜が浮腫状になることも多い（図2）．病初期の異物感は可動性が大きい上眼瞼で特異的に感じる．球結膜の多発点状小出血点は上眼瞼を意識して引き上げてみなければ見過ごす場合もある．全身症状として疼痛，発熱，呼吸器症状が出現することがあるが1週間程度で軽快する．まれに結膜炎症状が軽快した6～12ヵ月後に四肢の運動麻痺を起こすことがあり，かつて

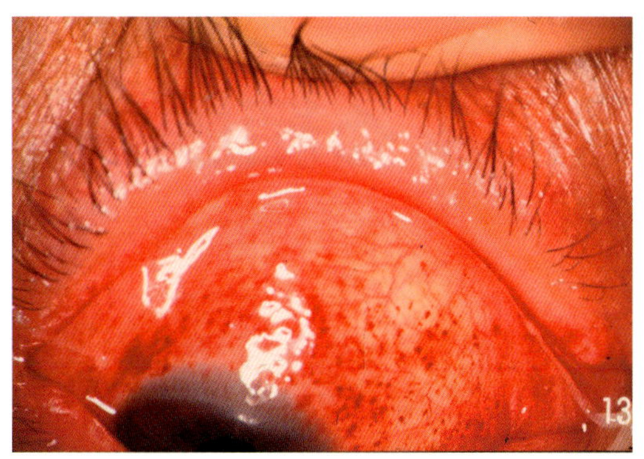

図1｜角膜輪部付近に出血点が多くみられるAHC
結膜出血の部位にはバリエーションがある．本症例は異物感と球結膜の小出血点を自覚して初診した．図に示す第1病日では角膜輪部結膜に点状の小出血点が多発している．その後第3病日頃に小出血点は融合して出血斑に変わり，第6病日に消失した．PCRでEV70が検出された．

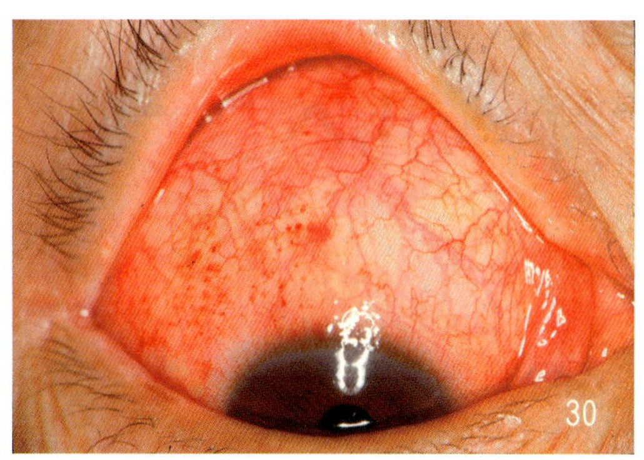

図2｜球結膜に浮腫がみられたAHC
高齢者では点状の結膜出血が比較的少なく，球結膜が浮腫状になることがある．本症例は右眼の異物感を自覚して受診した．図に示す第2病日では，上眼瞼を牽引すると点状の小出血点が多発しており球結膜は浮腫状であった．瞼結膜にも点状出血点がみられたが球結膜より少なかった．数日後に軽快．PCRでEV70が検出された．

第2の小児麻痺として注目されたこともあったため経過観察が必要である．また顔面麻痺などの麻痺も起こることがある．

2. 検査

1）PCR検査

EV70，CA24vいずれもPCRによる原因ウイルス検出が可能であり[3]，実際の病因診断の多くはPCR法による．近年はエンテロウイルスに共通なプライマーで遺伝子を増幅して直接塩基配列を決定し，分子系統解析される．

2）血清抗体価

EV70における抗体は，感染して早期に中和抗体が出現するが抗体価の上昇は低い．長期観察では約7年間で消失し，再感染例もみられる．

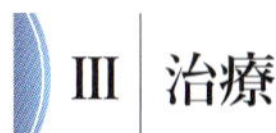

III 治療

AHCは感染症法の第5類感染症（定点把握疾患）に指定されており，全国600の眼科定点で毎週報告されている．学校保健安全法では学校で予防すべき伝染病3種に定められているため，学校医その他の医師により伝染のおそれがないと認められるまでは出席停止になる．ウイルスが分離されるのは通常3日以内であるのでこの間の登校は避ける．

特異的治療法はないが，感染力・流行性の強さから流水での手指の手洗いが重要である．また家族内のタオルの共用などを避ける．汚染したものには煮沸，塩素剤を使用する．

我が国では2022年からヨード系のポリビニルピロリドンヨウ素（PVA-I）点眼製剤が発売されている．AHCでの臨床試験はまだないが，アデノウイルスによる結膜炎等では有効性が示されていることから[4, 5]，本疾患での有効性についても今後検討すべきであろう．

文献

1) Hierholzer JC, et al：Acute hemorrhagic conjunctivitis. Viral Diseases of the Eye, Darrell RW ed, Lea & Febiger, Philadelphia, 165-198, 1985
2) 久場由真仁ほか：2011年に沖縄県で発生した急性出血性結膜炎の流行およびコクサッキーウイルスA24変異型の分離．IASR 33：168-170, 2012
3) Ishiko H, et al：Molecular diagnosis of human enteroviruses by phylogeny-based classification by use of the VT4 sequence. J Infect Dis 185：744-754, 2002
4) Kovalyuk N, et al：Treatment of adenoviral keratoconjunctivitis with a combination of povidone-iodine 1.0% and dexamethasone 0.1% drops：a clinical prospective controlled randomized study. Acta Ophthalmologica 95：e686-692, 2017
5) Tsukahara-Kawamura T, et al：Evaluation of anti-adenoviral effects of the polyvinyl alcohol iodine ophthalmic solution. Jpn J Ophthalmol 68：64-69, 2024

Ⅱ. 各論 ▶ 1. 感染性結膜疾患

3) ヘルペスウイルスによる結膜炎

近畿大学眼科　堀田芙美香

診断と治療のポイント

- 小児や成人の片眼性の急性結膜炎では，単純ヘルペスウイルス結膜炎を鑑別に挙げる
- 眼周囲に皮疹（紅斑，水疱）を伴っていれば臨床診断が可能である
- 必要に応じてアシクロビル眼軟膏で治療する

Ⅰ　概説

ヒトヘルペスウイルスのうち，単純ヘルペスウイルス（herpes simplex virus：HSV）と水痘帯状疱疹ウイルス（varicella-zoster virus：VZV）は結膜炎を引き起こす．

HSV結膜炎のほとんどはHSV-1によるものであり，HSV-2によるものはまれである．通常，片眼性の急性濾胞性結膜炎として発症（図1）し，約半数の症例は耳前リンパ節腫脹を伴う[1]．まれに球結膜に潰瘍がみられることがある．結膜潰瘍は，通常のスリット光による観察では結膜の白濁として認められ（図2a，b），一見わかりにくいが，フルオレセインで染色すれば明瞭に観察できるようになる（図2c）．眼瞼や角膜の病変（眼瞼ヘルペス，角膜ヘルペス）を伴う症例は約半数と報告されている[1]．これらを伴わない場合，発症早期にはアデノウイルス結膜炎との鑑別が困難で，見逃されていることも多い．しかし，self-limitedな疾患であるため，診断がつかず治療が行われなくても1週間程度で自然軽快することが多い．乳幼児はHSVの初感染により発症し，成人では再発例が多いが，近年は初感染年齢が上昇しており，成人の初感染例もみられる．

VZV結膜炎は，眼部帯状疱疹（VZVの再活性化）に合併して生じるものがほとんどである．患側の三叉神経第1枝領域に有痛性の皮疹（紅斑，水疱）を伴う（図3）ため，診断は比較的容易である．しかし，まれであるが皮疹を伴わない無疱疹帯状疱疹（zoster sine herpete）も存在する．結膜炎は，濾胞を形成せず，充血を主体とするカタル性結膜炎を呈することが多い（図4）[2]．角膜輪部近くに星状，もしくは，それよりも大きい結膜潰瘍がみられることがある（図5）[2]が，HSV結膜炎同様まれである．眼部帯状疱疹は，結膜炎だけでなく角膜炎，強膜炎，虹彩炎，涙腺炎，眼筋麻痺など多彩な病変を合併することがあるため，結膜以外も広く診察する必要がある．特に鼻背から鼻尖部にかけて皮疹がみられる（Hutchinson徴候）と

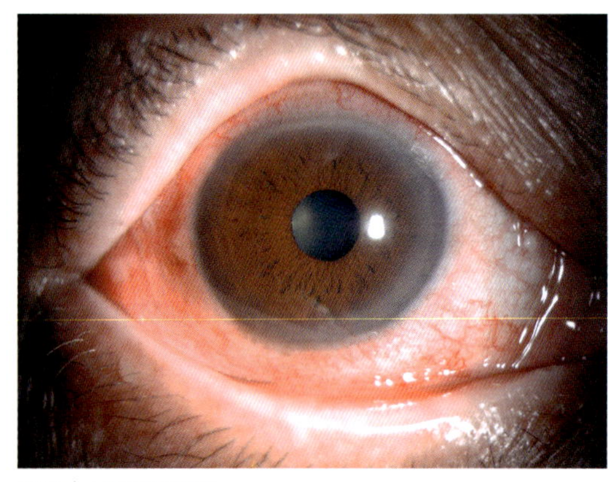

図1｜HSV結膜炎
右眼に結膜充血と漿液性眼脂があり，急性結膜炎の病像を呈している．耳側の球結膜の一部が白濁している．

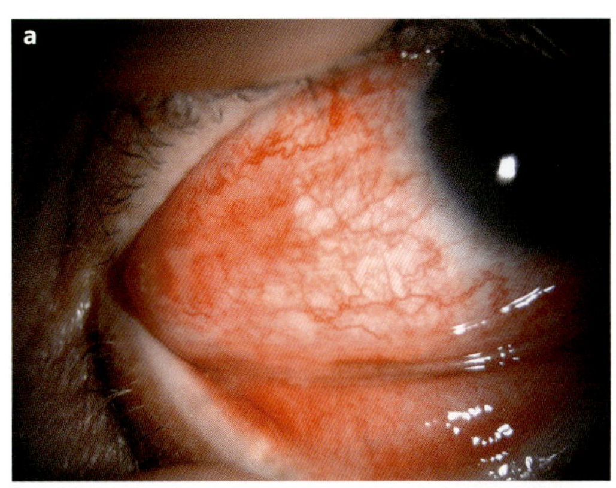

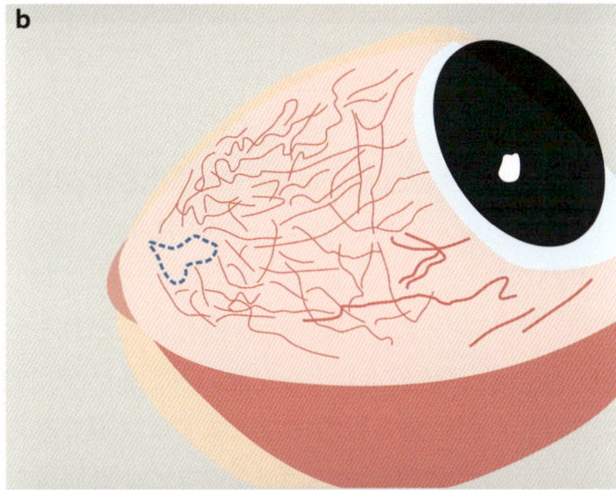

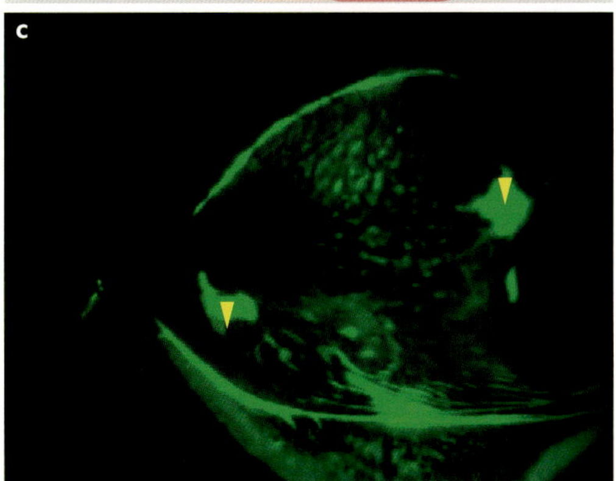

図2｜HSV結膜炎の結膜潰瘍
図1と同一症例．**a** 耳側の球結膜に白濁した箇所がある．結膜潰瘍は結膜の白濁として認められる．**b** aのシェーマ．点線で囲っている箇所が結膜潰瘍である．**c** フルオレセインで不整形の結膜潰瘍（矢頭）が染色されている．耳側だけでなく，耳上側の輪部沿いにも結膜潰瘍がある．

眼合併症の出現頻度が高い．また，それぞれの合併症は，発症までに時間差があることや，適切に治療を行っても遷延化することがあるため，はじめに患者に十分説明し，慎重に経過を追う必要がある．

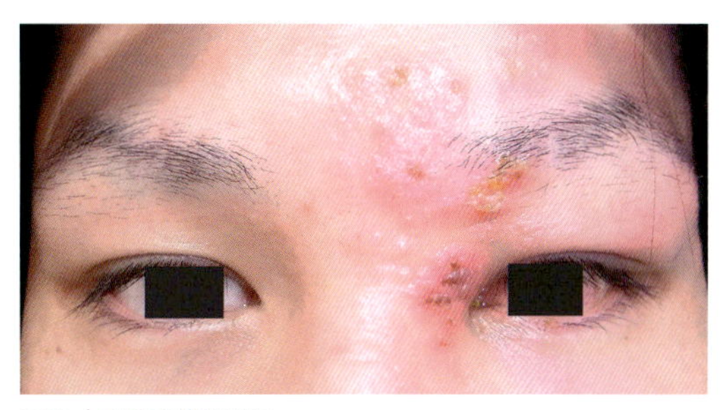

図3｜眼部帯状疱疹
左三叉神経第1枝領域に紅斑と痂皮を伴う水疱があり，左眼は充血している．

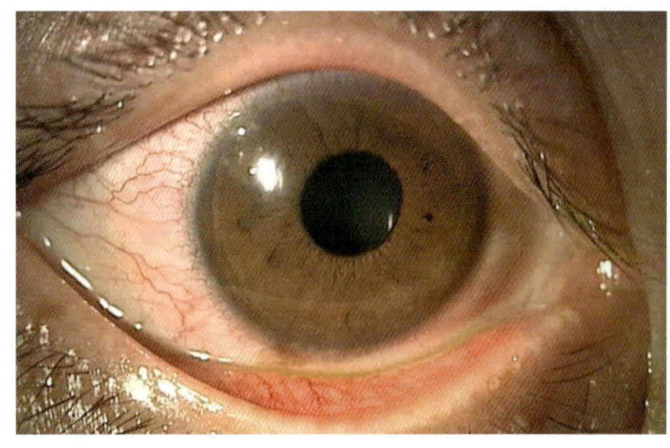

図4｜VZV結膜炎
結膜充血，漿液性眼脂がみられる．

（文献2）より）

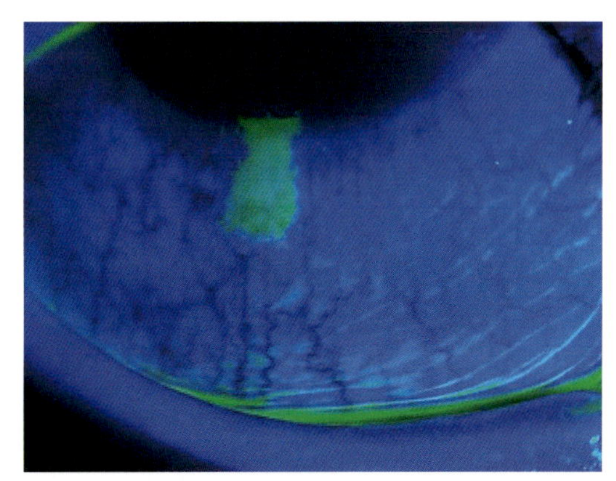

図5｜VZV結膜炎の結膜潰瘍
フルオレセイン染色像．下方輪部沿いに不整形の結膜潰瘍がみられる．

（文献2）より）

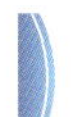

II 症状・検査と診断

HSV結膜炎，VZV結膜炎いずれも自覚症状として漿液性眼脂，流涙，充血，眼瞼腫脹などを訴える．

ウイルス検査法には，培養によるウイルス分離

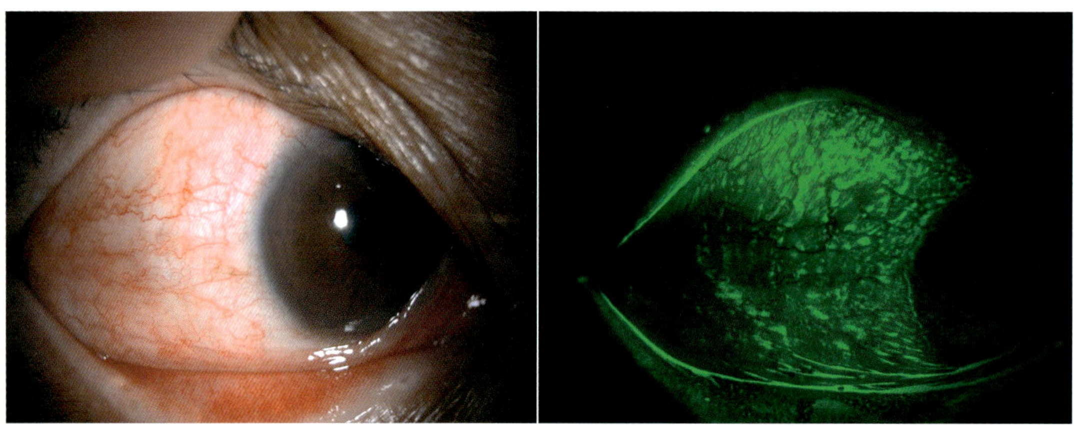

図6｜HSV結膜炎治療後
図1，2と同一症例．アシクロビル眼軟膏による治療で結膜潰瘍は消失した．

やPCR（polymerase chain reaction）があるが，実際にはほとんど行われておらず，臨床診断が主である．特にHSVは，結膜感染を起こしていなくても涙液中に無症候排泄されていることがある（shedding）ため，PCRでウイルスDNAが検出されても，病因と断定することはできない．抗原検査であるチェックメイト® ヘルペス アイは，角膜上皮細胞中のHSV抗原（HSV-1，HSV-2）の検出を目的としているため，HSV結膜炎に対しては保険適用外である．なお，HSV結膜炎では，アデノウイルス結膜炎との鑑別に結膜擦過物の塗抹検鏡が有用なことがある．アデノウイルス結膜炎の検鏡像はリンパ球が優位であるが，HSV結膜炎ではリンパ球と好中球が同程度に認められる[3]．

Ⅲ 治療

HSV結膜炎は，前述のように診断が難しく見逃されていることが多いが，自然軽快するため無治療でも問題にならないことが多い．特徴的な眼所見から臨床診断がつく場合には，アシクロビル眼軟膏で治療を行う．ステロイド点眼薬の必要性は低く，角膜病変がある場合には悪化させる可能性があるため，安易に投与すべきではない．

VZV結膜炎では，通常，眼部帯状疱疹に対して抗ヘルペスウイルス薬の全身投与が行われるため，眼所見が結膜炎による充血のみであれば，アシクロビル眼軟膏を投与せずにまずは経過をみてもよい．結膜潰瘍があればアシクロビル眼軟膏を投与する．結膜炎以外の眼合併症を併発している場合は，病態に応じてアシクロビル眼軟膏にステロイド点眼薬などを併用するかを決める．

Ⅳ 予後

いずれも結膜炎自体の予後は良好である（図6）．

文献

1）青木功喜ほか：単純ヘルペスウイルス結膜炎の臨床像．臨眼 43：139-142，1989
2）堀田芙美香：皮疹を伴う結膜充血．眼病変一発診断100 一目で見抜く診断の要点，堀 裕一編，文光堂，東京，16-17，2022
3）中川 尚：ウイルス性結膜炎のガイドライン 第4章 検査．日眼会誌 107：17-23，2003

Ⅱ. 各論 ▶ 1. 感染性結膜疾患

4）細菌性結膜炎

愛媛大学眼科 **鳥山浩二**

診断と治療のポイント

- 眼脂の性状をよく観察する
- 初診時に微生物学的検査を行うことが望ましい
- 高齢者の細菌性結膜炎はキノロン耐性菌を考慮しておく

Ⅰ 概説

細菌性結膜炎は日常臨床で遭遇する頻度の高い前眼部感染症で，小児および高齢者に多い疾患である．主な原因菌はインフルエンザ菌，肺炎球菌，ブドウ球菌であり，さらに近年はコリネバクテリウムが増加している[1]．細菌性結膜炎の原因菌は発症年齢によってはっきりとした傾向があり，小児ではインフルエンザ菌，肺炎球菌の頻度が高い．どちらの菌も小児では鼻咽腔に常在菌として保菌している割合が高く[2]，鼻咽腔が感染源になっていると考えられている．年齢とともにこれらの菌の鼻咽腔の保菌率は減少し，結膜炎の原因菌としてはブドウ球菌が増加する．また高齢者ではコリネバクテリウムによる結膜炎の頻度も高い．

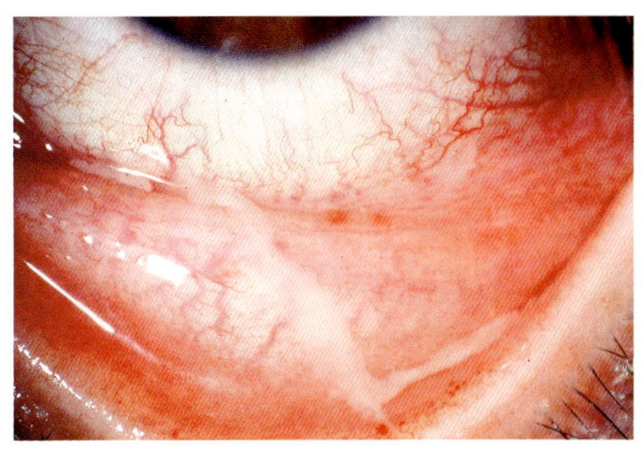

図1｜肺炎球菌による結膜炎
強い充血と粘液膿性の眼脂を認める.
（文献3）より）

Ⅱ 症状・検査と診断

充血および粘液膿性眼脂を主症状とする．炎症が強い例では結膜や眼瞼の浮腫を伴うこともある．肺炎球菌およびインフルエンザ菌による結膜炎は急性発症で，充血が強く，しばしば上気道感染を伴っている(図1)[3]．一方，ブドウ球菌やコリネバクテリウムによるものは亜急性から慢性の経過をとることが多く，充血も比較的軽度である(図2)．粘液膿性眼脂は細菌性結膜炎の最も特徴的

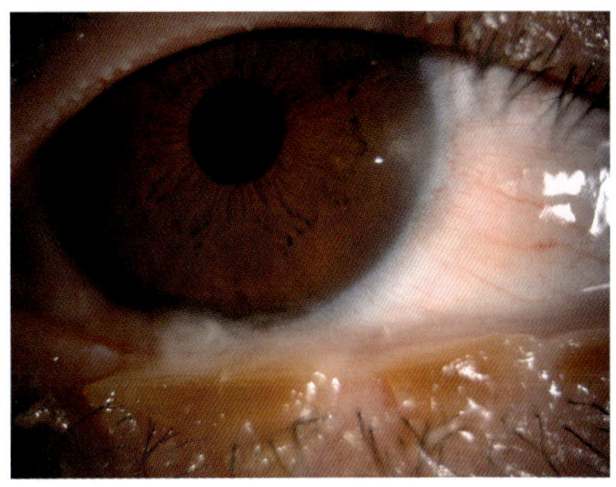

図2｜コリネバクテリウムによる結膜炎
多量の膿性眼脂を認めるが，充血は比較的軽度である.

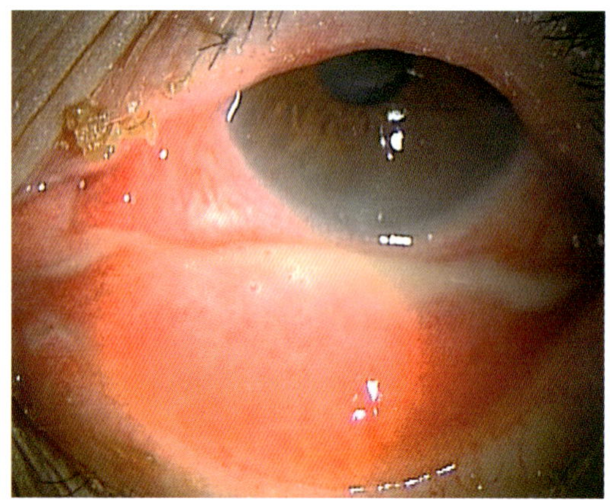

図3｜細菌性結膜炎の粘液膿性眼脂
黄色調で粘稠な眼脂は，細菌性結膜炎を強く示唆する所見である.

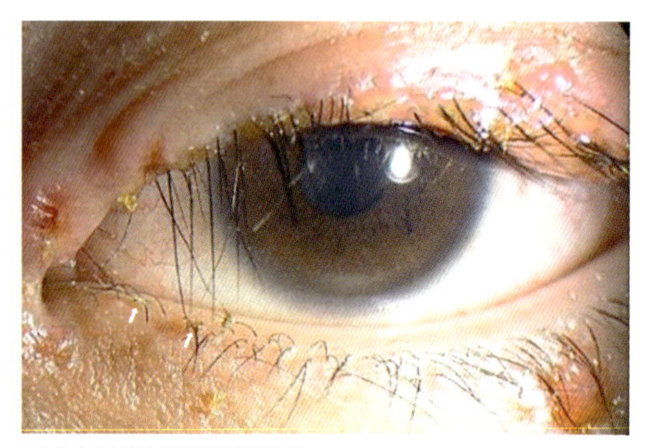

図4｜ブドウ球菌性眼瞼炎
眼瞼縁の皮膚びらん，滲出物付着，睫毛根部のcollaretteを認める.

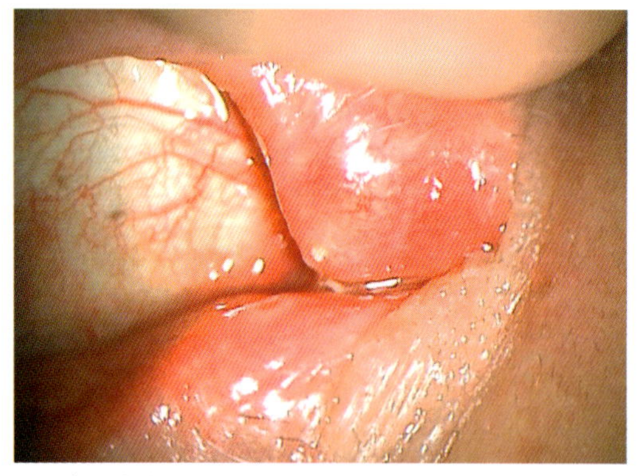

図5｜涙小管炎
涙点からの膿逆流，涙点・涙小管部の強い充血，腫脹を認める.

な臨床所見で，好中球を主とする黄色調の粘性眼脂であり(図3)，患者はしばしば起床時に目が開けられないくらいの目やにを訴える．ウイルス性結膜炎でみられる眼脂は水っぽく透明でサラサラとした漿液性眼脂であることが多く，眼脂の性状は結膜炎の原因を鑑別するうえで非常に有用な手がかりとなる．また眼瞼結膜の濾胞形成がみられない点もウイルスやクラミジアによる結膜炎との重要な鑑別点である．乳頭増殖も通常は伴わないが，高齢者に多いブドウ球菌による慢性結膜炎ではしばしば認められる．このような例では眼瞼炎も高率に合併しており，眼瞼結膜炎の病態を呈する．眼瞼縁の発赤，びらん，滲出物の付着，睫毛根部のフケ状の付着物(collarette)などが特徴的な所見である(図4)．頻度は低いが涙小管炎も慢性結膜炎とよく間違えられる疾患であるため鑑別が必要である．涙点付近の膿性眼脂，涙点の拡張や腫脹，涙小管周囲の強い充血等がみられた場合は本症を疑う(図5)．

細菌性結膜炎に常に微生物学的検査を行うことは容易ではないかもしれないが，診断・治療に有益な情報が得られるので可能であれば行っておくことが望ましい．眼脂の塗抹検鏡は迅速診断として有用である．ギムザ染色では炎症細胞の種類，グラム染色では細菌の種類がわかり，前者は結膜炎の原因の鑑別(表1)，後者は細菌性が想定される際の原因菌の推定に役立つ．菌によってはグラム染色像のみで属レベルまで診断することも可能である(図6)．培養は結果を得るまでに数日を要するため，結膜炎の治療方針を決める検査としては迅速性を欠く．しかし近年は高齢者を中心に耐性菌による結膜炎の頻度が増加しており，empiricな治療が奏効しない症例にもしばしば遭遇する．初診時に培養検査を行っておけばそのような際でもすぐに適切な治療方針の修正が可能である．ただし培養では結膜の常在菌も分離されるため，必ず塗抹検鏡の結果と併せて結果を解釈する必要がある．

Ⅲ 治療

細菌性結膜炎治療の基本は原因菌に対し感受性のある抗菌点眼薬であるが，実際には培養結果が出る前にempiricに薬剤を選択する必要があるため，主な原因菌の薬剤感受性については把握しておく必要がある．小児に多いインフルエンザ菌，肺炎球菌はセフメノキシムおよびフルオロキノロンに良好な感受性を示す．アミノグリコシド，マクロライドは肺炎球菌に低感受性であるため，小児の細菌性結膜炎に対してはセフメノキシムまたはフルオロキノロンを第1選択とするのがよい．これらの薬剤はブドウ球菌に対しても一般に感受性が良好であるが，一定頻度で存在する耐性菌についても念頭に置く必要がある．メチシリン耐性黄色ブドウ球菌（MRSA）およびメチシリン耐性コアグラーゼ陰性ブドウ球菌（MRCNS）はβラクタム系であるセフメノキシムはもちろん，大部分はフルオロキノロンに対しても耐性である．これらに対してはクロラムフェニコールやバンコマイシンが有効だが，バンコマイシン眼軟膏は用時申請が必要な薬剤であるため，まずはクロラムフェニコール点眼での治療を試みて，効果不十分であればバンコマイシン眼軟膏の使用を検討するのがよい．またメチシリン感受性コアグラーゼ陰性ブドウ球菌（MSCNS）であっても一部はフルオロキノロンに耐性であり，特に高齢者でその頻度が高い[4]．さらに高齢者の結膜炎で多いコリネバクテリウムはフルオロキノロン耐性を獲得しやすく，実際に眼表面から分離されるコリネバクテリウムでは高い耐性率が報告されている[5]．これらを踏まえるとフルオロキノロン点眼薬は高齢者の細菌性結膜炎の第1選択として適しているとは言い難い．コリネバクテリウムに対しては，セフメノキシムおよびアミノグリコシド系点眼薬が有効である．

表1｜結膜炎の原因別，眼脂中炎症細胞の特徴

結膜炎の原因		炎症細胞の特徴
細菌性		好中球主体
ウイルス性	アデノウイルス	リンパ球主体
	ヘルペスウイルス	好中球とリンパ球が混在
アレルギー性		好酸球を認める

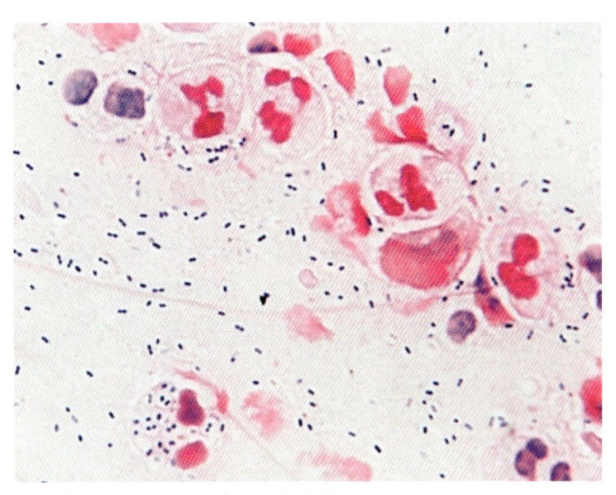

図6｜肺炎球菌のグラム染色像
グラム陽性の楕円形（ランセット型）の双球菌で，莢膜を有する．塗抹像のみで肺炎球菌と診断できる所見である．

文献

1）松本治恵ほか：多施設共同による細菌性結膜炎における検出菌動向調査．あたらしい眼科 24：647-654，2007
2）Konno M, et al：Study of upper respiratory tract bacterial flora：first report. Variations in upper respiratory tract bacterial flora in patients with acute upper respiratory tract infection and healthy subjects and variations by subject age. J Infect Chemother 12：83-96, 2006
3）中川　尚：カタル性結膜炎．眼科診療プラクティス 32 眼疾患診療ガイド，丸尾敏夫ほか編，文光堂，東京，1997
4）加茂純子ほか：感受性からみた年齢別眼科領域抗菌薬選択2018．あたらしい眼科 37：484-489，2020
5）Eguchi H, et al：High-level fluoroquinolone resistance in ophthalmic isolates belonging to the species *Corynebacterim macfinleyi*. J Clin Microbiol 46：527-532, 2008

Ⅱ. 各論 ▶ 1. 感染性結膜疾患

5) クラミジア・淋菌性結膜炎

徳島診療所眼科 **中川 尚**

診断と治療のポイント

- クラミジア結膜炎, 淋菌性結膜炎ともに, 泌尿生殖器感染から伝播して起こる
- クラミジアは濾胞性結膜炎, 淋菌は化膿性結膜炎の所見を呈する
- 有効な抗菌薬が限られるため, 病因診断に基づいた適切な抗菌薬選択が重要

I 概説

感染性結膜炎のなかで, 性感染症を介して起こる結膜炎の代表が, クラミジア結膜炎と淋菌性結膜炎である. 両疾患とも, 尿道炎や子宮頸管炎といった泌尿生殖器感染から伝播して起こるという共通点はあるが, 臨床像や治療方法は大きく異なる.

クラミジアも淋菌も基本的に性感染症由来で起こるため, 発症する年齢層が青壮年の成人と新生児(産道感染によるもの)にほぼ限られる. まれに, 小児の淋菌性結膜炎の報告がある[1]. 淋菌性結膜炎は成人, 新生児ともに, 多量の膿性眼脂を伴う化膿性結膜炎を示す. クラミジアの場合は, 成人と新生児で臨床像が大きく異なり, 成人では濾胞性結膜炎, 新生児では化膿性, あるいは偽膜性結膜炎を示す. 潜伏期は淋菌で1～2日, クラミジアでは1～2週間と長い.

クラミジア, 淋菌に限らず, 結膜炎の診療では原因微生物を特定する, すなわち病因診断をきちんと行うことが大切である. 病因が確定して初めて正しい治療薬の選択が可能になる. 病因検索は, 一般にはPCRや培養などの検査を外注して行うことになるが, 塗抹検鏡が可能な環境であれば, グラム染色で淋菌を同定する「迅速検査」は, 淋菌性結膜炎の角膜合併症を予防し早期治療を可能にする有用なツールになる.

肺炎球菌やインフルエンザ菌などの一般細菌による細菌性結膜炎の場合は, 選択できる抗菌薬はセフェム系やキノロン系などいくつかの候補がある. しかし, クラミジア, 淋菌に関しては, 薬剤感受性や耐性菌の問題で有効な抗菌薬が限られる. 特に淋菌は, 近年の多剤耐性菌の蔓延により, 現在推奨されている治療薬はスペクチノマイシンとセフトリアキソンのみである[2]. エンピリック治療で無効な抗菌薬を投与すると, 数日で角膜穿孔などの重篤な合併症を起こす結果となる. 病因診断に基づいた適切な抗菌薬の選択が, 予後を決定する重要なポイントである.

II 症状・検査と診断

1. クラミジア結膜炎

成人のクラミジア結膜炎は, 充血, 眼脂, 眼瞼腫脹など一般的な結膜炎症状で発症する. 瞼結膜の濾胞形成を特徴とする濾胞性結膜炎と耳前リンパ節腫脹がみられるが, 臨床所見の類似性から発病初期にしばしばアデノウイルス結膜炎と間違われる. 濾胞は2～3週間のうちに大型, 充実性となり, 融合して堤防状を示すようになる(図1). また, 上輪部に浸潤を伴うことがあり, 上方周辺部角膜に点状浸潤を合併することもある. 多

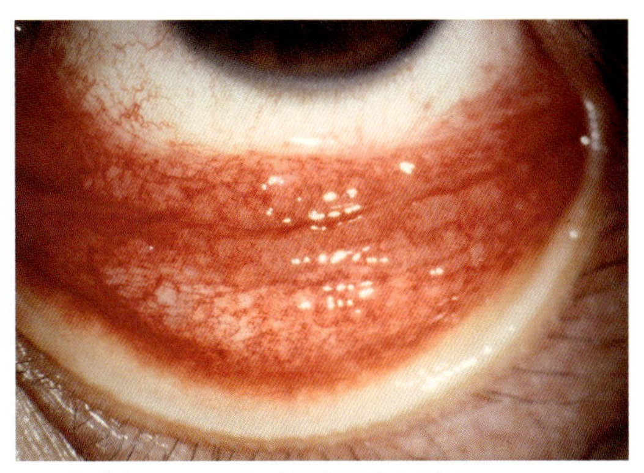

図1｜成人のクラミジア結膜炎（発症2週）
瞼結膜から円蓋部に濾胞形成があり，一部融合傾向を示す.

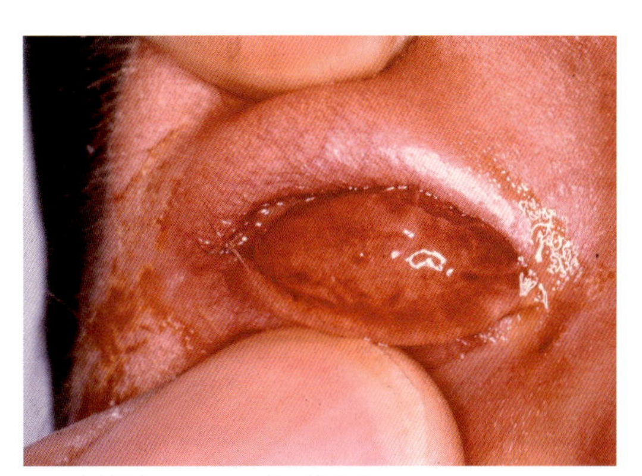

図2｜新生児のクラミジア結膜炎
瞼結膜は充血と浮腫，混濁でビロード状を呈し，表面に偽膜が形成されている.

表1｜クラミジア・淋菌性結膜炎の病因診断法

	クラミジア	淋菌
塗抹検鏡	△	◎
培養	×	○
PCR	○	○

◎：有用　（迅速診断法として不可欠）
○：有用
△：可能だが感度が低い
×：非実用的

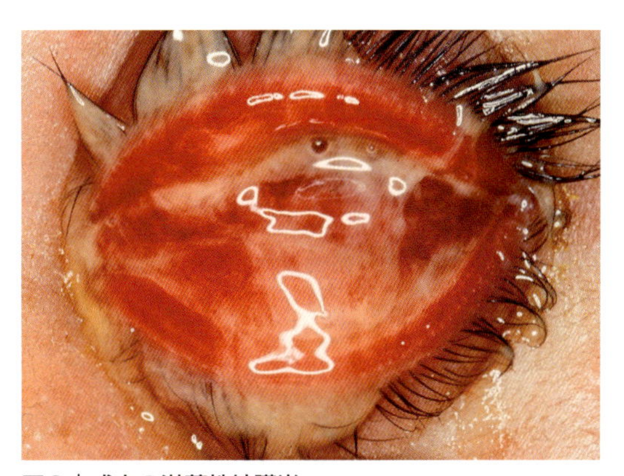

図3｜成人の淋菌性結膜炎
結膜に強い充血，浮腫，混濁があり，大量の黄色の膿性眼脂がみられる.

くは片眼性に発症し，2週間程度の間隔で両眼性となる．瞼結膜の濾胞の性状，輪部角膜所見，両眼性の間隔などがアデノウイルス結膜炎との鑑別の手がかりとなる．結膜炎の感染源である尿道炎の有無，咽頭感染を思わせる咽頭痛や耳管狭窄の症状の有無を問診することも重要である.

新生児の場合は，生後1週間程度で発症する化膿性結膜炎を特徴とする．結膜充血，眼瞼腫脹が強く，粘液膿性の眼脂があり，結膜はビロード状を示してしばしば偽膜形成がみられる（図2）．咽頭炎，肺炎の合併があるので，全身状態に注意する必要がある.

診断は，結膜からクラミジアを検出することで確定する（表1）．以前は，蛍光抗体法やELISAの診断キットがあったが，今は依頼できる検査はPCRのみである．結膜炎の新鮮例では，PCRで容易に検出できる.

2. 淋菌性結膜炎

成人の淋菌性結膜炎は，大量の黄色膿性眼脂を伴った化膿性結膜炎である．眼瞼腫脹が強く開瞼困難となり，溢れるような黄色眼脂がみられる（図3）．眼瞼腫脹が強いため重症の結膜炎としてアデノウイルス結膜炎（流行性角結膜炎［EKC］）と間違われることがあるが，膿性眼脂の特徴的な性状や濾胞を伴わない結膜所見などから鑑別可能である．淋菌は健常な角膜上皮に付着，感染するため，適切な抗菌薬が投与されないと，結膜炎発症から数日のうちに角膜潰瘍や角膜穿孔といった重篤な合併症を引き起こす（図4）．角膜合併症の予防には，早期診断，早期治療が重要である.

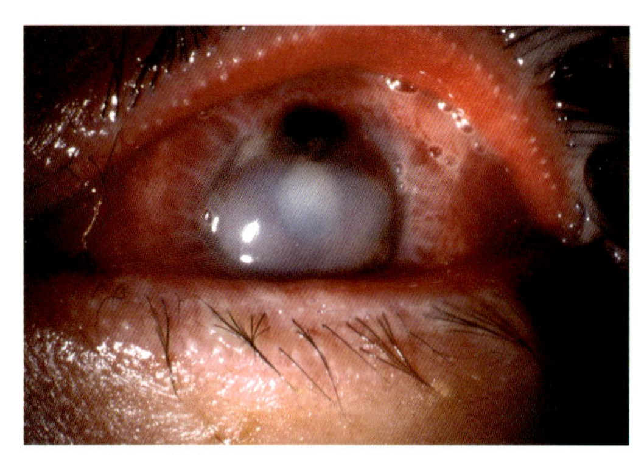

図4｜成人の淋菌性結膜炎の角膜穿孔
角膜全体が白濁し，上方周辺部角膜に潰瘍があり，12時の部位は穿孔して虹彩が嵌頓している．

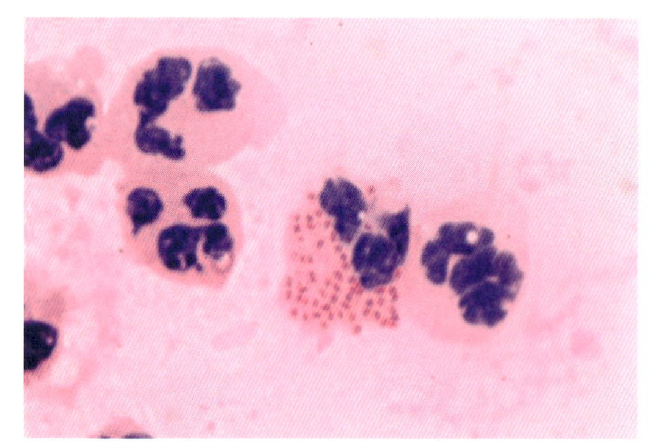

図5｜淋菌性結膜炎の眼脂のグラム染色
好中球に貪食されたグラム陰性双球菌（淋菌）が認められる．

表2｜クラミジア結膜炎の治療法（処方例）

	薬剤	回数	期間
成人局所（右記のいずれか）	オフロキサシン眼軟膏	1日5回	8週間
	トスフロキサシン点眼	1日5回～8回	6～8週間
成人全身（右記のいずれか）	アジスロマイシン	1回1,000mg　1日1回	単回投与のみ
	クラリスロマイシン	1回200mg　1日2回	7日間
新生児局所	オフロキサシン眼軟膏	1日5回	8週間
新生児全身（右記のいずれか）	エリスロマイシン	50mg/kg/日　4回に分割	14日間
	アジスロマイシン細粒小児用	20mg/kg　1日1回	3日間

注：クラミジア結膜炎の治療薬として保険適応があるのはオフロキサシン眼軟膏のみ．

新生児は，産道感染により生後1～2日で膿性眼脂と充血で発症する．ほとんどが両眼性で眼瞼腫脹が強く，結膜の充血，浮腫も強い．一般に成人例よりも所見は軽く，角膜穿孔などの合併も少ない．

診断は，結膜からの淋菌の検出により確定できる（表1）．迅速病因診断には，眼脂のグラム染色が極めて有用である（図5）．細菌培養やPCRが利用可能であるが，淋菌は死滅しやすく，培養条件が合わないと発育しにくいため，淋菌を目的菌種とする場合は検査部（あるいは外注の検査会社）に事前にその旨を連絡しておくことが大切である．分離されたら必ず薬剤感受性試験を行っておく．

Ⅲ 治療

クラミジア結膜炎の治療薬で保険適応のあるものは，オフロキサシン眼軟膏のみである．成人の場合，軟膏製剤は日中の霧視のため使用が難しく，代替治療として点眼薬を使用する（表2）．クラミジア特有の増殖サイクルのため，点眼治療は8週間必要とされている．咽頭感染や泌尿生殖器感染の合併を考えて，内服も併用する．アジスロマイシン内服は1回投与で済むので，使用しやすい．内服薬のみで，点眼を使用しなくとも結膜炎は治癒する[3]．結膜炎を含めた全身のクラミジア感染症を内服で治療するという考え方もある．

淋菌性結膜炎の治療は，抗菌薬の全身投与と局所点眼投与の併用が基本である（表3）．近年，淋菌の薬剤耐性が進みキノロン系薬剤は全く効果がない．日本性感染症学会のガイドラインで推奨されている抗菌薬はスペクチノマイシンとセフトリアキソンの2つだけである[2]．成人ではセフトリアキソンが第1選択薬で，点滴静注を単回投与し，静注と同濃度（1％液）の点眼液を頻回点眼させる．既成のセフメノキシム点眼は有効である可能

表3｜淋菌性結膜炎の治療法（処方例）

	薬剤	回数	期間
成人局所 （右記のいずれか）	セフトリアキソン （1.0％自家調整点眼液）	30分～1時間ごと	1～2週間 （所見の改善をみながら，点眼回数は漸減する）
	（上記調整不可能の場合） セフメノキシム	30分～1時間ごと	
成人全身 （右記のいずれか）	スペクチノマイシン	筋注　1回2g　1日1回	単回投与
	セフトリアキソン	静注　1回1g　1日1回	単回投与
新生児全身	セフトリアキソン	静注または筋注 25～50mg/kg　単回投与	単回投与のみ

注：淋菌性結膜炎の治療薬として，全身，局所ともにセフトリアキソンの保険適応はない．
新生児は，点眼薬は不要（CDCガイドライン）．

性はあるが，経口セフェム系薬剤の耐性淋菌に有効である保証はなく，セフトリアキソンの使用を強く勧める．ただし，淋菌性結膜炎の治療薬として保険適応はない．

IV　予後

クラミジア結膜炎は，有効な抗菌薬を投与すれば治癒する．ただし，結膜炎所見が改善するのに1～2週間，濾胞の消失にはさらに数週間を要する．アジスロマイシン内服で治療する場合は単回投与でよく，追加の内服投与，点眼薬の併用は基本的に必要ない．

淋菌性結膜炎の予後は，いかに初診時に正しい病因診断を基に適切な抗菌薬を開始できるかにかかっている．エンピリック治療としてキノロン系点眼などで経過をみていると，数日のうちに角膜潰瘍や角膜穿孔に至る．感受性抗菌薬を使用すれば，後遺症を残すことなく1週間程度で治癒する．

文献

1）中川　尚ほか：フルオロキノロン耐性株による淋菌性結膜炎の小児例．あたらしい眼科 27：235-238，2010
2）日本性感染症学会編：性感染症診断・治療ガイドライン2020．診断と治療社，東京，2020
3）中川　尚ほか：アジスロマイシン内服単回投与による成人クラミジア結膜炎の治療．あたらしい眼科 31：1509-1512，2014

Ⅱ. 各論 ▶ 1. 感染性結膜疾患

6) 寄生虫

順天堂大学眼科 **黄 天翔**

診断と治療のポイント

- 日本で結膜に感染する唯一の寄生虫は東洋眼虫である
- 東洋眼虫症は結膜嚢内に10～15mmの白色線状虫体を認める
- 東洋眼虫症の治療は局所麻酔薬の点眼後, 外科的に虫体を摘出する

I 概説

寄生虫によって結膜炎をもたらす病態として, 南米ではオンコセルカ症(onchocerciasis)が有名だが, これは日本では報告されていない. そのため, 日本で結膜に寄生虫が確認されるのは, 東洋眼虫症(thelaziasis)のみである.

東洋眼虫(*Thelazia callipaeda*)はテラジア属の線虫であり, ショウジョウバエ科メマトイ属(*Amiota variegate*)を中間宿主とし, イヌ, ネコ, ウサギ, タヌキ, キツネ, ヒトなどの哺乳類を最終宿主とする人畜共通寄生虫である[1].

テラジア属の線虫はこの東洋眼虫とカリフォルニア眼虫(*Thelazia californiensis*)の2種のみである. 東洋眼虫は日本を含む東アジアとヨーロッパに分布しており, カリフォルニア眼虫は米国西部や西南部に分布する[2].

東洋眼虫の感染過程は以下の通りである. まず, メマトイが最終宿主の涙液を舐める際に, 第1期幼虫を摂取する. 次に, 第1期幼虫はメマトイの生殖器官に侵入し, 約2～3週間かけて2回脱皮し, 第2期幼虫, 第3期幼虫となり, 再度メマトイの口腔に移動する. 最後に, メマトイが次の最終宿主の涙液を舐めるときに第3期幼虫が結膜嚢内に寄生し, 約1ヵ月後に成虫となる[2].

メマトイが気温14℃以下では活動停止することと, さらに東洋眼虫が17℃以下では生存不能とされていることから, 温暖な西日本, 特に九州地方に多い疾患とされてきたが, 近年関東地方や北陸地方などの地域でも報告されるようになった[3].

東洋眼虫症はメマトイと接触する機会が多いアウトドア愛好者や山岳地帯居住者, さらに幼児, 高齢者, 知的障害者などにみられることが多いので, 嗜好歴やペット歴の聴取も重要となる.

II 症状・検査と診断

一般的な自覚症状として眼脂・異物感・流涙・充血・瘙痒感など慢性結膜炎様の症状を呈するが, 進行すると角膜炎や角膜潰瘍になることもある.

前眼部所見として, 結膜充血と結膜嚢に活動性のある虫体を認める(図1a). 光を当てると結膜嚢の奥に逃げる傾向があり, 結膜を翻転し注意深く観察することが重要である. ブルーライトを当てると虫体がより鮮明に見えることがある(図1b). また, 虫体の涙道内寄生例もあるため, 涙道洗浄による確認も場合により必要である.

摘出した虫体に関しては, 形態学的解析のためには10%ホルマリン液固定, 遺伝子解析のためには99%エタノール保存を行い, 標本作製・虫体同定・遺伝子検査を実施する.

東洋眼虫の診断方法には形態学的診断と遺伝子診断がある.

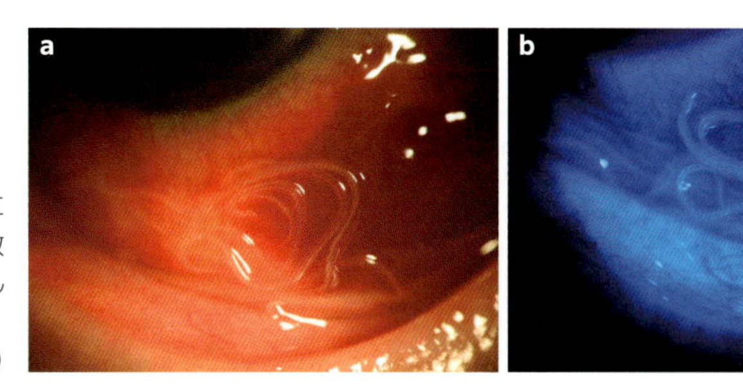

図1｜東洋眼虫症の前眼部所見
a 眼球結膜充血と結膜嚢内に活発に蠕動運動する白色線状虫体を複数匹認める．b ブルーライトで観察した様子．
（文献3）より改変）

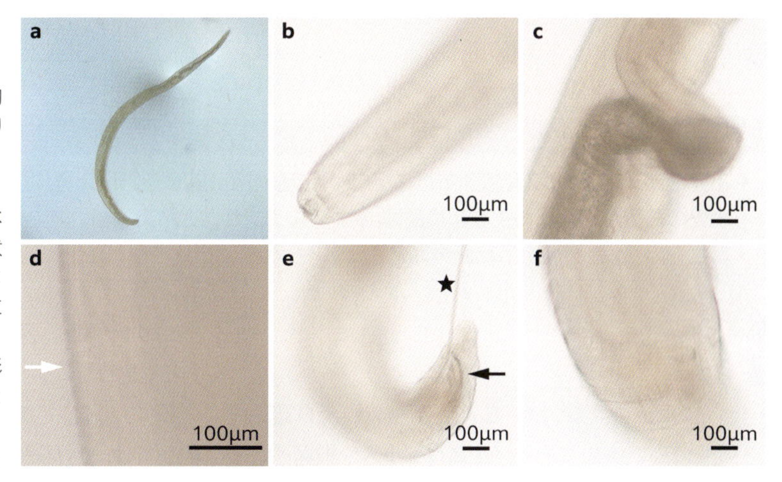

図2｜東洋眼虫の形態学的特徴
a 体長が10～15mm，体幅が約0.5mmで，雌成虫は雄成虫より長い傾向がある．実体顕微鏡．b 口腔は唇や歯が欠如している．×40倍．c 口腔は直接食道につながる．×40倍．d 体表には鋸歯状横紋輪がみられる（白矢印）．×100倍．e 雄成虫の尾部は左右に長さが異なる交接刺（★，黒矢印）．×40倍．f 雌成虫の尾部は楕円形で子宮内に幼虫が認められる．×40倍．
（文献3）より改変）

形態学的特徴としては，体長が10～15mm，体幅が約0.5mmで，雌成虫は雄成虫より体長が長い傾向がある（図2a）．口腔は唇や歯が欠如しており（図2b），直接食道につながる（図2c）．体表には鋸歯状横紋輪がみられるのが特徴である（図2d）．雄成虫の尾部は左右に長さが異なる交接刺を認め（図2e），雌成虫の尾部は楕円形で子宮内に幼虫が認められる（図2f）．

近年，寄生虫の同定にミトコンドリアDNA（mtDNA）の*Cox1*遺伝子も使われるようになった．遺伝子配列の結果でハプロタイプの同定ができ，日本では主に2つのクラス（h10とh9，h11，h12）があるが，ヒト感染例の報告はh10とh9のみである[4, 5]．

III 治療

治療は虫体の摘出であるが，結膜嚢の奥に逃げ込むので，キシロカイン®の点眼を行うと虫体の活動性が低下し，容易に摘出できる．症状に応じて，抗生剤点眼や低濃度ステロイド点眼を追加する．

IV 予後

摘出後は症状・所見の改善がみられる．また，東洋眼虫はヒトの結膜嚢内で卵から成虫まで発育する可能性はなく，虫体を摘出すれば再発はしない．東洋眼虫の成虫は寿命が約12ヵ月であり，1年間程度の経過観察が必要である．再罹患を防ぐためには，中間宿主であるメマトイと接触しないような生活環境の改善が必要になる．

文献

1）Otranto D, et al：Parasitology 129：627-633, 2004
2）Otranto D, et al：Parasitology 131：847-855, 2005
3）Huang T, et al：Am J Ophthalmol Case Rep 34：102030, 2024
4）石部智也ほか：臨眼 75：1026-1030，2021
5）熊瀬有美ほか：臨眼 64：1747-1750，2010

Ⅱ. 各論 ▶ 1. 感染性結膜疾患

7) 小児の感染性結膜炎

愛媛大学眼科 **井上英紀**

診断と治療のポイント

- 小児のアデノウイルス結膜炎ではステロイド点眼の使用による眼圧上昇に注意
- 小児の細菌性結膜炎の主な起炎菌は，インフルエンザ菌と肺炎球菌
- 新生児の膿性眼脂を伴う結膜炎はクラミジアも考慮

Ⅰ 概説

小児の眼科診療において，感染性結膜炎は遭遇頻度の高い疾患である．主にウイルスや細菌やクラミジアなどによって引き起こされ，微生物の種類によって症状や治療法が異なる．小児のウイルス性結膜炎は，アデノウイルス，ヘルペスウイルスなどが原因となることが多い．細菌性結膜炎の主な起炎菌は，インフルエンザ菌と肺炎球菌である．

適切な治療を行うためには，まず結膜炎が感染性か非感染性かを判断し，それから起炎微生物を同定していく必要がある．まずは，両眼性か片眼性かである．両眼性はアデノウイルスやクラミジア，片眼性はヘルペスウイルスや細菌が起炎微生物であることが多い．眼脂の性状は，漿液線維素性眼脂はウイルス性，膿性眼脂は細菌性やクラミジアを疑う．またウイルス性結膜炎は，発熱やリンパ節の腫れなどの随伴症状を伴うこともある（表1）．結膜炎の治療は，原因となる微生物の種類に応じて異なる．ウイルス性はヘルペスを除いては，対症療法となる．ヘルペスが起炎微生物のときは，抗ヘルペス薬を使用する．細菌とクラミジアが起炎微生物のときには，抗微生物薬での加療を行う．早期の診断と適切な治療は，他の目や周囲の人への感染拡大を防ぐうえで重要である．

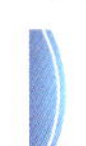

Ⅱ ウイルス性結膜炎

小児のウイルス性結膜炎の起炎ウイルスとしては，アデノウイルスが最も多い．ウイルス性結膜炎の自覚症状はいずれも涙が多く出る，目の充血，かゆみ，異物感，まぶしさなどであり，両眼または片眼で症状を認める．また，リンパ節の腫れや発熱，喉の痛みなど全身症状を伴うこともある．

アデノウイルス結膜炎には，眼外合併症を伴わ

表1｜小児の感染性結膜炎の概要

	両眼性		片眼性	
起炎微生物	アデノウイルス	クラミジア	ヘルペスウイルス	細菌
眼脂の性状	漿液性眼脂	膿性眼脂	漿液性眼脂	膿性眼脂
ポイント	流行性角結膜炎と咽頭結膜熱に分類 多発性角膜上皮下浸潤に注意	新生児で瞼結膜の濾胞形成は認めない 呼吸器感染症の合併に注意	抗ヘルペスウイルス薬での加療が必要	大人と異なり，インフルエンザ菌と肺炎球菌が主な起炎菌

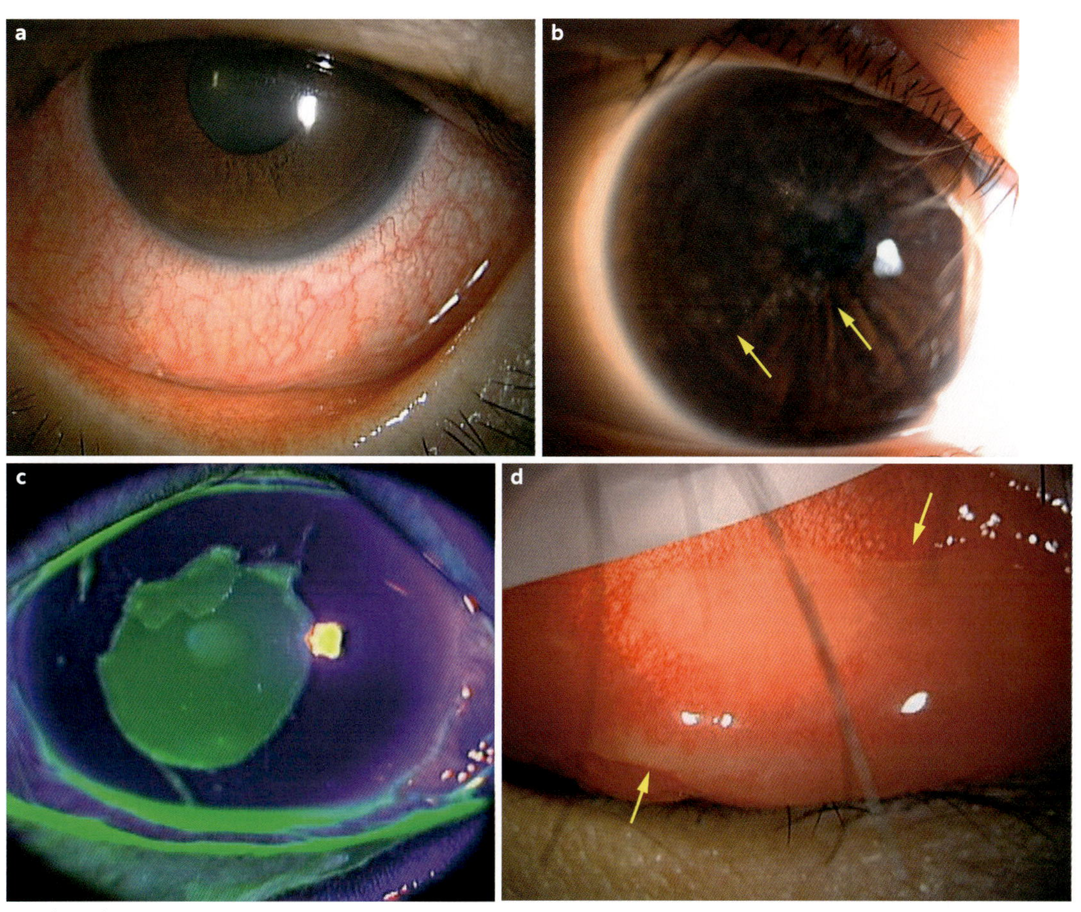

図1｜アデノウイルス結膜炎
a 球結膜ならびに瞼結膜に充血，また瞼結膜に濾胞形成を認める．軽度の漿液線維素性眼脂を伴っている．b 結膜炎治癒後に多発する角膜上皮下浸潤を認める（矢印）．c d 炎症が強い症例では，角膜上皮欠損や瞼結膜上に偽膜の形成を認める（矢印）．

ない流行性角結膜炎（epidemic keratoconjunctivitis：EKC）や眼外合併症を伴う咽頭結膜熱（pharyngeal conjunctival fever：PCF）がある．それぞれ異なる型のアデノウイルスで発症するが，いずれも主に夏場に流行する．臨床像も若干異なり，潜伏期がEKCは1～2週間，PCFは1週間程度であり，またPCFは咽頭炎，発熱，血尿，腹痛，下痢などを伴い，プール熱とも呼ばれる．これは，ウイルスが腸管や泌尿器で増殖し，プールで感染が増幅するためである．結膜炎の所見は，いずれも漿液線維素性眼脂を伴う濾胞性結膜炎である（図1）．さらに，耳前リンパ節腫脹や多発性角膜上皮下浸潤（multiple subepithelial corneal infiltrates：MSI）を伴うこともある（図1）．MSIは角膜でのアデノウイルス抗原に対する遅発性の免疫反応により生じていると考えられている．炎症が強い症例では，角膜上皮欠損や瞼結膜に偽膜の形成を伴うので注意が必要である（図1）．偽膜が瞼結膜に強い瘢痕を残す可能性があるので，除去を考慮する．その際に出血を起こすとさらなる偽膜形成の誘因となるので，慎重に除去する．診断は，問診により周囲での結膜炎の流行の有無の確認や，抗原検出キットであるアデノチェック®が有用である．アデノチェック®は特異度がほぼ100％で感度は60％である．

治療は基本的に対症療法が中心となるが，アデノウイルス結膜炎は高率に細菌感染を合併しているとの報告があり，抗菌薬点眼を使用する．また，MSIを予防するためステロイド点眼も併用するが，小児ではステロイドによる眼圧上昇のリス

表2｜学校保健安全法

流行性角結膜炎	咽頭結膜熱
第3種感染症	第2種感染症
症状により学校医その他の医師において伝染のおそれがないと認めるまで出席停止	主要症状が消退した後2日を経過するまでは出席停止

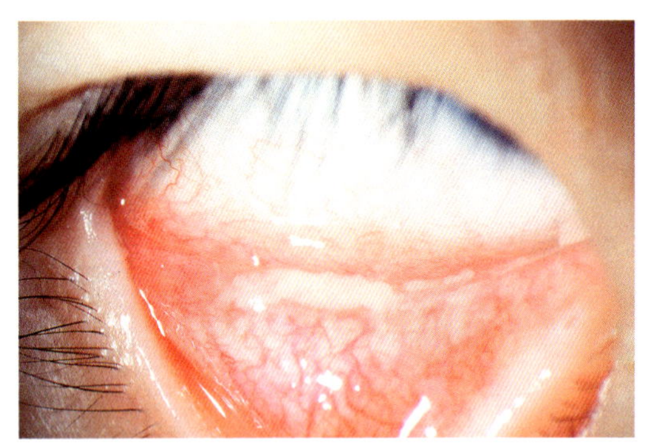

図2｜細菌性結膜炎
瞼結膜の充血と膿性眼脂を認める.

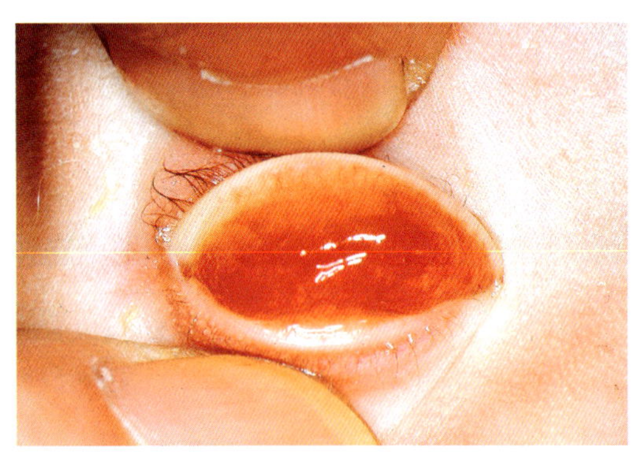

図3｜新生児クラミジア結膜炎
瞼結膜の強い充血と浮腫を認める.

クがあるため注意が必要である．具体的には，0.3%ガチフロキサシン点眼1日4回と0.1%フルオロメトロン点眼1日4回で加療する．ただし，アデノウイルス結膜炎と診断されたうち5%が単純ヘルペスウイルスの結膜炎であったとの報告もあり，ステロイド点眼の使用にはやはり注意が必要である．アデノウイルス結膜炎は高い感染力が特徴であり，学校保健安全法により出席停止が義務付けられていることも忘れてはならない(表2)．また，まれではあるが，アデノウイルス結膜炎後に後天性鼻涙管閉塞を発症することがあるので注意が必要である．

III 細菌性結膜炎

小児の細菌性結膜炎は，大人と起炎菌が異なる．大人ではブドウ球菌が検出されることが多いのに対して，インフルエンザ菌や肺炎球菌が主要な起炎菌である．年齢が上がるにつれてブドウ球菌の検出頻度が増える．また，NICUなどに入院歴のあるときには，MRSAが検出されることもあるため注意が必要である．

所見は，主に片側性で，充血ならびに膿性眼脂を伴う(図2)．診断には，眼脂のグラム染色と培養検査により起炎菌を検出することである．眼脂をグラム染色し，その結果から推測される起炎菌に対して有効な抗菌点眼薬で加療する．小児結膜炎の起炎菌を考慮すると，0.5%セフメノキシム点眼1日4回，または0.3%ガチフロキサシン点眼1日4回で加療する．MRSAが起炎菌のときには，クロラムフェニコール点眼で加療する．また，新生児では，抗菌薬の点眼でも眼脂が改善せず，かつ流涙症状があるときには先天性鼻涙管狭窄の可能性も考慮することが重要である．

IV クラミジア結膜炎

新生児クラミジア結膜炎は，出産時に母親から新生児に産道を通過する際に感染することが原因である．発症は通常，出産後5日から14日の間にみられ，眼瞼の発赤腫脹，充血，膿性眼脂を特徴とする．症状が強くなると，瞼結膜の充血と浮腫はビロード状を呈し，偽膜を形成することもある(図3)．成人と異なり，新生児では結膜のリンパ組織が未発達であるため，濾胞形成は認めない．また，感染した新生児の約20%に呼吸器感染症を合併するので注意が必要である．診断は，臨床症状とともに，結膜からクラミジアの存在を確認することである．これにはクラミジア抗原検出や核酸検出法・核酸増幅法，そして結膜擦過物のギムザ染色で，結膜上皮細胞質内の封入体を確認することなどが有用である．

治療は，マクロライド系，テトラサイクリン系，そして一部のフルオロキノロン系の抗菌薬が有効である．具体的には，エリスロマイシンの内服が

表3｜小児の感染性結膜炎の治療法

アデノウイルス結膜炎	対症療法が中心 ガチフロキサシン点眼　4回/日　（細菌感染の合併に対して）と 0.1%フルオロメトロン点眼　2～4回/日（多発性角膜上皮下浸潤の予防のため）の併用
細菌性結膜炎	セフメノキシム点眼　4回/日　（起炎菌種と薬剤感受性の結果で適宜調整が必要） ただし、淋菌は抗菌薬の全身投与で加療 セフトリアキソン点滴　25～50mg/kgの単回投与
クラミジア結膜炎	第1選択は全身投与 エリスロマイシン内服　12.5mg/kgを6時間ごと　14日間 第2選択は眼局所投与 エリスロマイシン眼軟膏　4～6回/日と，0.3%トスフロキサシン点眼　4～6回/日の併用

第1選択であり，12.5mg/kgを6時間ごとに14日間投与する．第2選択は眼局所療法であり，エリスロマイシン眼軟膏と0.3%トスフロキサシン点眼を併用して1日4～6回の頻回使用を8週間行う．細胞内寄生微生物であるクラミジアは，発育サイクルから抗菌薬が効かない形態もとることから，抗菌薬の頻回点眼ならびに長期投与が必要である．また，適応はないが，組織移行性が高く，半減期が長い1%アジスロマイシン点眼の使用も有効と思われる．重要なのは，出生前のスクリーニングと治療により，新生児クラミジア結膜炎の発症を大幅に減少させることができることである．

それぞれの治療法，治療薬は表3にまとめた．

参考文献

1）内尾英一：ウイルス性結膜炎のガイドライン 第1章 疫学．日眼会誌 107：2-7，2003
2）内尾英一：感染性結膜炎．小児内科 55（増刊）：379-381，2023
3）中川　尚ほか：結膜疾患．眼感染症診療マニュアル，薄井紀夫ほか編，医学書院，東京，112-151，2014
4）LaMattina K, et al：Pediatric conjunctivitis. Dis Mon 60：231-238, 2014
5）Zikic A, et al：Treatment of neonatal chlamydial conjunctivitis: A systematic review and meta-analysis. J Pediatric Infect Dis Soc 7：e107-e115, 2018

Topics

抗菌薬の適正使用

宮田眼科病院 宮田和典

薬剤耐性(AMR)対策アクションプラン

薬剤耐性菌の増加は世界的に大きな問題である. 2015年の世界保健機関(WHO)総会でAMRに関するグローバルアクションプランが採択され, 各国にアクションプラン策定を求めた. 日本ではAMR対策アクションプラン2016-2020を策定し, 抗微生物剤の適正使用の分野で, キノロン, セフェム, マクロライド系抗菌薬のヒトでの使用量を2013年水準から約50%減少を目標として掲げ, 医療機関に適正使用を求めた. しかし2020年には使用量は減少したが目標達成には至らず, 指標菌である大腸菌(*Escherichia coli*)のキノロン耐性率や黄色ブドウ球菌(*Staphylococcus aureus*)のメチシリン耐性率も目標に達しなかった.

そのため厚生労働省は継続取組みが必要と判断し, 新たにAMR対策アクションプラン2023-2027を策定した. 抗微生物剤の適正使用の分野では「抗微生物薬適正使用の手引きの更新, 内容の充実, 臨床現場での活用の推進」を掲げ, ヒトでの目標値は抗菌薬の全体使用量を2020年水準から15%減少, *E. coli*のキノロン耐性率は30%以下, *S. aureus*のメチシリン耐性率は25%以下となっている.

耐性菌の現状:キノロン系抗菌薬の感受性は低下

AMRワンヘルス動向調査によると*E. coli*のレボフロキサシン(LVFX)感受性は, 2011年以降減少したが, 2021年にはわずかに上昇した(**図1**)[1]. メチシリン耐性*S. aureus*(MRSA)のLVFX感受性は低く, 2014年から2016年にわずかに上昇したが全体的に変化はない(**図1**). メチシリン感受性*S. aureus*(MSSA)のLVFX感受性は経年的に減少している(**図1**).

当院では, 2008年から術前結膜嚢検出菌の感受性を調査している. 指標菌としている表皮ブドウ球菌(*Staphylococcus epidermidis*)のLVFX感受性はメチシリン耐性*S. epidermidis*(MRSE), メチシリン感受性*S. epidermidis*(MSSE)ともに2020年まで経年的に減少した(**図2**). また, MSSAのLVFX感受性はAMRワンヘルス動向調査と同様に経年的に減少したことを確認している. このことから, ブドウ球菌に対するLVFXの耐性化は緩やかではあるが継続してい

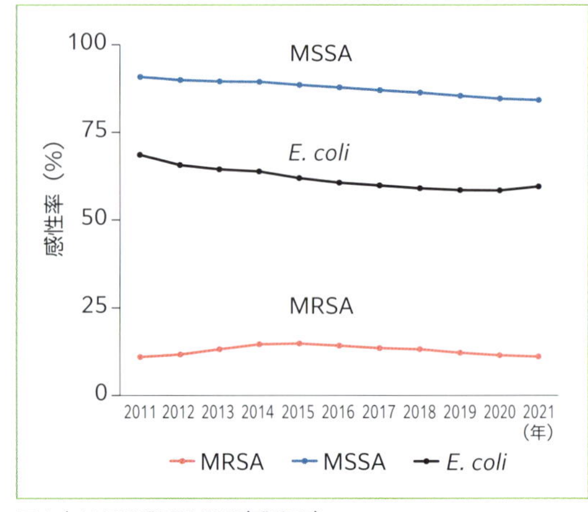

図1 | LVFX感受性推移(感染症)

*E.coli*とMSSAのLVFX感受性は経年的に低下傾向にある. MRSAは感受性が低く大きな変化はなかった.

(文献1)より)

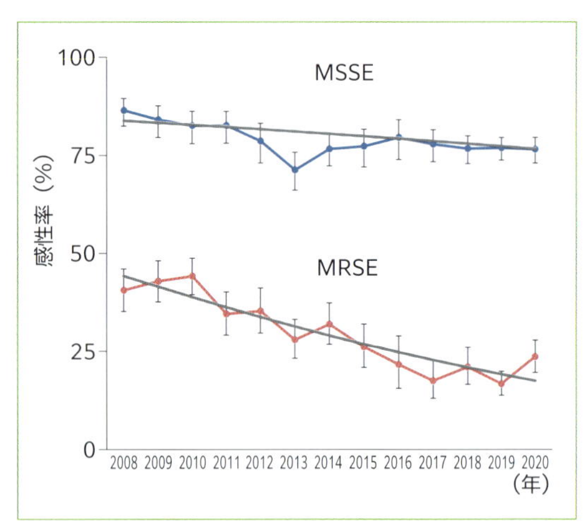

図2 | 表皮ブドウ球菌の感受性推移

宮田眼科病院における術前検査から検出した表皮ブドウ球菌のLVFX感受性推移(未発表データ). 各年の感性率(±95%CI)とロジスティック回帰モデルによる推定値(直線)を示す. MRSEでは, オッズ比0.90(95%CI:0.88-0.91, $p<0.0001$), MSSEでオッズ比0.95(95%CI:0.95-0.98, $p<0.0001$)といずれも感受性は経年的に低下している.

Topics

表1｜眼科領域の術後予防的投与

	術後内服	術後点眼
白内障手術リスクなし	必ずしも必要としない	術後における点眼に関しては，いまだその適応や投与期間に関するコンセンサスが得られておらず，勧告は行わない方針とした
白内障手術リスクあり	CEZ単回	
硝子体手術		
緑内障手術		
角膜移植術		
斜視手術		
網膜復位術		
眼窩手術		
眼瞼手術		

（文献4）より改変）

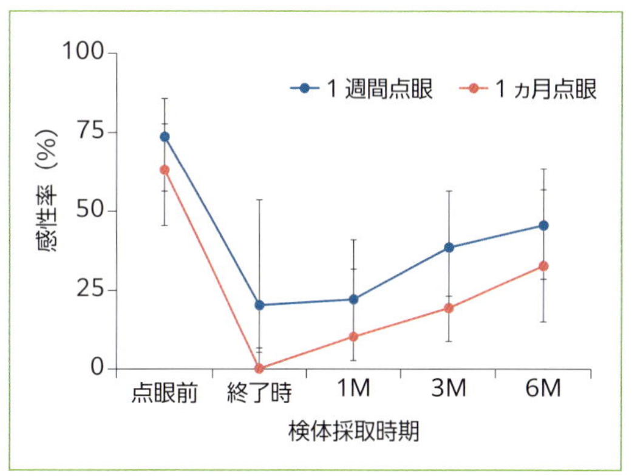

図3｜術後点眼期間が表皮ブドウ球菌（*S.epidermidis*）のLVFX感受性に与える影響

術後1週間点眼と1ヵ月点眼のLVFX感受性を点眼前，点眼終了時，点眼終了後1ヵ月（1M），3ヵ月（3M），6ヵ月（6M）で比較した．点眼終了時，1ヵ月点眼では全て耐性菌であり，1週間点眼より感受性は有意に低かった（p=0.0161）．

（文献6）より）

ると考えられる．

治療のための抗菌薬適正使用には鑑別診断が重要

抗菌薬の適正使用とは「適切な薬剤」を「必要な場合に限り」，「適切な量と期間」使用することである．アレルギー性結膜炎などへの不必要な使用は避けるべきであり，眼脂の状態など所見による感染か否かの鑑別診断が重要となる．そして感染症と診断後もキノロン系抗菌薬への偏重や長期間点眼しがちな傾向を改善することも検討すべきである．子島らは細菌性眼瞼炎に対してアジスロマイシンの2週間点眼が有効で耐性化の少ない可能性があることを報告した[2, 3]．感染性角膜炎診療ガイドラインなども参考に抗菌薬を適切に選択し，不要な長期点眼を避けるべきである．

予防的抗菌薬の適正使用には術後点眼期間がポイント

眼科で術後に抗菌薬が比較的長期に投与される．近年，「術後感染予防抗菌薬適正使用のための実践ガイドライン（追補版）」に眼科手術に関する初めての勧告が掲載された（**表1**）[4]．

JSCRS調査では術後抗菌薬内服は未使用との回答は2015年の15%から2023年は52%と2020年以降顕著に増加し，ガイドラインの方向に進んでいる[5]．点眼期間は2014年では1ヵ月以上88%，2週間21%であったが，2023年は1ヵ月以上40%，2週間33%，1週間17%と短縮された[5]．しかしASCRSの報告（数週間27%，1週間59%，点眼なし14%）と比べてまだまだ長い[5]．

我々は，術後抗菌薬の1週間点眼と1ヵ月点眼を比較し，点眼終了時のLVFX感受性は1ヵ月点眼群で有意に減少したことを報告した（**図3**）[6]．加えて年齢が高いほどLVFX耐性菌は多い[7]．抗菌薬の術後長期点眼は結膜嚢常在菌の耐性化を誘導するため，特に高齢者の多い白内障手術の術後点眼期間を短くすることはAMR対策の一つになる．

文献

1) 薬剤耐性ワンヘルス動向調査年次報告書2022
2) 子島良平ほか：細菌性眼瞼炎に対するアジスロマイシン点眼液を用いた治療プロトコールの検討　第一報：臨床経過の検討．あたらしい眼科 39：999-1004，2022
3) Nejima R, et al：Analysis of treatment protocols using azithromycin eye drops for bacterial blepharitis: second report—bacteriological investigation. Jpn J Ophthalmol 66：579-589, 2022
4) 日本化学療法学会，日本外科感染症学会：術後感染予防抗菌薬適正使用のための実践ガイドライン（追補版），2022
5) 佐藤正樹ほか：2023 JSCRS Clinical Survey. IOL&RS 37：358-381, 2023
6) Nejima R, et al：An investigation of the effect of the administration period with perioperative topical antibiotics on normal conjunctival bacterial flora. J Cataract Refract Surg 43：42-48, 2017
7) Sakisaka T, et al：Changes in the preoperative ocular surface flora with an increase in patient age: A surveillance analysis of bacterial diversity and resistance to fluoroquinolone. Graefes Arch Clin Exp Ophthalmol 261：3231-3239, 2023

Topics

ウイルス性結膜炎診療ガイドライン

福岡大学眼科 内尾英一

これまでのウイルス性結膜炎ガイドライン

2003年に「ウイルス性結膜炎診療ガイドライン」(ウイルス性結膜炎ガイドライン)[1]がまとめられた. その後, 2009年に「アデノウイルス結膜炎院内感染対策ガイドライン」(院内感染ガイドライン)[2]も提唱されている. ウイルス性結膜炎ガイドラインは, 疫学, 鑑別診断, 臨床像, 検査, 治療, 院内感染対策, ウイルス性結膜炎の説明例の順に記載されている. 一方, 院内感染ガイドラインはアデノウイルス結膜炎のみを対象にして, 感染防止と発症時の対策, 臨床所見, 診断法・検査法, 治療法, 消毒法が記載され, 事例報告が追加されていた.

アデノウイルス結膜炎の疫学

アデノウイルス結膜炎の主要な型は年によって変化することが触れられている. 最近では, 2015年以降2019年までは54型が最も多く, 3型がそれに次いで多かった. 従来8型に分類され, 8型変異株として扱われていた遺伝子型が54型という新しい型であることが確定し, COVID-19以前の主要な起炎型となっていた. 最近は37型のほか, 56型, 64型および85型などが国内の多くの症例から検出されている(**表1**). エンテロウイルスの大流行は2011年の沖縄での流行[3]以降みられなくなっているが, 感染症のグローバル化やCOVID-19に代表される新しい感染症の面から今後も注意が必要である.

表1 | ヒトアデノウイルスの分類

種	型
A	12, 18, 31, 61
B	3, 7, 11, 14, 16, 21, 34, 35, 50, 55, 66, 76, 77-79
C	1, 2, 5, 6, 57, 89, 104
D	8, 9, 10, 13, 15, 17, 19, 20, 22-30, 32, 33, 36, 37, 38, 39, 42-49, 51, 53, 54, 56, 58-60, 62, 63, 64, 65, 67-75, 80-84, 85, 86-103
E	4
F	40, 41
G	52

主要な結膜炎起炎型を赤字で示す. 51型以前は血清型, 52型以降は遺伝子型である.

ウイルス性結膜炎の臨床像

アデノウイルス結膜炎の臨床象のなかでは, 結膜炎症状が重症なD種の病変(**図1**)に関して, B種に比して増殖速度が遅いことから, 重層円柱上皮の結膜において, 上層部が脱落してもより深層に感染が持続しているために, ウイルス量が多く, 症状の持続も長くなるという説明がされている. 発症10日後頃からしばしば出現する角膜上皮下混濁病変について, 点状表層角膜症との混同を防ぎ, その病態をより直接的に表現する用語として, 多発性角膜上皮下浸潤(multiple subepithelial corneal infiltrates : MSI)という用語がウイルス性結膜炎ガイドラインで提唱された. 単純ヘルペスウイルス結膜炎は角膜炎に特徴的な所見や眼瞼病変を欠く病型であるが[4](**図2**), 感染症サーベイランスの検査定点から得られたデータにおいて, アデノウイルス結膜炎と診断される症例のなかで単純ヘルペスイウルスが約5%を占めることが報告されている.

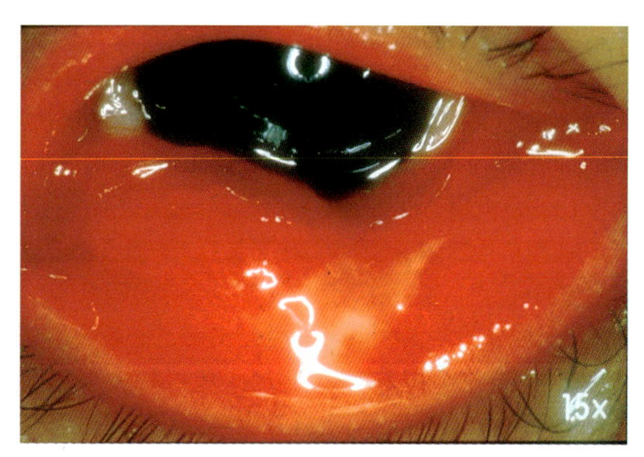

図1 | 流行性角結膜炎
アデノウイルス37型による症例. 強い結膜充血と偽膜を呈する重症例.

Topics

ガイドラインで推奨される検査法

▶迅速診断法

ウイルス性結膜炎の診断は迅速診断キットを中心に行われているが，全てイムノクロマト（IC）法による迅速診断キットである．検体はこれまで結膜擦過物を対象として，綿棒で結膜を強く擦過してぬぐい液として検査に供していたが，最近「ろ紙」を用い結膜に約5秒間接触させるだけで検体を得られるIC法の迅速診断キットが開発された．さらに専用リーダーを用いて判定を自動化したキットも導入され，銀増感法の原理で発色線を拡大することにより感度がさらに向上した，デンシトメトリーの自動化増感IC法キットも市販され，診断精度が非常に高くなってきている[5]．

▶型別検査法

より鋭敏で多くのウイルス疾患の診断に導入されているPCR（polymerase chain reaction）法が広く行われている．従来の標準検査法であった中和抗体法はPCR法による遺伝子配列によって型別を行うことになることによって，ほとんど行われなくなっている．

治療の実際

アデノウイルスに対する特異的な抗微生物薬はなく，発症初期には，感染予防の目的で抗生物質ないし合成抗菌薬の点眼治療で経過を観察し，MSIに対してステロイド薬点眼を行うのが一般的である．結膜偽膜については，瘢痕化の防止から除去が考慮されているが，小児例などでは無理にはがすことによる出血がかえって瘢痕化を助長する可能性もあるので，慎重に行うべきであり，癒着の強い部分は残して周囲を切除するなどの配慮が必要であると院内感染ガイドラインでは述べられている[2]．

院内感染への対策

▶感染防止対策と発生時の対応

アデノウイルスによる大規模な院内感染は依然として起こっており，近年の医療を取り巻く状況の変化もあって，社会問題化する事例もある．IC法キットは抗原検査であり，感染性の判断上有用である．

▶潜伏期症例への対応

鋭敏なPCR法によって，最近，院内感染例における無症候例からアデノウイルスDNAが検出された報告があり，潜伏期症例がアデノウイルス感染のリスクとなるかどうかについては，まだ意見が定まっていない．

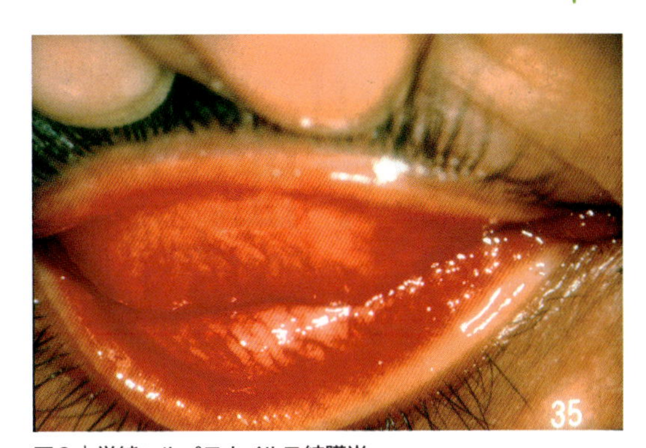

図2｜単純ヘルペスウイルス結膜炎
中等度の濾胞性結膜炎を示し，PCR法によってHSV-1が検出された．

ウイルス性結膜炎ガイドラインの今後

院内感染ガイドラインからも15年が経過し，その間に大きな変化が生じた．新型コロナウイルスの世界的な流行では，結膜からの感染経路や接触感染が大きく注目を集め，ウイルス感染症のなかでも伝染性疾患であるウイルス性結膜炎への関心が高まってきた．そこで，ウイルス性結膜炎全般の診療ガイドラインとして，広く眼科医に益するものとなることを目指し，アデノウイルス結膜炎を中心としつつ，エンテロウイルス，ヘルペスウイルスによる結膜炎についても含めた新しいガイドライン「ウイルス性結膜炎診療ガイドライン第3版」の改訂が現在行われている．

文献

1) ウイルス性結膜炎のガイドライン作成委員会：ウイルス性結膜炎のガイドライン．日眼会誌 107：1-35，2003
2) アデノウイルス結膜炎院内感染対策委員会：アデノウイルス結膜炎院内感染対策ガイドライン．日眼会誌 113：25-46，2009
3) Harada K, et al：Virological and epidemiological analysis of coxsackievirus A24 variant epidemic of acute hemorrhagic conjunctivitis in Okinawa, Japan, in 2011. Clin Ophthalmol 9：1085-1092, 2015
4) Uchio E, et al：Clinical and epidemiological features of acute follicular conjunctivitis with special reference to that caused by herpes simplex virus type 1. Br J Ophthalmol 84：968-972, 2000
5) Migita H, et al：Evaluation of adenovirus amplified detection of immunochromatographic test using tears including conjunctival exudate in patients with adenoviral keratoconjunctivitis. Graefes Arch Clin Exp Ophthalmol 257：815-820, 2019

II. 各論 ▶ 2. アレルギー性結膜疾患

1) アレルギー性結膜炎（通年性，季節性）

住友別子病院眼科 原 祐子

診断と治療のポイント

- 結膜炎以外のアレルギー症状の有無が鑑別に有用
- 治療は抗アレルギー点眼薬を軸とし，重症例にステロイド点眼薬を追加
- ステロイド点眼薬を処方する際には，眼圧をモニタリング

I 概説

アレルギー性結膜疾患は「I型アレルギー反応を主体とした結膜の炎症性疾患で，抗原により惹起される自覚症状・他覚所見を伴うもの」とガイドラインに定義されており[1]，日常診療で診察する頻度が非常に高い疾患である．2017年の日本眼科アレルギー研究会が行った有病率調査では，アレルギー性結膜疾患の有病率は48.7%という結果が出ており[2]，1993年の調査での15～20%という結果よりはるかに増加していることが明らかになった．アレルギー性結膜疾患は，結膜の増殖性変化（眼瞼結膜，輪部結膜），アトピー性皮膚炎の合併，機械的刺激の有無により，病型を分類している．このうち，アレルギー性結膜炎は増殖性変化のない結膜炎に分類されるが，原因アレルゲンが花粉など季節性のものを季節性アレルギー性結膜炎，ダニ，ハウスダストなど通年性のアレルゲンに反応するものを通年性アレルギー性結膜炎と呼ぶ．

疾患分類別の有病率の内訳は，スギ・ヒノキによる季節性アレルギー性結膜炎が37.4%と最も多く，通年性アレルギー性結膜炎は14.0%，スギ・ヒノキ以外の季節性アレルギー性結膜炎は8.0%であり，重症型であるアトピー性角結膜炎は5.3%，春季カタルは1.2%という結果であった（図1）．

II 症状・検査と診断

アレルギー性結膜炎の自覚症状は，かゆみ，異物感 眼脂，充血，流涙など多彩である．しかし，注意を要するのは，これらの自覚症状がアレルギー性結膜炎特有のものではなく，細菌やウイルス等の感染性結膜炎と共通するという点である．そのため，問診，細隙灯顕微鏡所見，全身検査や涙液検査等の複合的な所見から診断を行う必要がある．

問診では，眼症状以外の症状の聴取が重要である．例えばスギ花粉症に代表される季節性アレルギー性結膜炎は，結膜炎症状だけでなく，鼻炎症状を大多数で合併する．花粉飛散の時期と一致するかどうか，過去にも同様な時期に症状が出ていないかなどの情報は鑑別のキーになる．また，アトピー性皮膚炎や喘息などのアレルギー素因を有する患者はアレルギー性結膜炎を発症する可能性が高い．眼脂の性状も鑑別に有用な所見で，感染性結膜炎では黄色，膿性であるのに対し，アレルギー性結膜炎では漿液性，重症例ではムチンを含んだ粘調性のこともあるが，色調は白色であることが特徴である．

細隙灯顕微鏡検査では結膜の充血，濾胞，乳頭，結膜浮腫を特徴とする（図2，3）．充血は前述したように感染性結膜炎でも生じ，アレルギー

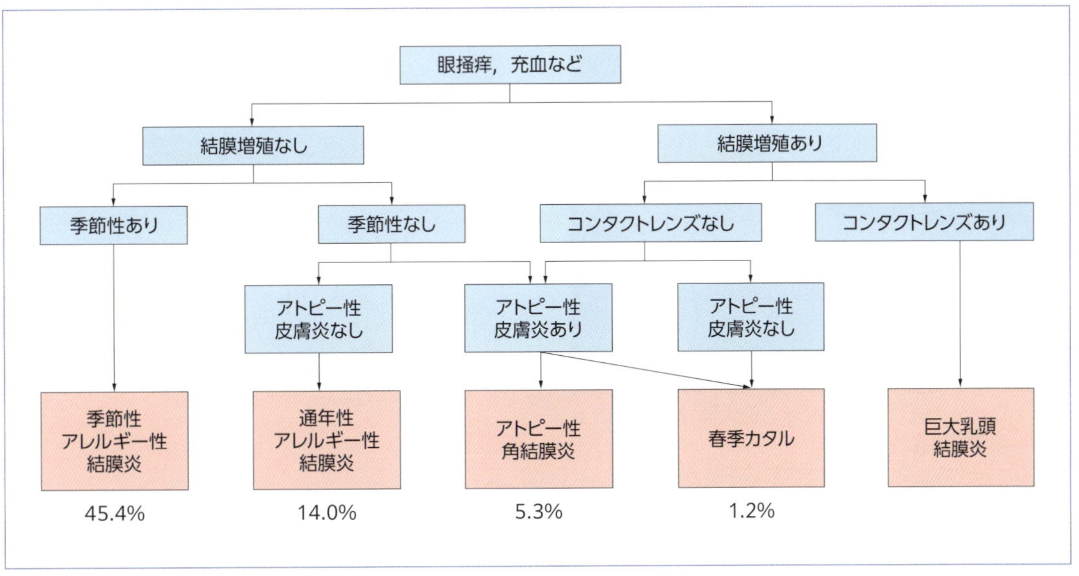

図1｜アレルギー性結膜炎診断のフローチャート

（文献1）より改変）

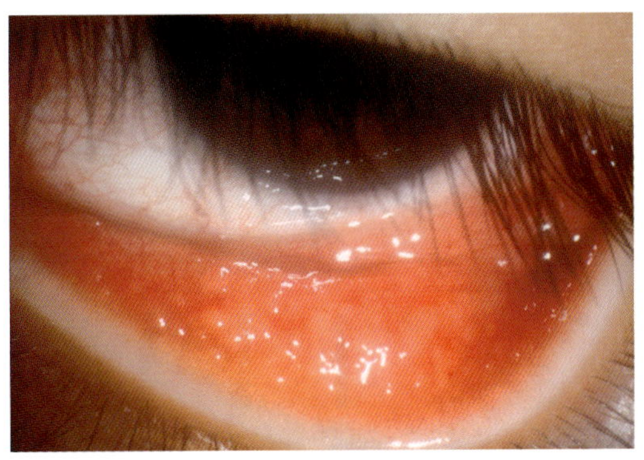

図2｜季節性アレルギー性結膜炎の前眼部
眼球結膜の充血，眼瞼結膜の充血と結膜濾胞を認める．

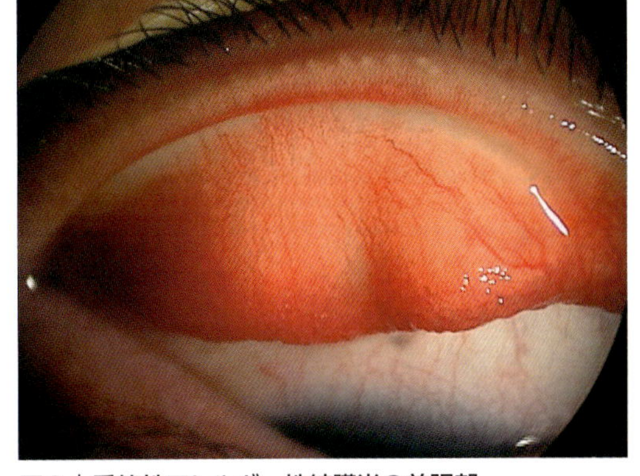

図3｜季節性アレルギー性結膜炎の前眼部
上眼瞼結膜に結膜乳頭，充血を認める．

性結膜炎に特徴的な充血はないため，問診等と合わせて鑑別を行う（図4）．上眼瞼の乳頭は春季カタルや巨大乳頭結膜炎のような増殖性変化はきたさない（図5）．また目をこすることで，発作的に急激な結膜浮腫をきたす場合もある（図6）．

アレルギー性結膜炎の確定診断にはI型アレルギー素因の証明が必要で，この証明は全身でも結膜局所でも可能である．全身でのアレルギー検査は，血中抗原特異的IgE抗体の測定が一般的であるが，全身の感作が必ずしも結膜アレルギーと一致しているわけではないので注意が必要である．結膜でのI型アレルギー反応を証明する検査法としては，①結膜スメアで好酸球を検出，②抗

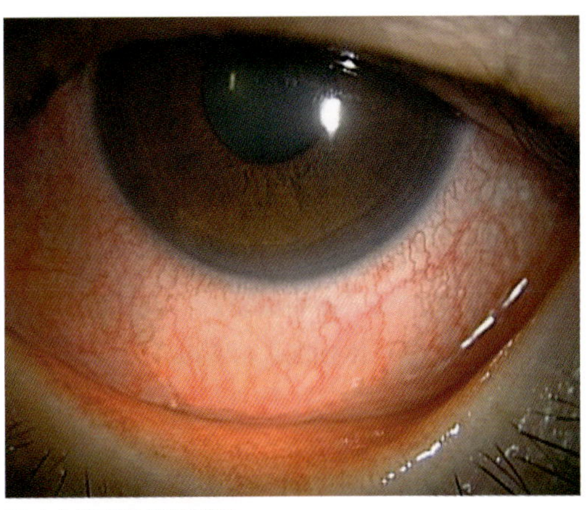

図4｜流行性角結膜炎
著明な結膜充血を生じ，アレルギー性結膜炎と鑑別することが困難な場合も多い．

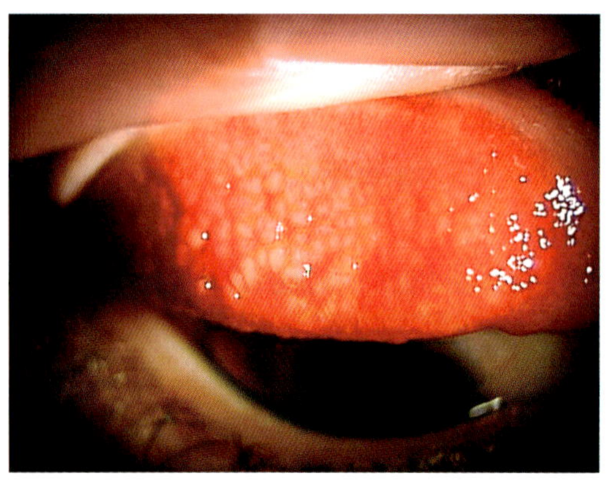

図5｜コンタクトレンズ装用による巨大乳頭結膜炎の上眼瞼結膜乳頭増殖

アレルギー性結膜炎よりも大きな乳頭を認める.

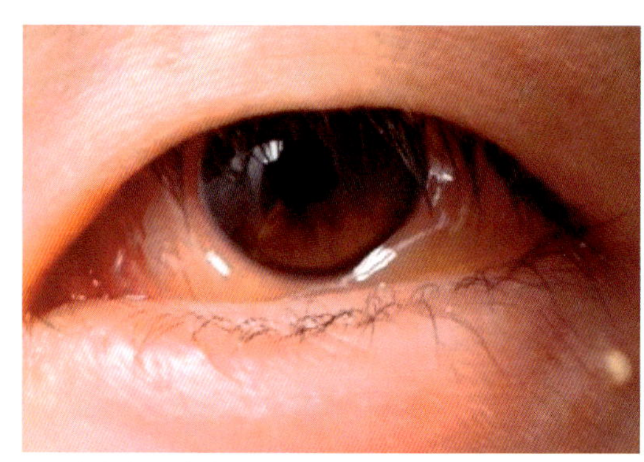

図6｜高度の結膜浮腫

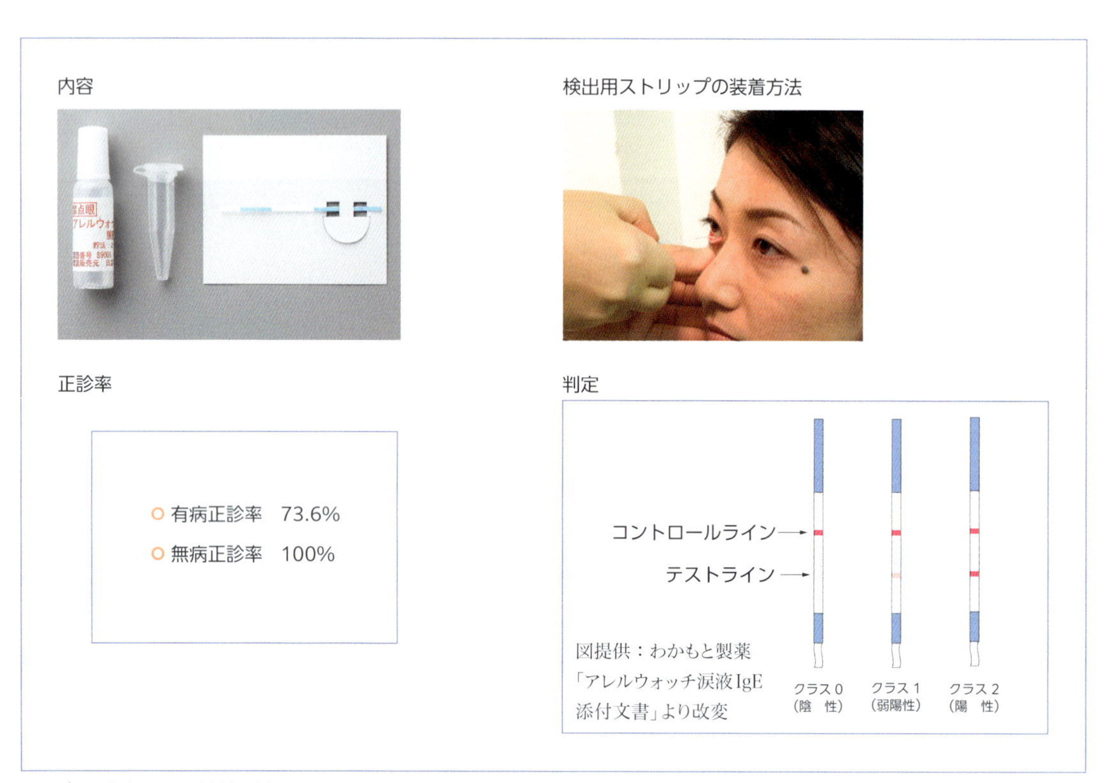

図7｜涙液中総IgE抗体測定キット

涙液を検体とし，イムノクロマト法により涙液IgEを測定する.

原液を点眼することによってアレルギー性結膜症状を誘発するかどうかを確認(点眼誘発試験)，③涙液中のIgE抗体を測定，が挙げられる．しかし，①②は侵襲的であるし検査が煩雑であるため，日常診療ではなかなか行うことは難しい．一方，涙液中IgE抗体の測定に関しては，イムノクロマト法を原理とする涙液総IgE迅速検査キット(アレルウォッチ涙液IgE，図7)が簡便で精度も高い[3]．涙液を濾紙で採取し，専用のキットで手順通り反応させると，約10分程度で涙液中のIgEを検出することができ，アレルギー性結膜疾患を確定診断することが可能である．この検査は保険収載もされており，アレルギー性結膜疾患確定診断のためには有用な診断ツールである．

Ⅲ 治療

アレルギー性結膜炎の治療の基本は抗アレルギー点眼薬で，抗アレルギー点眼薬で効果不十分な症例には重症度に応じた力価のステロイド点眼薬を処方する．

抗アレルギー点眼薬は，肥満細胞の脱顆粒を阻害するメディエーター遊離抑制薬と，肥満細胞から放出されるヒスタミンのH1受容体をブロックするH1受容体拮抗薬に分類される．点眼のさし心地や点眼回数，防腐剤含有の有無などを考慮して選択する．

一方ステロイド薬は，I型アレルギー反応に関与する様々な炎症細胞抑制効果を有するためその効果は高い．しかし，ステロイド点眼薬の眼局所の副作用として，眼圧上昇，易感染性などがあり，特に小児では眼圧上昇のリスクが高いことが報告されている[4)]．処方の際には眼圧上昇のリスクについて説明し，定期的な眼圧測定を行い，眼圧上昇を認める症例では速やかにステロイド点眼を中止，あるいは降圧治療を考慮する．

また，季節性アレルギー性結膜炎では，症状が発現する前から抗アレルギー点眼薬を開始する初期療法が有効である[3)]．また，抗アレルギー点眼薬は，抗原曝露した際の症状を緩和させる効果が期待できるため，症状の有無にかかわらず点眼を継続することが重要であることを，処方の際，患者に十分説明をすることが肝要である[5)]．

同時に，アレルギー疾患のコントロールの基本は抗原を回避，除去することである．症状発症時のコンタクトレンズ装用の指導，防御用メガネの装用や，室内環境に抗原を持ち込まない工夫を指導することも重要である．

Ⅳ 予後

アレルギー性結膜炎の薬物治療はあくまでも症状緩和のための治療であり，根治することはできない．最近，花粉症をはじめとするアレルギー性鼻炎に対する根本治療として減感作療法が行われている．減感作療法は体内へ抗原を注入することにより，局所あるいは全身の免疫性を高めて抗体産生を亢進させ，局所での抗原反応性を低下させようとするものであり，80％以上の有効性も報告されている．毎年高度の結膜炎症状，鼻炎を発症する症例では，今後一つの選択肢になり得る．

文献

1）宮崎　大ほか：アレルギー性結膜疾患診療ガイドライン（第3版）．日眼会誌 125：741-785，2021
2）Miyazaki D, et al：Epidemiological aspects of allergic conjunctivitis. Allergol Int 69：487-495, 2020
3）Juniper EF, et al：Sodium cromoglycate eye drops: regular versus “as needed” use in the treatment of seasonal allergic conjunctivitis. J Allergy Clin Immunol 94：36-43, 1994
4）大路　正ほか：小児におけるステロイド・レスポンダーの頻度．臨眼 46：749-752，1992
5）深川和己ほか：季節性アレルギー性結膜炎患者におけるWebアンケートを用いた抗ヒスタミン点眼薬の点眼遵守状況によるQOLへの影響と患者満足度（2020年調査）．アレルギーの臨床 40：1092-1108，2020

2) アトピー性角結膜炎

日本大学眼科 **松田 彰**

診断と治療のポイント

- 治療法の主軸がステロイド点眼薬から免疫抑制点眼薬へとシフトした
- 増悪期の指標(落屑状角膜炎, シールド潰瘍, 上眼瞼結膜上の粘稠眼脂)を元に治療を強化する
- 寛解期においては免疫抑制点眼薬のproactive療法で寛解維持を目指す

I 概説

慢性アレルギー性角結膜炎であるアトピー性角結膜炎(atopic keratoconjunctivitis：AKC)では, アレルゲン特異的なIgEが産生された状態で, アレルゲンが結膜組織に繰り返し作用することで, ①マスト細胞の脱顆粒と炎症性メディエーターの放出による結膜充血, 浮腫, かゆみといったI型アレルギー反応, ②結膜組織におけるリンパ球の慢性的な活性化と好酸球, マクロファージなどの炎症細胞浸潤, ③Th2サイトカインおよびケモカインの発現亢進, ④慢性炎症による線維芽細胞の増殖性変化, といった病態が複雑にからみあってその病像を形成していると考えられている[1]. AKCはアトピー性皮膚炎とアトピー眼瞼炎を伴う慢性の角結膜炎であり, 重症例では角膜への血管侵入や角膜混濁による視機能の低下をきたす(図1). 春季カタル(vernal keratoconjunctivitis：VKC)と同様の巨大乳頭結膜炎を生ずる症例もあり, 両者の厳密な鑑別は困難であることも多い(表1).

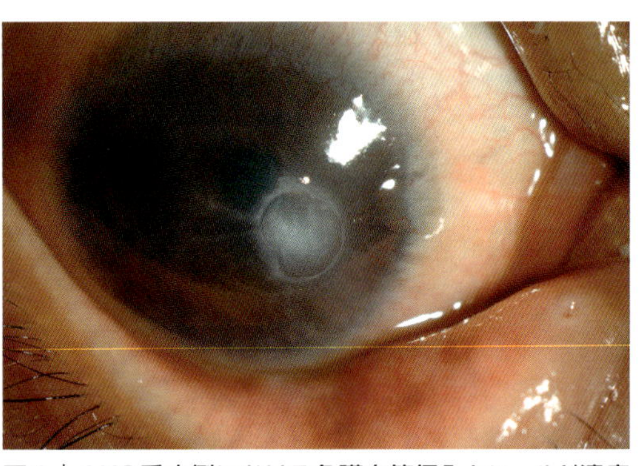

図1 | AKC重症例における角膜血管侵入とシールド潰瘍
AKC重症例では角膜血管侵入やシールド潰瘍を生ずる.

表1 | VKCとAKCの鑑別ポイント

	VKC	AKC
好発年齢	幼児期～学童期	青壮年期
罹病期間	多くが青年期までに離脱	慢性, 長期にわたる
結膜線維化	まれ	好発
角膜新生血管	まれ	好発
アトピー性皮膚炎合併	伴うこともあり	必須

II 症状・検査と診断

眼瘙痒感, 充血, 眼脂, 流涙, 異物感, 眼痛, 羞明といった症状を呈する. 確定診断にはI型アレルギー素因, 眼局所(結膜)でのI型アレルギー反応の存在が必要であるが, 多くの症例ではアトピー性皮膚炎が合併しているため, 臨床症状と典型的な眼所見から臨床的診断が可能である. またAKCでは涙液中のIgEが高値であることが多いことから, イムノクロマト法を用いた涙液中のIgE

検査（アレルウォッチ涙液IgE）は眼局所でのⅠ型アレルギー反応の証明に有用である．

Ⅲ 治療

軽症症例では抗アレルギー点眼薬のみで症状をコントロールできることもあるが，結膜増殖性変化を伴う中等度以上の症例における治療では抗アレルギー点眼薬と免疫抑制点眼薬を併用する[1]．厳密にはAKCには免疫抑制点眼薬の保険適応はないが，VKCとAKCの線引きは困難なことも多く，実際にはAKCにおいても免疫抑制点眼薬が治療の主軸となっている．重症例においてはステロイド点眼薬の追加投与を行う．重症例の急性増悪期には角膜上皮が毛羽立つように傷害される落屑角膜炎（図2），あるいは上皮が欠損した部位に好酸球由来の分泌物が沈着するシールド潰瘍（図3）といった所見を認めることがある．角膜病変を伴う重症例では短期間のステロイド内服，シールド潰瘍のプラーク除去を施行することもある．またAKC症例に合併するアトピー眼瞼炎（図4）を同時に治療することも大切であり，ウィーククラスのステロイド軟膏（抗菌薬を含んでいないもの），プロトピック®軟膏などを用いて治療を行う．

免疫抑制点眼薬は効果と忍容性に優れる薬（図5）であるが，上皮型角膜ヘルペスの出現には注意が必要である．上皮型ヘルペス角膜炎の出現時（図6）には免疫抑制点眼薬を休止してアシクロビル眼軟膏を使用して，角膜炎を鎮静化させた後に免疫抑制点眼薬を再開する．また皮膚科専門医との連携で全身のアトピー性皮膚炎の治療を積極的に行うことが重要である．

AKCは慢性の経過をたどることが多く，度重なる上皮障害によって，血管侵入を伴う慢性角膜混濁や不正乱視といった視機能障害を残すことがあり，長期にわたる管理が重要である．適切な消炎治療で上皮障害を防止すること，かゆみや炎症をコントロールすることで，アトピー白内障，アトピー網膜剝離，アトピー緑内障といった眼におけるアトピーマーチの進展を防止することが治療上の目的である．症状が改善してきた際には，ステロイド点眼薬を漸減・中止し，抗アレルギー点眼薬・免疫抑制点眼薬で寛解を維持する．寛解期間が長くなれば，免疫抑制点眼薬のproactive療法（点眼薬を減量して継続）で寛解状態を維持し，免疫抑制点眼薬からの離脱が可能であれば抗アレルギー点眼薬のみでコントロールする．

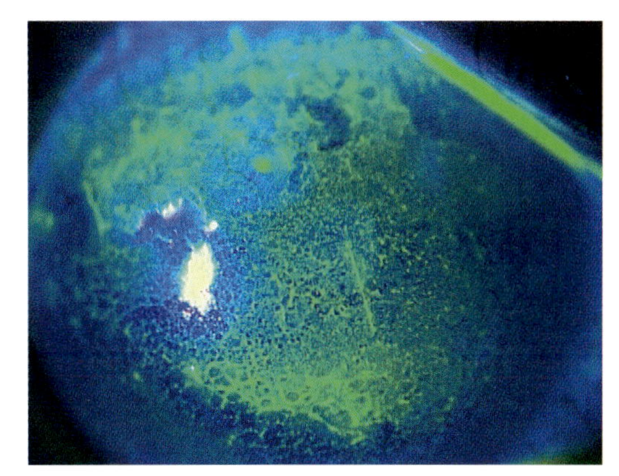

図2｜重症AKCの急性増悪期における落屑角膜炎

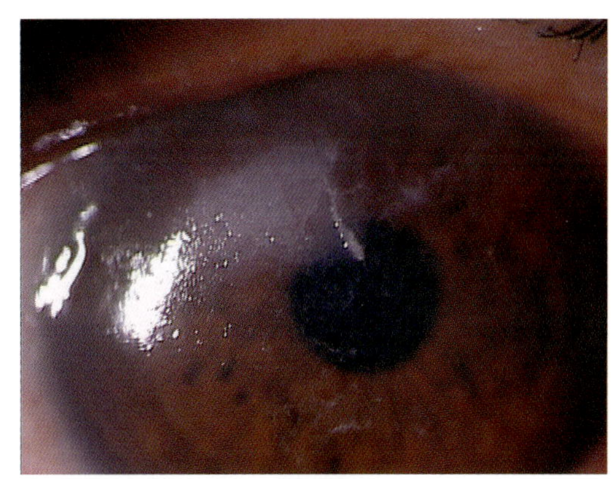

図3｜AKCに生じたシールド潰瘍
落屑角膜炎と上方からの角膜内への血管侵入を伴うシールド潰瘍を認める．

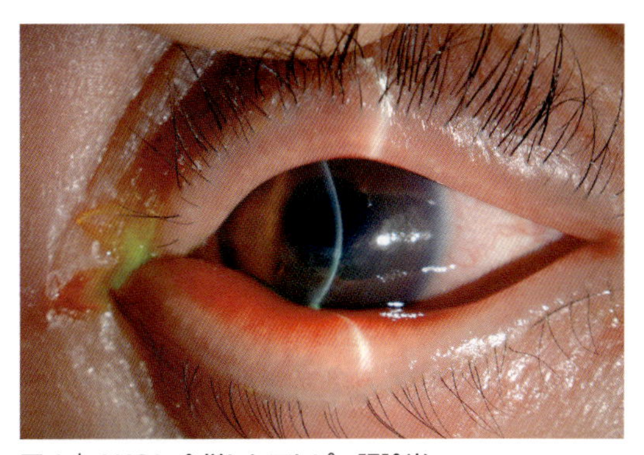

図4｜AKCに合併したアトピー眼瞼炎
眼瞼の発赤と腫脹，内眼角にびらんと痂皮形成を認める．

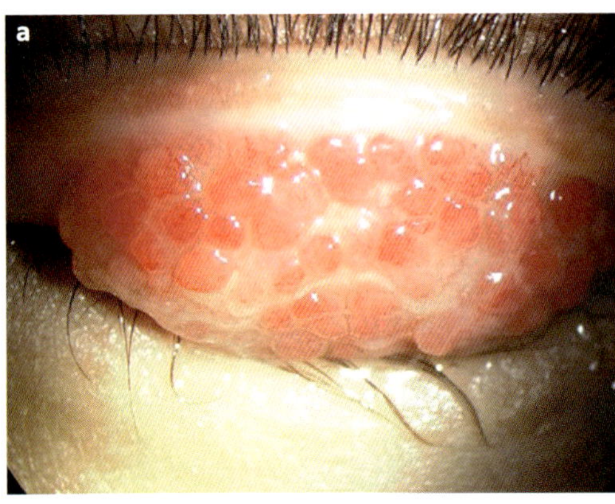

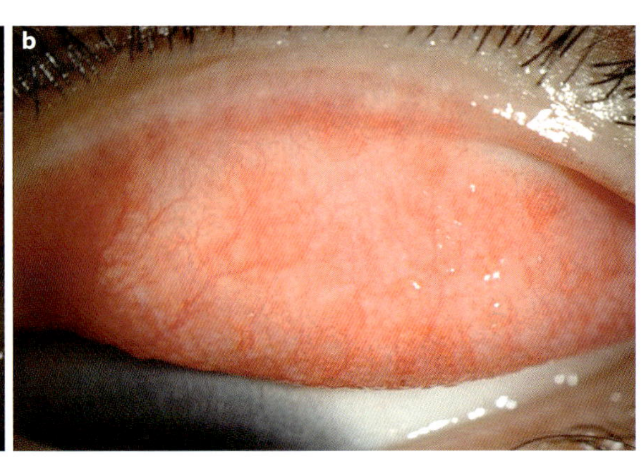

図5｜AKCに伴う巨大乳頭結膜炎に対してタクロリムス点眼が著効した症例
a 点眼治療前，b 治療開始6週間後.

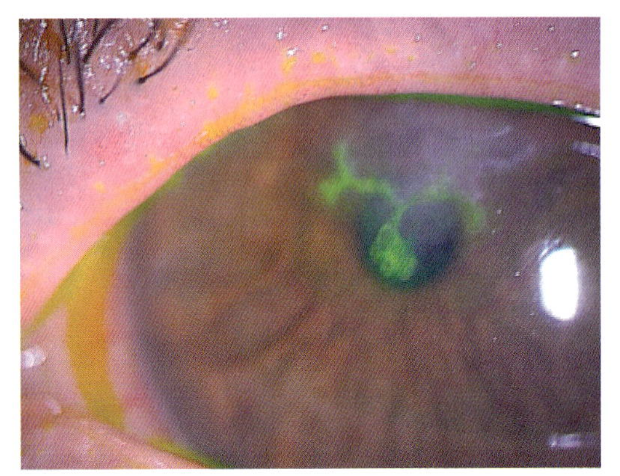

図6｜AKCのタクロリムス点眼使用中に発症した上皮型ヘルペス角膜炎

IV Topics

重症アトピー性皮膚炎の治療に用いられるデュピルマブ（抗IL-4受容体抗体）は免疫抑制点眼薬治療に抵抗する重症AKCに対して治療効果を示す症例がある一方，副作用として眼瞼結膜炎を誘発する症例があることが報告されている（デュピルマブ関連結膜炎，図7）．眼のかゆみ，眼瞼炎，結膜の充血・腫脹を呈する病態で，免疫抑制点眼薬（タクロリムス），ステロイド点眼薬の使用で症状・所見の改善がみられることが多く，デュピルマブの中止が必要な症例はまれであるとされている．重症喘息の治療に用いた症例では発症せず，アトピー性皮膚炎に対して用いた場合に発症することか知られており，発症のメカニズムが現在研究の対象となっている．

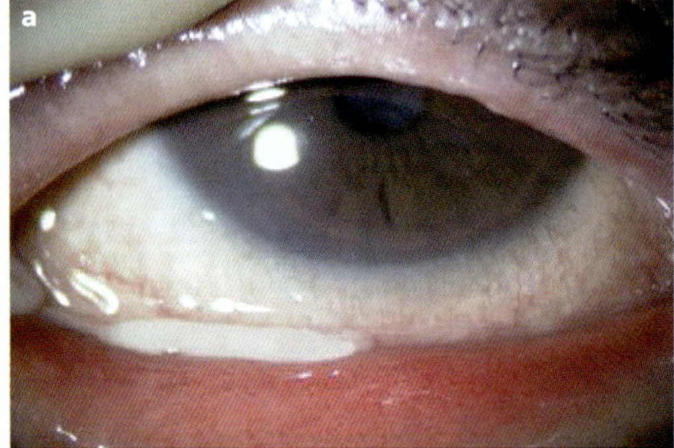

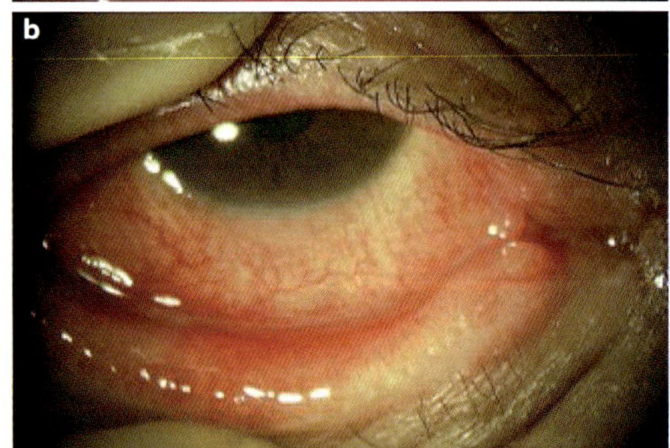

図7｜デュピルマブ関連結膜炎
アトピー性皮膚炎患者に対してデュピルマブを投与した症例．a 投与前の前眼部，b 投与後の前眼部．デュピルマブ投与後に結膜充血とかゆみ，異物感を訴えた症例.

文献

1）日本眼科アレルギー学会診療ガイドライン作成委員会：アレルギー性結膜疾患診療ガイドライン第3版．日眼会誌 125：741-785，2021

Ⅱ. 各論 ► 2. アレルギー性結膜疾患

3）春季カタル

高知大学眼科 **福田　憲**

診断と治療のポイント

- 眼瞼型・眼球型・混合型に分類される
- 病型により免疫抑制点眼薬を使い分けて治療する
- 小児に多く，ステロイド点眼薬の使用時には眼圧上昇に注意する

Ⅰ 概説

春季カタルはアレルギー性結膜疾患の一つで，上眼瞼結膜の巨大乳頭や輪部病変などの増殖性変化がみられるアレルギー性結膜疾患と定義される．アトピー性皮膚炎を合併する症例も多い．顔面にアトピー性皮膚炎を伴う患者に起こる慢性のアレルギー性結膜疾患をアトピー性角結膜炎と分類するが，定義上では増殖性病変を伴うアトピー性角結膜炎は春季カタルとも分類できる．

Ⅱ 症状・検査と診断

春季カタルは小児の男児に多い疾患で，疾患の定義にもあるように，上眼瞼結膜に直径1mmを超える巨大乳頭や輪部の堤防状の隆起などの増殖性変化がみられる（図1）のが特徴である．上眼瞼結膜に巨大乳頭がみられる眼瞼型，輪部に増殖性病変がみられる眼球型，両者がみられる混合型に分類される．診断は巨大乳頭などの特徴的な所見から比較的容易である．輪部病変が軽度な眼球型は見逃されることも多いが，フルオレセイン染色をして観察することで軽微な輪部病変にも気付きやすくなる[1]（図2）．

結膜の増殖性変化では強い2型炎症が生じ多数の好酸球が浸潤し，涙液の細胞診でも多数の遊走した好酸球と壊死した上皮細胞などが観察さ

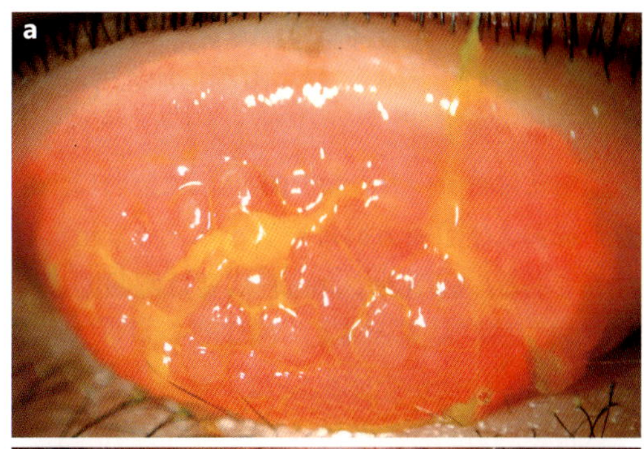

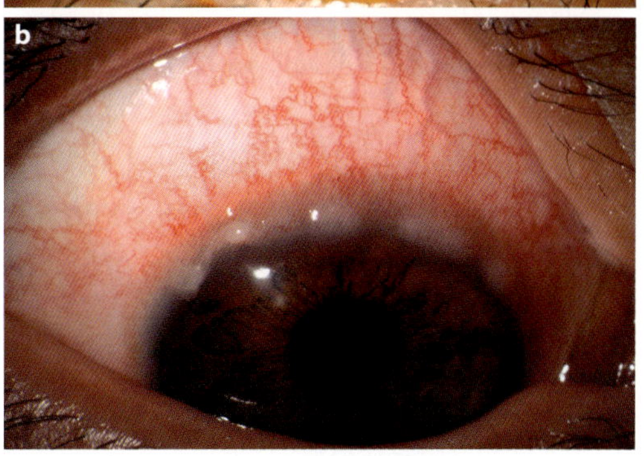

図1｜春季カタルでみられる増殖性病変
春季カタルの眼瞼型では上眼瞼結膜に直径1mm以上の巨大乳頭がみられる（**a**）．眼球型では輪部病変の腫脹がみられる（**b**）．混合型は巨大乳頭と輪部病変が両方みられる．

れる（図3）．好酸球からはmajor basic proteinやeosinophil cationic proteinなどの細胞傷害性タンパクが放出されるため，落屑様の点状表層角膜炎，角膜びらん，シールド潰瘍，角膜プラー

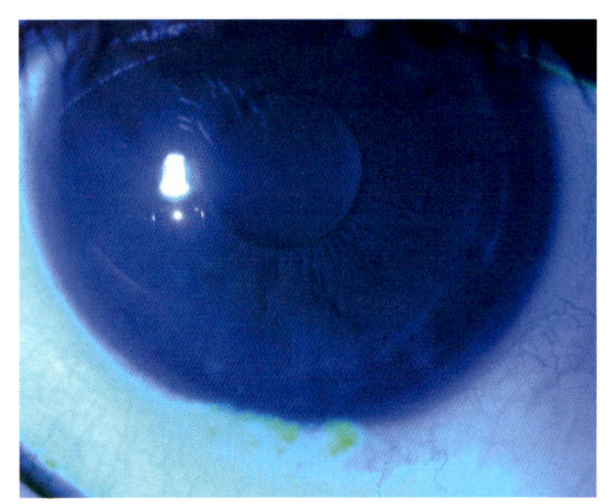

図2｜眼球型春季カタルの軽症例
軽度の輪部病変はフルオレセイン染色によりわかりやすくなる.

（文献1）より）

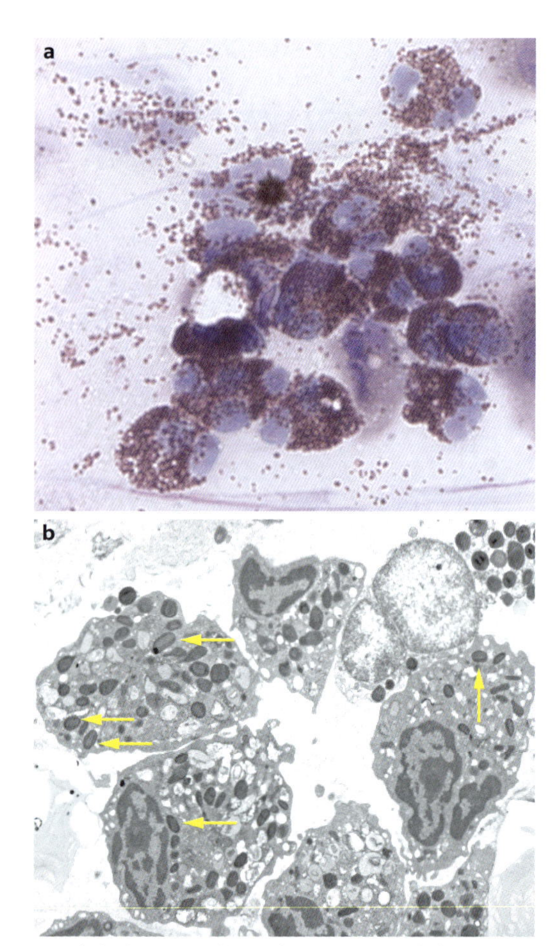

図3｜春季カタル患者の眼脂でみられる好酸球
春季カタル患者の眼脂・涙液をハンセル染色して観察すると，赤色に染まる顆粒を有した好酸球が多数観察される(**a**). 電子顕微鏡で観察すると特徴的な大型の芯構造（矢印）をもつ顆粒がみられる(**b**).

クなど特徴的な多彩な角膜病変が生じる（図4）. そのため眼瘙痒感・粘稠な眼脂に加えて羞明，眼痛や視力低下などの症状を自覚する．これらの角膜病変は診断の有力な根拠となると同時に，視力予後および治療方針に影響を与える重篤な合併症である．病型別では角膜病変は眼瞼型の春季カタルに伴うことが多く，眼球型や混合型では重症の角膜病変が生じることは少ない．角膜病変は点状表層角膜炎，落屑を伴う点状表層角膜炎，角膜びらん，シールド潰瘍の順に重症度が高くなる．角膜プラークは，角膜上皮欠損部に炎症細胞や上皮細胞などの残渣などが堆積したものであり[2]（図5），プラークの堆積により物理的に角膜上皮の再被覆が障害される.

III 治療

1. 免疫抑制点眼薬が治療の中心

春季カタルの治療は診療ガイドラインに従い[3]，段階的に点眼薬による薬物治療を強化していき，重症例には時にステロイド内服や外科的治療を加える（図6）. 点眼薬の治療はベースに抗アレルギー点眼薬を用いるが，抗アレルギー点眼薬のみでは炎症は鎮静化できないため，免疫抑制点眼薬が治療の中心となる.

免疫抑制点眼薬は世界に先駆けて我が国で開発され，2006年にシクロスポリン点眼薬（パピロック®ミニ点眼液0.1%），2008年にタクロリムス点眼薬（タリムス®点眼液0.1%）が上市され，その効果と安全性から春季カタルの治療の中心がステロイド点眼薬から免疫抑制点眼薬に移行した．シクロスポリンもタクロリムスも，標的は同じT細胞のカルシニューリンの阻害で抗炎症作用を発揮し，カルシニューリン阻害薬とも呼ばれる．細胞を用いた比較実験では同じ濃度であればタクロリムスのほうがシクロスポリンに比して免疫抑制作用は強く，臨床的にもタクロリムス点眼のほうが消炎効果が強い.

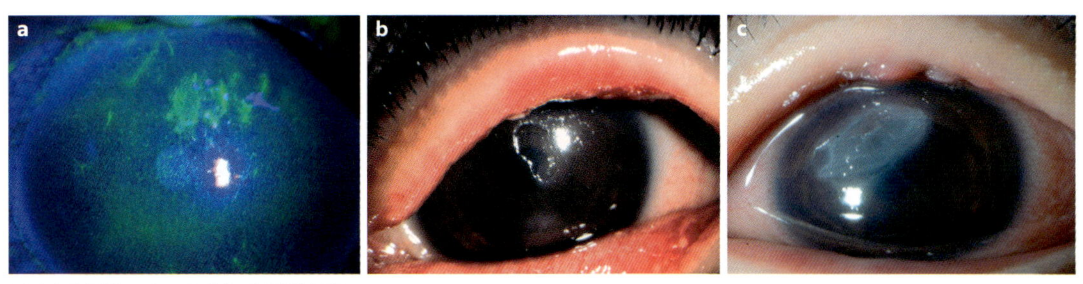

図4｜春季カタルでみられる角膜病変
春季カタルでは，落屑様の点状表層角膜炎（a），シールド潰瘍（b），角膜プラーク（c）などの特徴的な角膜病変を併発する．

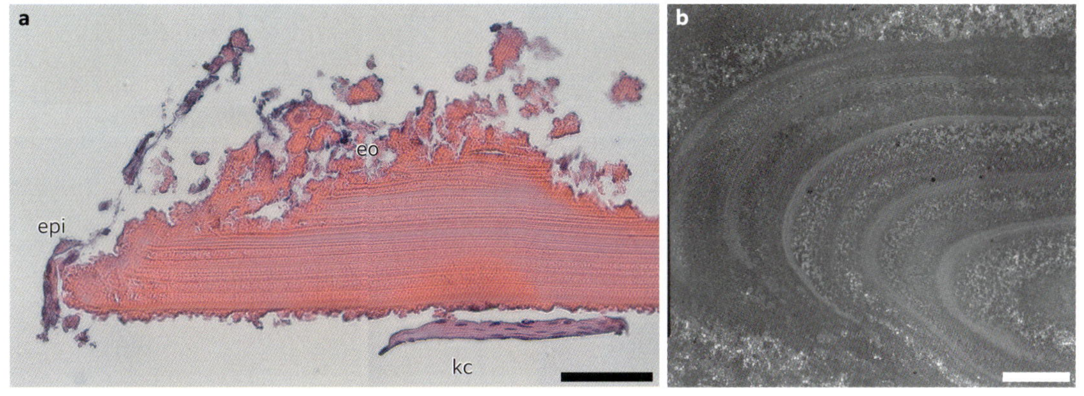

図5｜角膜プラークの病理像
角膜プラークは明瞭な層状の構造を呈し，辺縁や表層部に角膜上皮細胞（epi）や好酸球，またプラーク下の実質には角膜実質細胞（kc）が認められる（a，HE染色，バーは100 μm）．電子顕微鏡では，電子密度の異なる顆粒状の層と無構造な層が交互に観察される（b，バーは5 μm）．

（文献2）より）

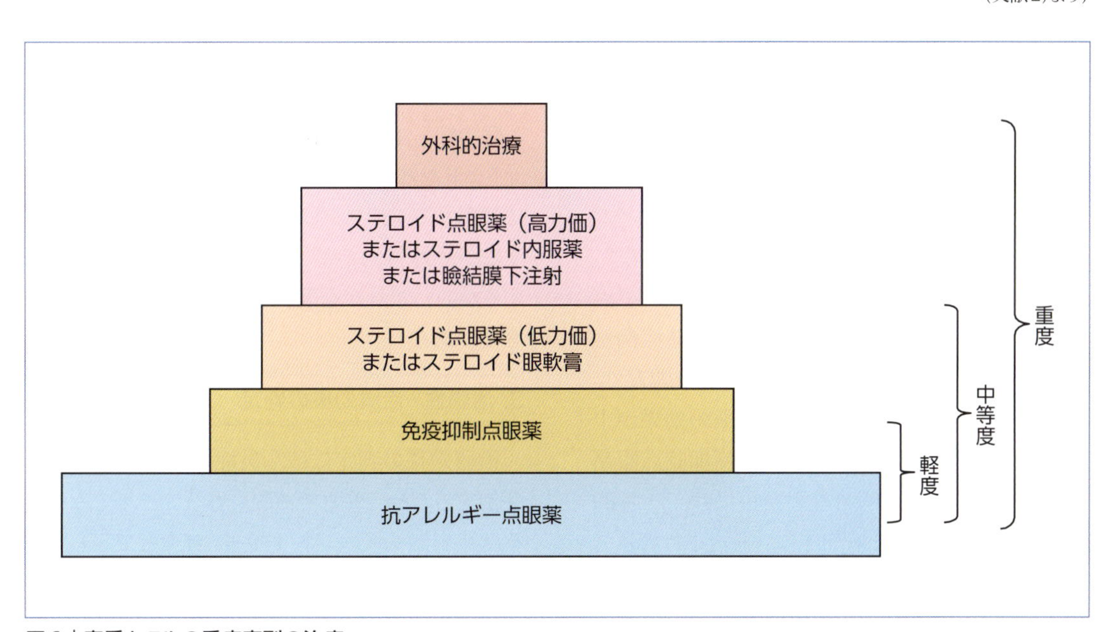

図6｜春季カタルの重症度別の治療
免疫抑制点眼薬を中心に，重症度に応じて段階的に点眼薬による薬物治療を強化していき，重症例にはステロイド内服や外科的治療を加える．

（文献3）より）

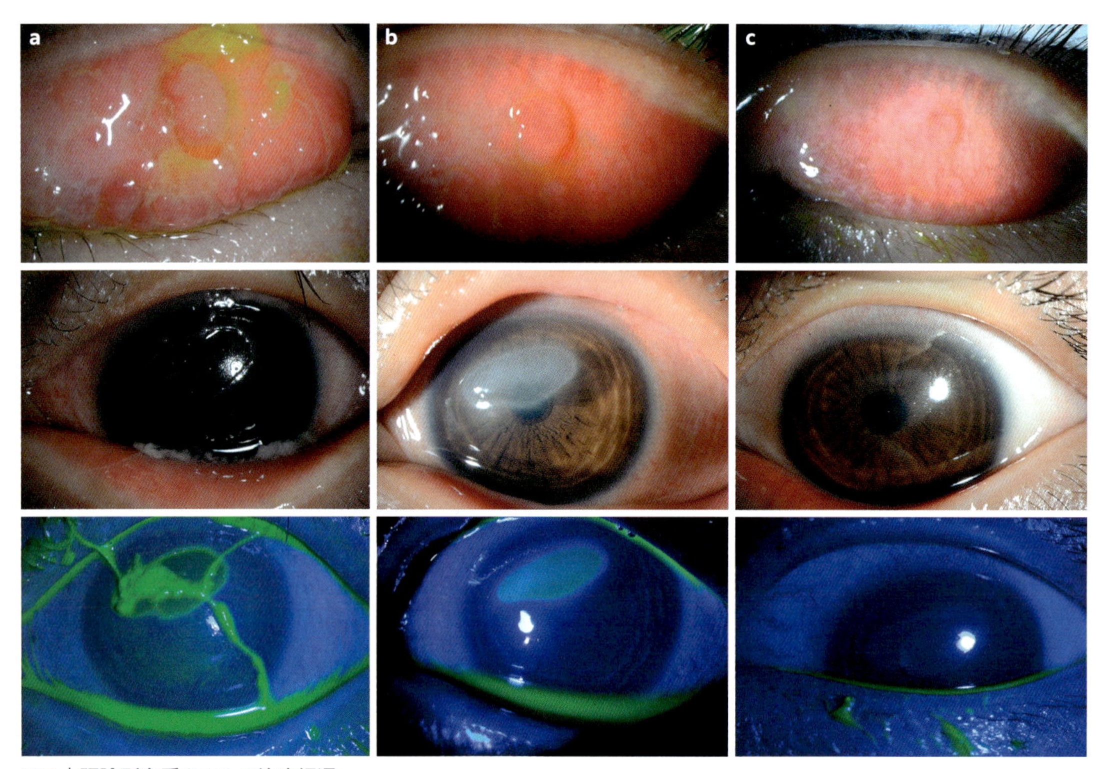

図7｜眼瞼型春季カタルの治療経過
治療前は強い腫脹を伴う巨大乳頭，シールド潰瘍とその周囲の落屑様点状表層角膜炎を認める(**a**)．抗アレルギー点眼薬(トラニラスト)と免疫抑制点眼(タクロリムス)の治療１週間後(**b**)には巨大乳頭の腫脹が軽減し，落屑様点状表層角膜炎が消失し，治療効果があると判定する．炎症が鎮静化した後に堆積したプラークを外科的に除去する(**c**)．

（文献4)より）

2. 点眼薬の使い分け

眼球型や混合型の症例では，シクロスポリン点眼薬により加療できる場合が多い．角膜病変を伴う眼瞼型では，タクロリムス点眼を用いて強いアレルギー炎症の抑制を図ることが重要である[4]．タクロリムス点眼により，眼瞼型でもステロイド点眼の追加なしで炎症をコントロールできる症例が多い(図7)．タクロリムス点眼薬の市販後調査で，約10%弱程度の症例において点眼薬の効果が十分でないことが報告されている．免疫抑制点眼薬でも十分な消炎が得られない場合には，一時的にステロイド点眼薬を追加する．消炎されればステロイド点眼薬から中止し免疫抑制点眼薬は継続する．春季カタルの好発年齢は，ステロイドによる眼圧上昇の感受性の高い小学校低学年であるため，ステロイド点眼薬の使用時には眼圧上昇に注意が必要である．

免疫抑制点眼薬と高力価のステロイド点眼薬の併用でも，炎症が鎮静化せず角膜病変が遷延する難治性・重症例においては，トリアムシノロンアセトニドなどのステロイド懸濁液を上眼瞼結膜下に注射するか，ステロイドの内服を一時的に追加するか，外科的治療として結膜巨大乳頭を切除するかのいずれかを選択してさらなる消炎を図る必要がある．

3. 活動性・治療効果の判定

治療効果の判定には，炎症の活動性を適切に評価することが重要である．春季カタルでみられる点状表層角膜炎は，ドライアイなどでみられる点状表層角膜症とは異なり，角膜上皮の表面が羽毛状に不整になる落屑様の変化を伴う．落屑様の変化は結膜の炎症の強さを反映すると考えられ，活動性の指標となる．点状表層角膜炎に落屑様の変化を伴えば角膜びらんと同等の強い活動性があると考える．また角膜プラークが堆積した症例では，治療により結膜の炎症が軽減してもプラークの上には物理的に角膜上皮細胞が遊走できずに上皮が再被覆しないため，上皮欠損は縮小しない．したがって角膜プラークがある症例では，角膜上皮欠損の大きさは治療効果の指標とはならないので注意が必要である．フルオレセイン染色で観察し，プラーク周囲の角膜上皮の状態，点状表層角膜炎の程度により活動性や治療効果を判定する（図7）．治療により消炎されると，まず落屑がなくなり，次に点状表層角膜炎自体が消退する．

また角膜プラークが形成された場合は，点眼治療だけで角膜プラークが自然に脱落する症例もまれに経験するが，脱落せず残存した場合は外科的に除去する．活動性が高い時期にプラークを除去しても再度プラークが堆積して無効なために，点眼治療により結膜の炎症所見が鎮静化してから除去する（図7）．

IV 予後

春季カタル，特にアトピー性皮膚炎を併発していない症例においては思春期を過ぎると軽快あるいは自然寛解する症例も多い．寛解までに角膜に瘢痕を残さずに炎症が制御できれば，視力予後には影響しない．顔面のアトピー性皮膚炎が強い症例においては思春期を過ぎても炎症が遷延する傾向がある．

春季カタルの治療では，免疫抑制薬とステロイド薬による点眼治療でも難治な症例に対する治療法の開発が今後の臨床的課題である．難治例の巨大乳頭のRNA transcriptome解析では，サイトカインではIL-4とIL-13が最も高発現している．我々はアトピー性皮膚炎の治療に用いられた抗IL-4受容体α抗体で，巨大乳頭や角膜障害が劇的に改善した2例を経験し[5]，その後他の国からも同様の症例が報告されている．さらに我々はアトピー性皮膚炎に対する経口ヤヌスキナーゼ（JAK）阻害薬による春季カタルの改善例も経験している．現在アトピー性皮膚炎を含むアレルギー疾患の治療に，多くの皮下注射のサイトカインに対するバイオ製剤や経口のJAK阻害薬が用いられている．これらの製剤は眼疾患に適応はないが，今後重症アレルギー性結膜疾患に対しても臨床応用が期待される．

文献

1）福田　憲ほか：アレルギー性結膜疾患．OCULISTA 65：8-14，2018

2）福田　憲ほか：角膜プラーク．臨眼 60：162-164，2006

3）日本眼科アレルギー学会診療ガイドライン作成委員会：アレルギー性結膜疾患診療ガイドライン（第3版）．日眼会誌 125：741-785，2021

4）福田　憲：シールド潰瘍を上手に治すにはどのようにしたらよいでしょうか．あたらしい眼科 33：196-200，2016

5）Fukuda K, et al：Amelioration of conjunctival giant papillae by dupilumab in patients with atopic keratoconjunctivitis. J Allergy Clin Immunol Pract 8：1152-1155, 2020

Ⅱ. 各論 ▶ 2. アレルギー性結膜疾患

4) コンタクトレンズ装用とアレルギー

ツカザキ病院眼科 **福島敦樹**

診断と治療のポイント

- コンタクトレンズ装用により巨大乳頭結膜炎を生じる
- 治療の原則はコンタクトレンズ中止と抗アレルギー点眼薬
- 抗アレルギー薬を含むソフトコンタクトレンズも選択肢

Ⅰ 概説

これまではコンタクトレンズ装用により結膜に炎症を生じる負の側面が取り上げられていた．近年，drug-delivery systemとして抗アレルギー薬を含有するコンタクトレンズが使用できるようになった．このように，コンタクトレンズの正の側面も注目されるようになった．本項では眼アレルギーにおけるコンタクトレンズの両側面を解説する．

Ⅱ 負の側面

巨大乳頭結膜炎(giant papillary conjunctivitis：GPC)は，ソフトコンタクトレンズ装用者の上眼瞼に生じるアレルギー様の反応として1974年に初めて報告された[1]．なかでも，コンタクトレンズにより誘発される乳頭状結膜炎をCLPC(CL-related papillary conjunctivitis)と呼ぶ．重症例が難治性の巨大乳頭結膜炎である．GPCの患者の51%に何らかのアレルギーを認めたとの報告[2]，GPCの患者の10%に環境因子に対するアレルギーを認めたとの報告[3]を含め，表1に示しているように，CLPCの発症には，アレルギー反応(Ⅰ型アレルギーおよびⅣ型アレルギー)が積極的に関与していると考えられる[4]．コンタクトレンズ以外の機械的刺激(縫合糸，義眼，帯状角膜変性症など)でもCLPCと類似する乳頭増殖を認めることから，機械的刺激も関与していると考えられる．CLPCは乳頭の大きさと発生部位を加味してグレード分類する[5](図1)．CLPCの発症率は，一般的にソフトコンタクトレンズはハードコンタクトレンズに比して高く，最も低いのは，1日使い捨てタイプのソフトコンタクトレンズ(DSCL)とされている．

表1｜CLPCにおけるアレルギーの関与

	GPC発症(*n*=10)	GPC非発症(*n*=37)	*p*値
アレルギー	8/10(80%)	11/37(30%)	0.012
環境因子	4/10(40%)	4/37(10.8%)	0.088
薬	4/10(40%)	7/37(18.9%)	NS
点眼	1/10(10%)	0	NS
食物	1/10(10%)	0	NS

(文献4)より)

1. 中等度症例

5年前より2週間交換型ソフトコンタクトレンズを装用していたが，左眼のソフトコンタクトレンズが上方へズレやすくなったため受診した．上眼瞼結膜に乳頭増殖を認め，CLPCによる乳頭状結

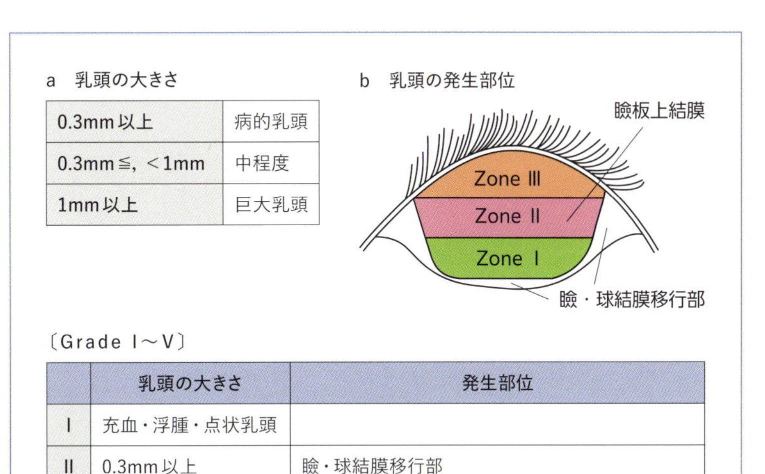

a　乳頭の大きさ

0.3mm以上	病的乳頭
0.3mm≦，＜1mm	中程度
1mm以上	巨大乳頭

b　乳頭の発生部位

〔Grade Ⅰ〜Ⅴ〕

	乳頭の大きさ	発生部位
Ⅰ	充血・浮腫・点状乳頭	
Ⅱ	0.3mm以上	瞼・球結膜移行部
Ⅲ	中等度	瞼・球結膜移行部＋Zone Ⅰ
Ⅳ	中等度	瞼・球結膜移行部＋Zone Ⅰ＋Zone Ⅱ
Ⅴ	巨大乳頭	瞼・球結膜移行部＋Zone Ⅰ＋Zone Ⅱ＋Zone Ⅲ

図1｜CLPCの程度分類
（文献5）より）

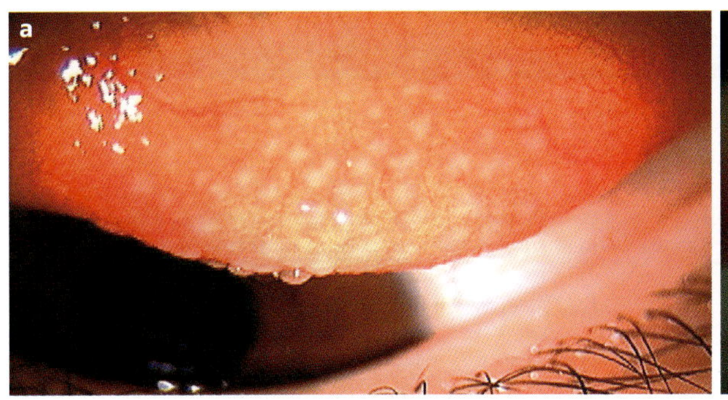

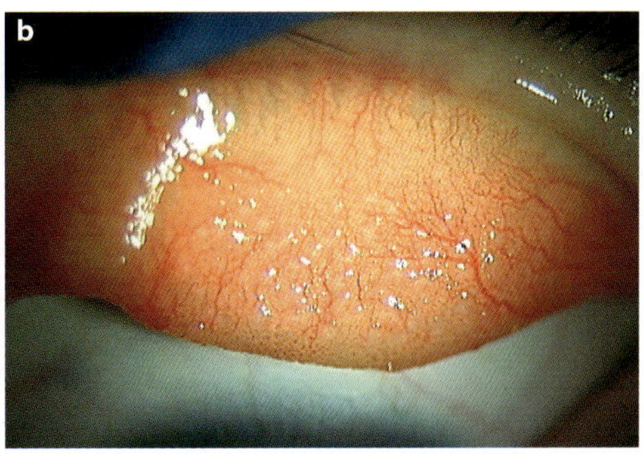

図2｜中等度症例
a 治療前上眼瞼結膜所見，b 治療後上眼瞼結膜所見.

膜炎と診断した（図2a）．抗アレルギー点眼薬と0.02%フルオロメトロン点眼薬を処方し，コンタクトレンズを可能な限り装用しないように指示した．また，DSCLに変更することを勧めた．4ヵ月後には乳頭増殖が改善し，コンタクトレンズのズレも自覚しないようになった（図2b）．

このような中等度症例では抗アレルギー点眼薬に加え，DSCLに変更することにより，CLPCの誘因となる汚れの付着を最小限にする努力を喚起することが重要である．

2. 重症例

幼少時よりアトピー性皮膚炎で治療を続けている．10年前よりDSCLを装用していた．4年前より近医でGPCと診断され，抗アレルギー点眼薬，ベタメタゾン点眼薬を処方され経過観察されていた．左眼の悪化を認め，紹介受診となった．左眼上眼瞼結膜に平坦で白色の巨大乳頭を認めた（図3a）．これまでの治療で改善していないことから，コンタクトレンズ装用を中止し，タクロリムス点眼薬1日2回と抗アレルギー点眼薬で治療を開始した．治療開始後，約1ヵ月後には巨大乳頭の縮小を認め，タクロリムス点眼薬中止，抗アレルギー点眼薬は継続のうえ，コンタクトレンズを再開可能とした（図3b）．

DSCLを装用している患者でもGPCを発症することがある．アトピー性皮膚炎を合併する場合でステロイド点眼薬を処方されても改善しない場合

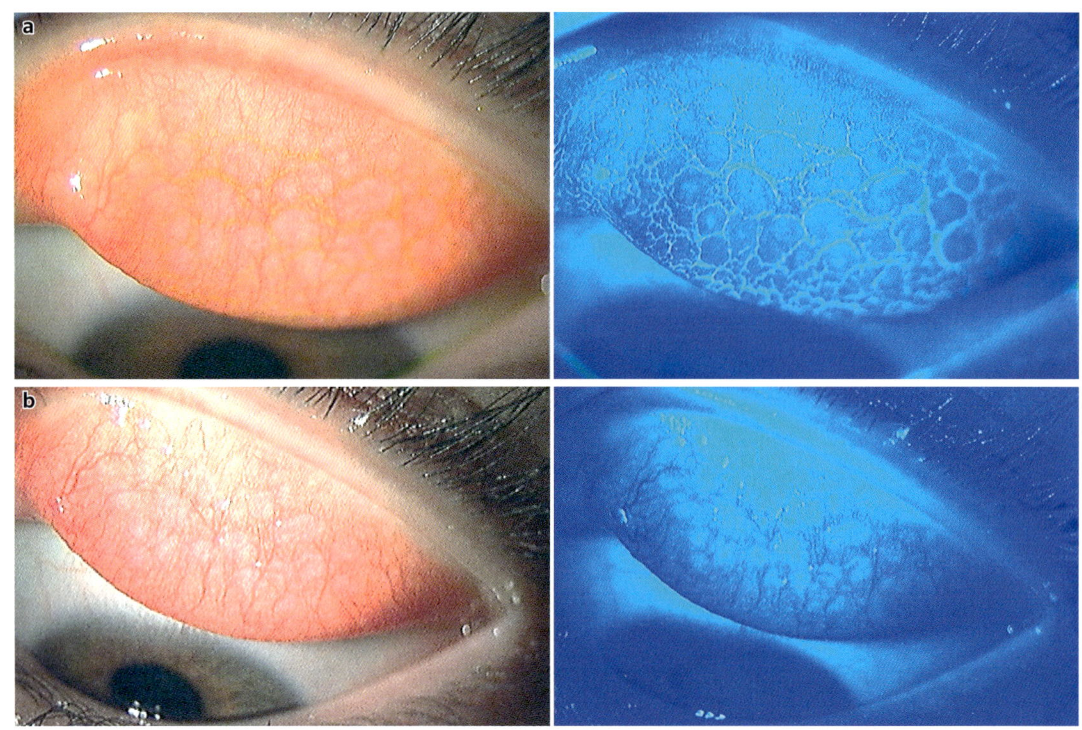

図3｜重症例
a 治療前上眼瞼結膜所見，**b** 治療後上眼瞼結膜所見.

は，コンタクトレンズ装用を中止し，タクロリムス点眼を処方する必要がある.

Ⅲ 正の側面

季節性アレルギー性結膜炎を合併するコンタクトレンズ装用者の20%以上で，コンタクトレンズ装用によりアレルギー症状の悪化を認めたと報告されている[6]. 一方, 花粉症を含めた眼アレルギーを合併するコンタクトレンズ装用者は，花粉症のシーズンでもコンタクトレンズ装用継続を希望している. 近年，抗アレルギー薬を含有するソフトコンタクトレンズが臨床現場で使用できるようになった.

発売までの臨床試験は抗原誘発試験により行われ，その効果は確認されている. しかし，眼アレルギー症状の既往のある患者に対する効果は検討されていなかった[7]. 我々は臨床現場で本コンタクトレンズを処方し，経過を観察したところ，ほぼ全例で自覚症状，他覚所見の改善を認めた[8]. このように，抗アレルギー薬含有コンタクトレンズは眼アレルギーを合併するコンタクトレンズ装用者にとって希望の持てる選択肢である. ただし，活動性の高い眼アレルギーを合併する患者に適応はなく，従来通りコンタクトレンズを中止し，点眼による治療が必須である.

1. 抗アレルギー薬含有ソフトコンタクトレンズ処方症例

ハードコンタクトレンズを25年にわたり装用していた. 流涙と眼脂を主訴に近医受診し，抗アレルギー点眼薬とヒアルロン酸点眼薬を処方されていたが改善しないとのことで紹介受診となった(図4). アトピー性皮膚炎を認めタクロリムス軟膏，ステロイド軟膏などを処方されていた. アトピー性角結膜炎と診断し，0.1%フルオロメトロンと抗アレルギー点眼薬で治療開始し，改善を認め2ヵ月後にフルオロメトロン点眼薬を中止した. その後，ハードコンタクトレンズを時々使っていたが, 充血，流涙を認めた. 仕事の都合上，コンタクトレンズが必須とのことで，初診から3ヵ月経過してから

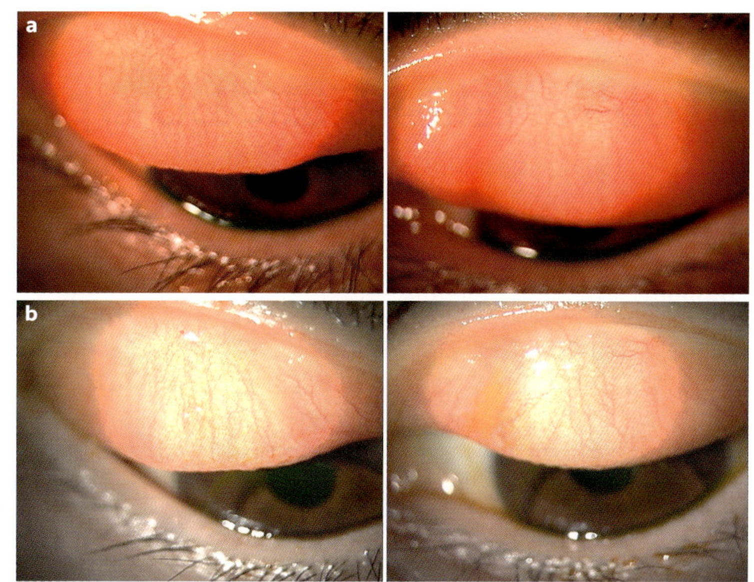

図4｜抗アレルギー薬含有ソフトコンタクトレンズ処方症例
a 装用前，b 装用開始2ヵ月後．

抗アレルギー薬含有ソフトコンタクトレンズを開始した．以後徐々に症状・所見が改善し継続投与中である(図4)．

本症例はハードコンタクトレンズによる機械的刺激が関与している可能性もあるが，アトピー性皮膚炎の背景を持ち，純粋なアレルギー反応が充血などの所見に中心的役割を果たしていると考えられる．抗アレルギー薬含有ソフトコンタクトレンズの装用により症状・所見が顕著に改善した．処方すべき時期，適応を適切に判断すればコンタクトレンズ装用が必要な眼アレルギー患者に対して，抗アレルギー薬含有ソフトコンタクトレンズは有用な選択肢と考える．

IV 予防と治療

コンタクトレンズ装用によりアレルギー性結膜疾患が悪化することがあるため，①CL装用を中止すること，②DSCLへの変更を考慮すること，③抗アレルギー点眼薬による治療を行うこと，④重症例ではステロイド点眼薬や免疫抑制点眼薬を追加すること，などの対策が必要である．

眼アレルギー症状，所見が安定している場合は，予防的に抗アレルギー薬含有ソフトコンタクトレンズを装用することも選択肢の一つである．

本邦で承認された抗アレルギー薬含有ソフトコンタクトレンズは2024年で販売終了となった．

文献

1) Spring TF：Reaction to hydrophilic lenses. Med J Aust 1：449-450, 1974
2) Begley CG, et al: Association of giant papillary conjunctivitis with seasonal allergies. Optom Vis Sci 67：192-195, 1990
3) Friedlaender MH: Some unusual nonallergic causes of giant papillary conjunctivitis. Trans Am Ophthalmol Soc 88：343-349, 1990
4) Porazinski AD, et al：Giant papillary conjunctivitis in frequent replacement contact lens wearers: a retrospective study. CLAO J 25：142-147, 1999
5) 海老原伸行：眼表面のアレルギー　コンタクトレンズによる乳頭状結膜炎．眼科診療プラクティス 3：24-26, 2000
6) Kumar P, et al：Allergic rhinoconjunctivitis and contact lens intolerance. CLAO J 17：31-34, 1991
7) Pall B, et al：Managementofocularallergy itch with ocular allergy itch with an antihistamine-releasing contact lens. Cornea 38：713-717, 2019
8) Tanaka H, et al：Effects of antihistamine-releasing contact lenses on severe allergic conjunctivitis. Ocul Immunol Inflamm 31：1674-1676, 2023

Topics

アレルギー性結膜疾患におけるproactive療法

両国眼科クリニック 深川和己

皮膚科領域におけるproactive療法

proactive療法とは，以前に疾患に罹患した部位において，臨床症状のないときから長期的に管理することであり[1)]，当初はアトピー性皮膚炎の治療に対して提唱された．具体的には，アトピー性皮膚炎において，局所ステロイド治療による寛解導入後，皮膚症状がない時期にも低力価の局所ステロイド薬または他の局所療法（免疫抑制薬など）による維持療法を行うことである．寛解を維持し，増悪のリスクとリアクティブセラピーの必要性を減少させ，患者のQOLを改善するとされる[1)]．乾癬など他の再発性皮膚疾患や炎症性皮膚疾患にも臨床応用され始めている．

非増殖型アレルギー性結膜疾患（allergic conjunctival disease：ACD）に対するproactive療法① 花粉症

2000年頃から耳鼻科領域でアレルギー性鼻炎に対する初期療法が臨床応用されていた．これはスギ花粉の本格飛散の2週間前のかゆみなどの臨床症状が発症していない時期から点鼻や内服を開始するという一種のproactive療法である．

眼科領域では，1984年のクロモグリク酸点眼薬の登場以降マスト細胞膜安定化作用の抗アレルギー点眼薬が主流であった．しかし，2001年に抗ヒスタミン点眼薬であるレボカバスチン点眼薬，2006年にオロパタジン点眼薬，2013年にエピナスチン点眼薬が承認されると，抗ヒスタミン点眼薬（マスト細胞膜安定化作用も併せ持つ薬剤もある）が多く処方されるようになった．抗ヒスタミン点眼薬による初期療法（＝proactive療法）が行われるようになった[2)]（**図1**）．

当時，かゆみ止めと考えられていた抗ヒスタミン薬によるproactive療法が効果的な理由についていくつかの仮説が提唱された．仮説1：スギ花粉は2月から本格飛散するが1月から飛んでおり，少ないが持続的な炎症（minimal persistent inflammation）が起きているので早めの治療が効果的である．仮説2：一度強い炎症が起きて掻破してしまうと，結膜のバリア機能が低下し，炎症細胞が集積する（＝priming）ため，スギ花粉に対する閾値が低下する（少しの

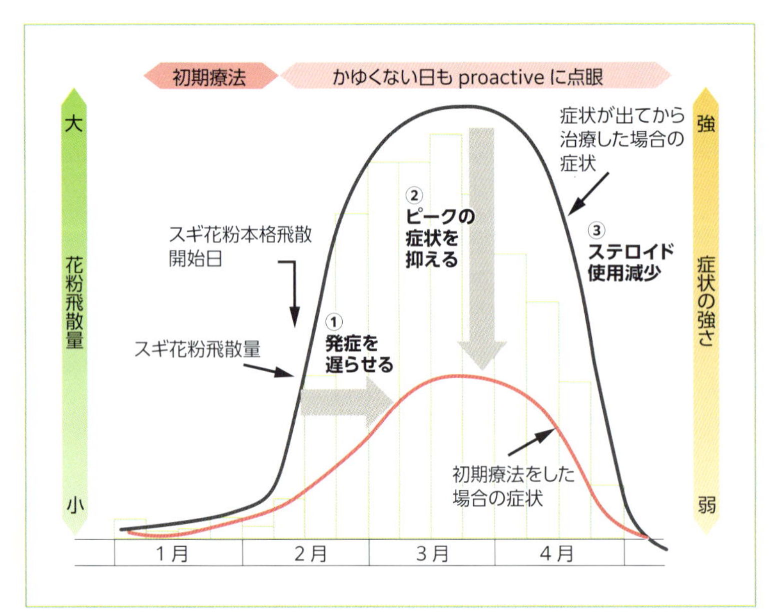

図1｜スギ花粉結膜炎に対する初期療法の効果（概念図）
スギ花粉結膜炎に対する初期療法の効果は次のようなものである．①発症の時期を遅らせる．②症状のピークを抑制する．そして，それらによって③ステロイド点眼薬の使用頻度を減らすことができることもメリットである．

花粉でアレルギー反応が生じる）．仮説3：抗ヒスタミン薬には単純にH1受容体をブロックするもの（neutral antagonist）のほかに，H1受容体に強力に結合して細胞内伝達を抑制し，H1受容体の産生を減少させるもの（invers agonist）がある．invers agonistをproactiveに投与することでH1受容体を減少させ得る．

そこで我々はinvers agonist活性を持つエピナスチン塩酸塩点眼薬を用いてスギ花粉症の初期療法の多施設臨床研究を行った[3]．その結果，初期療法（＝proactive療法）群では自他覚症状が効果的に抑制され，QOL（quality of life）が向上していた．また，かゆくなってから点眼するreactiveな点眼方法よりも，かゆくないときも点眼するproactiveな点眼方法がかゆみを抑制し，QOLを向上させることが示された[4]．

非増殖型ACDにおいて，かゆくなってから点眼するreactiveな治療ではかゆいタイミングはなくならず，掻破行動やステロイド点眼過剰投与のおそれがある．かゆくなることが予測される時期には，かゆくないときにもproactiveに点眼することでかゆみを感じるタイミングが減少すると考えられる（**図2**）．この際，inverse agonist活性のある抗ヒスタミン薬が有利であろうと推察する．

増殖型ACDに対するproactive療法②　VKC/AKC

増殖型ACDである春季カタル（vernal keratoconjunctivitis：VKC）やアトピー性角結膜炎（atopic keratoconjunctivitis：AKC）などの重症化リスクの高い増殖型ACDに対しては，免疫抑制点眼薬によるproactive療法が有効である[5]．

免疫抑制点眼薬により寛解に持ち込んだ後，免疫抑制点眼薬を通常よりも少ない点眼頻度で投与を続ける方法である．タクロリムスやシクロスポリンはVKCや増殖型AKCの増殖や角膜潰瘍に対して効果的であるが，角膜潰瘍が治癒してすぐに点眼中止すると再発することが多い．

筆者は次のように増殖型ACDに対してproactive療法を行っている．角膜潰瘍が治癒して角膜が上皮化して結膜増殖も平坦化したら免疫抑制点眼薬の減量を開始する．患者が過去に悪化した季節を外して，2回点眼していたタクロリムス点眼薬を1回点眼に減量，1ヵ月後に増悪がなければ週3回に減量して維持，悪化する季節には1日1回に増量，悪化することがあれば1日2回に戻している．増殖型ACDは長期にわたり管理することが必要な症例が多く，コミュニケーションをとりながら増悪時期を少なくすることが肝要である．

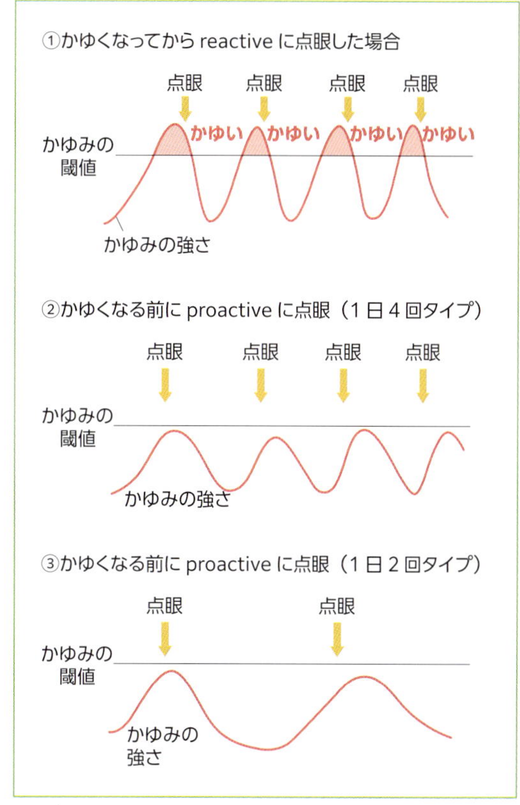

図2｜reactive点眼とproactive点眼

①reactiveな治療では，かゆいタイミングはなくならない．②かゆくないときにもproactiveに点眼することで，かゆみを感じる頻度や程度が減少すると期待できる．③1日に2回タイプの点眼薬を用いれば，よりアドヒアランスが向上すると考えられる．

文献

1）Makowska K, et al：Topical proactive therapy in dermatology. A scoping review. Postepy Dermatol Alergol 40：510-517, 2023
2）Fukushima A, et al：Efficacy of proactive topical antihistamine use in patients with seasonal allergic conjunctivitis. Adv Ther 39：5568-5581, 2022
3）深川和己ほか：季節性アレルギー性結膜炎に対するエピナスチン塩酸塩点眼薬による初期治療の効果．アレルギー・免疫 22：1270-1280, 2015
4）深川和己ほか：季節性アレルギー性結膜炎患者におけるWebアンケートを用いた抗ヒスタミン点眼薬の点眼遵守状況によるQOLへの影響と患者満足度（2020年調査）．アレルギーの臨床 40：1092-1108, 2020
5）福田　憲：春季カタルの薬物治療．アレルギー 71：359-364, 2022

Topics

アレルギー性結膜疾患の診療ガイドライン:概要と診療に活用するポイント

鳥取大学眼科 宮崎 大

診断手法のポイント

アレルギー性結膜疾患はI型アレルギー反応を主体とした結膜の炎症性疾患であり，抗原により惹起される自覚症状・他覚所見を伴うものと定義される．

診断は，確定診断，臨床的確定診断に分かれる．確定診断の場合，臨床症状に加えI型アレルギー反応として結膜擦過物のスメアによる好酸球陽性を要する．一方，臨床的確定診断の場合，臨床症状に加えI型アレルギー素因のみでよい．I型アレルギー素因の証明には，全身的には血清抗原特異的IgE，眼局所では涙液中総IgE陽性が用いられる．

実際の診断にあたっては，臨床症状に加え，病歴，眼所見，検査所見が重要となる(**表1**)[1,2]．

▶病歴の詳細な収集

患者の症状の特性(かゆみ，充血，涙目など)，発症の時期や環境因子との関連，併用薬剤，家族歴や既往歴(喘息，アレルギー性鼻炎，アトピー性疾患の有無)の問診が必要となる．鑑別疾患としては，感染性結膜炎，腫瘍性疾患(濾胞性リンパ腫など)，内分泌疾患(Basedow眼症など)が挙げられる．

▶問診

発症に関連して特定の時期あるいは通年性であるかどうかの問診が必要となる．また，同様な症状の既往についても聴取するが，全身的なアレルギー性疾患の既往やアレルゲン曝露のリスクの聴取は重要である．具体的には，アレルゲン特定のため，動物飼育歴や職業，職場の環境に関しても聴取を行う．想定されるアレルゲンの特定には，症状がいつごろ起こったか，運動に関連して発症するのかも特定に役立つ．さらに，点眼薬によるアレルギーは比較的よく遭遇する．緑内障点眼薬に比較的多くみられ，プロスタグランジン関連薬やブリモニジンなど点眼開始後1～2年たってから接触アレルギーを発症することも多い．食物アレルゲンのなかには種々の花粉と交差反応を起こすものも多い．この場合，アレルギー反応やアナフィラキシーは，食事後の運動で誘発されやすい．また，職場環境関連では，空調関連の真菌アレルゲンにも注意する必要がある．全身的アレルギー疾患併発の場合，分子標的薬など治療薬の詳細を把握する．

▶目の外観の検査

アレルギー性結膜疾患の病型診断には結膜の充血，乳頭の肥大，濾胞，乳頭，巨大乳頭，輪部病変，落屑様点状表層角膜炎， シールド潰瘍など，それぞれの病型に特異的にみられる所見の有無に留意する．感染か非感染かを特定するうえでは，アレルギー性の確定として塗抹の好酸球陽性が有用である．また，特異的な感染性病原体(アデノウイルス，クラミジアなど)のPCRによる同定も有用である．春季カタル(VKC)やアトピー性角結膜炎(AKC)の重症例において角膜病変がある場合，感染性か非感染性かの判別は困難なことも多い．感染性の場合，重症化すれば，角膜後面沈着物など前房炎症を伴うため，この場合感染性と判定できる．特に，アトピー性皮膚炎において眼瞼炎を伴う場合，単純ヘルペスウイルス(HSV)

表1 | アレルギー性結膜疾患の診断基準

診断	基準
臨床診断(Aのみ)	アレルギー性結膜疾患に特有な臨床症状がある
臨床的確定診断(A+B)	臨床診断に加えて，涙液中総IgE抗体陽性，血清抗原特異的IgE抗体陽性，または推定される抗原と一致する皮膚反応陽性
確定診断(A+B+C，A+C)	臨床診断または臨床的確定診断に加えて，結膜擦過物中の好酸球が陽性

A：臨床症状あり．
B：I型アレルギー素因(全身的素因，局所的索因)あり．
C：結膜でのI型アレルギー反応あり．

(文献1)より)

角膜炎併発のリスクが上がる．また，HSV性の場合，眼瞼の皮膚所見にも留意し，HSVに特徴的な中心臍窩を伴う皮疹が眼瞼皮膚にないかチェックする．

►検査：アレルゲン特異的IgE抗体検査

血液検査や皮膚テストを用いて，特定のアレルゲンに対する感受性を評価する．血液検査としては，抗原特異的IgEのスクリーニングにはView39が有用である．ただし，感度はそれぞれのアレルゲンに対する検査より劣ることがあることに留意する．涙液IgE測定は，簡便に利用でき，特異度が高いため，使用が推奨される．一方，接触アレルギーの証明には皮膚科におけるパッチテストが有用であるが，簡便には疑い点眼薬の中止のみで判定できることもある．

病型別の治療とその治療薬の選択肢

アレルギー性結膜疾患は，病型によって治療アプローチが異なる．主要な病型と推奨される治療法は以下の通りとなる．

►季節性アレルギー性結膜炎（SAC）と通年性アレルギー性結膜炎（PAC）

非薬物治療：アレルゲン回避，人工涙液の使用．

薬物治療：抗ヒスタミン薬，マスト細胞安定薬の点眼薬．重症例では，短期間のステロイド点眼薬の使用を検討する．

►春季カタル（VKC）

薬物治療：長期作用型の抗ヒスタミン薬，マスト細胞安定薬，免疫抑制薬（シクロスポリン点眼薬やタクロリムス点眼薬）．

重症例：ステロイド点眼薬の慎重な使用．免疫抑制薬は長期的な管理に有効．

►アトピー性角結膜炎（AKC）

薬物治療：タクロリムス点眼薬やシクロスポリン点眼薬などの免疫抑制薬が有効だが，保険適用はない．ステロイド点眼薬は短期的使用に限定する．

アトピー性皮膚炎との関連：AKC患者における皮膚の管理も重要．アトピー性皮膚炎のコントロールは結膜症状の軽減に寄与する．

アトピー性皮膚炎の新規治療薬と結膜疾患

アトピー性皮膚炎の診療ガイドラインの改訂においては，多くの分子標的薬剤が推奨されるようになった[3]．そこで眼科医も治療のストラテジーを理解しておく必要がある．特に，重症のアトピー性皮膚炎の治療には，従来の免疫抑制薬やステロイドの全身投与に変わり， IL-4/IL-13受容体阻害薬，JAK阻害薬（バリシチニブ，ウパダシチニブ，アブロシチニブ）が用いられるようになった．これらは，全身における皮膚症状の改善に著効を示す．一方，これらの薬剤に特異的な有害事象が知られるようになった．特にIL-4あるいはIL-13の阻害薬であるデュピルマブは，眼の有害事象が多く，結膜炎の発症が知られている[4]．この有害事象は，dupilumab associated ocular surface disease（DAOSD）として知られるようになった．特徴として，瞼結膜および球結膜に強い充血と腫脹がみられ，重症化するとビロード状乳頭増殖や輪部の腫脹や浸潤がみられる．

治療の選択肢として，抗ヒスタミン薬やステロイド点眼に加え，効果が乏しい場合，タクロリムス点眼薬が有効である．さらに皮膚科医と相談のうえ，デュピルマブの中止とJAK阻害薬内服など他系統への変更も選択肢となる．

また，DAOSDを発症しない症例においても，デュピルマブ投与中はIL-4/IL-13阻害によりドライアイやマイボーム腺機能異常を併発することも多い．これらに対する対応も要する．

文献

1）宮崎　大ほか：アレルギー性結膜疾患診療ガイドライン（第3版）．日眼会誌 125：757，2021
2）Miyazaki D：Executive summary: Japanese guidelines for allergic conjunctival diseases 2021. Allergol Int 71：459-471, 2022
3）日本アレルギー学会：アレルギー総合診療のための分子標的治療の手引き．https://www.jsaweb.jp/modules/news_topics/index.php?content_id=709
4）Hirai E, et al：Analyses of dupilumab-related ocular adverse drug reactions using the WHO's VigiBase. Adv Ther 40：3830-3856, 2023

Topics

アレルギー性結膜疾患における洗眼

慶應義塾大学眼科 矢津啓之

アレルギー性結膜疾患の病態生理

アレルギー性結膜疾患は，「I型アレルギーが関与する結膜の炎症性疾患で，何らかの自他覚症状を伴うもの」と定義されており，増殖性変化のないアレルギー性結膜炎（allergic conjunctivitis：AC），アトピー性皮膚炎に合併して起こるアトピー性角結膜炎（atopic keratoconjunctivitis：AKC），増殖性変化のある春季カタル（vernal keratoconjunctivitis：VKC），異物の刺激によって惹き起こされる巨大乳頭結膜炎（giant papillary conjunctivitis：GPC）に分類され，アレルギー性結膜炎は症状の発現時期により季節性と通年性に細分化される[1)]．I型アレルギーは，Th2がMHC classⅡを介し抗原提示細胞から抗原を提示されることでIL-4，IL-13が産生され，B細胞がIgE産生細胞へと分化し，肥満細胞や好塩基球のFc領域にIgEが結合し，IgEに再度抗原が結合することでヒスタミンやロイコトリエン，PAF，好酸球走化因子などが分泌（脱顆粒）され，アレルギー症状を発現する．本項では，アレルギー性結膜疾患のなかで最も有病率の高い[1)]，季節性アレルギー性結膜炎について説明する．

季節性アレルギー性結膜炎における治療

季節性アレルギー性結膜炎の原因としてはスギ花粉が最多であり，その主な治療法は「メディカルケア」と「セルフケア」に大別できる．メディカルケアにおける第1選択は，抗アレルギー薬の点眼療法である[2)]．抗アレルギー薬は作用機序によりヒスタミンH1拮抗薬とメディエーター遊離抑制薬の2つに大別され，前述のI型アレルギーの機序において，前者はヒスタミン受容体の作用を抑制し，後者は脱顆粒を抑制することでその効果を発揮する．しかし，これら点眼療法に対する反応には個人差があり，単剤による治療効果の総合的な満足度は十分ではなく，ステロイド点眼が処方されることも少なくない．一方，セルフケアとは，いわゆる抗原回避のことであり，花粉飛散状況の事前収集，外出時のマスクやゴーグルの装用，帰宅後の服に付着した花粉の除去などが挙げられる．

そして近年，補助療法として眼に付着した抗原を洗い流す，「洗眼」の安全性と有効性が報告されるようになってきた[3)]．洗眼は，メディカルケアとセルフケアの両者の側面を持ち合わせるため，使用時にはアレルギー症状以外の眼疾患（感染やドライアイなど）を除外してから実施することが望ましい．

本邦における洗眼

洗眼方法には，点眼式とカップ式がある．前者は眼だけを洗うタイプであり，ウェルウォッシュアイ®や人工涙液などが挙げられる．後者の代表例として，アイボン®ALが挙げられる．アイボン®ALは抗炎症作用のあるε-アミノカプロン酸とグリチルリチン酸二カリウム，角膜保護作用のあるコンドロイチン硫酸エステルナトリウム，そして抗ヒスタミン作用のあるクロルフェニラミンマレイン酸塩を含有し，眼表面および眼瞼などの眼付属器に付着した花粉や異物に対して用いられる．つまり洗眼は，従来の治療法とは別の，直接的に花粉や異物を洗い流すことでアレルギー反応開始予防，持続回避させるという効果も期待できる治療法である．しかしながら点眼式もカップ式も同様に1日数回使用するためコンプライアンスを維持することが重要となる．また，これら洗眼液には防腐剤であるベンザルコニウム塩化物やパラベンは含有されていないが，以前より洗眼による角結膜上皮障害が臨床的に懸念されてきた．防腐剤フリー洗眼液の長期使用が眼表面環境にどのような影響を与えるか検討した報告では，健常眼において，涙液層破壊時間・フルオレセイン染色スコア・分泌型ムチン（MUC5AC）および膜型ムチン（MUC16）のmRNA発現量において洗眼群と非洗眼群の間に有意差を認めず，防腐剤フリー洗眼液の使用は，眼表面環境に有害な影響を及ぼさないことが示唆されている[4)]．

結膜抗原誘発（conjunctival allergen challenge：CAC）試験

結膜炎の症状を有する患者を対象に行う環境試験

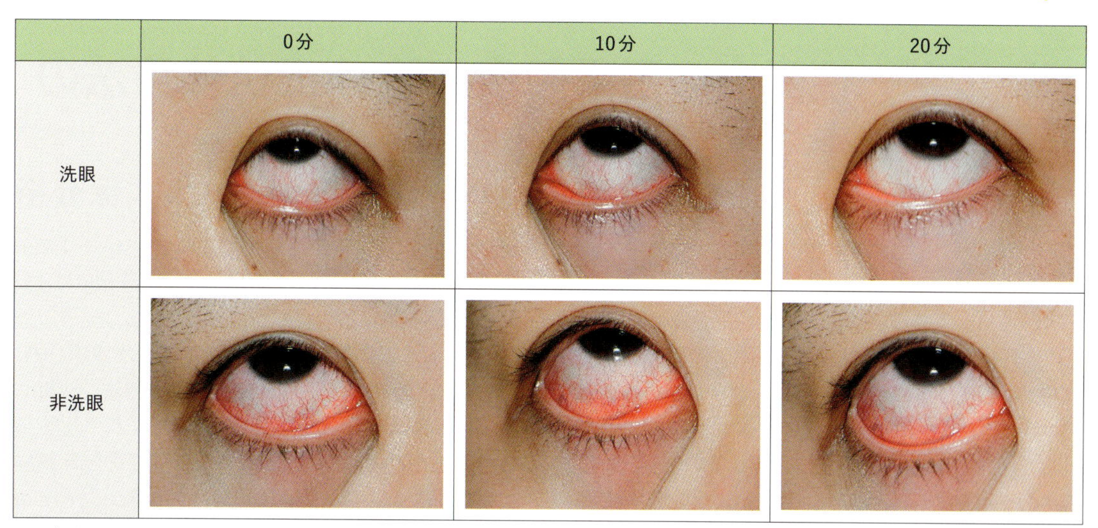

図1｜洗眼と非洗眼における経時的変化の比較

（文献3）より）

における治療薬の有効性の評価は，経過観察期間での花粉などのアレルゲンの曝露量が結果に影響を及ぼす可能性があり難しいことがある．そこで用いるのがCAC試験であり，日常生活で抗原に曝露された状態と同じ機序でアレルギー性結膜炎を再現し，環境試験に比較し，結果に影響を及ぼす花粉飛散量などの環境要因や個体差を最小限にして薬効を評価できる[5]．

スギ花粉を使用し，CAC試験後のアレルギー性結膜炎に対しアイボン®AL洗眼前後での自覚症状（瘙痒感と眼瞼腫脹）および眼所見（結膜充血と結膜浮腫）の変化についての報告によると（**図1**），瘙痒感では，洗眼施行1～20分後においてスコアは有意に改善し，瘙痒感が回復した被験者は有意に早かった．眼瞼腫脹では洗眼施行5～15分後，結膜充血では10分後および30分後においてスコアは有意に改善したが，その他の時点では有意差はなかった．結膜浮腫では，どの時点でも有意差は認めなかった[3]．

洗眼の今後

洗眼は，コンタクトレンズ装用中には使用できない，ドライアイなどの眼疾患のある患者への安全性や有効性は確認されていないなどの制限もあるが，洗眼後の心地よさと患者満足度を考慮しても，アレルギー性結膜炎発症後急性期においては有用であることが示唆されている．また，抗アレルギー薬やステロイドによる点眼療法が奏効しない場合や，眼瞼炎を併発する場合には，ステロイド眼軟膏の使用も推奨されており，塗布前の眼瞼皮膚の清拭や洗眼が重要である[2]．いずれにせよ使用にあたっては，まず眼科医の診察により，感染や角膜炎の有無を確認してから，点眼療法を主軸に補助療法として扱うことを推奨する．

文献

1) Miyazaki D, et al : Japanese guidelines for allergic conjunctival diseases 2020. Allergol Int 69 : 346-355, 2020
2) Miyazaki D, et al : Japanese Society of Ocular Allergology, The Japanese Society of Allergology. Executive summary: Japanese guidelines for allergic conjunctival diseases 2021. Allergol Int 71 : 459-471, 2022
3) Yazu H, et al : Efficacy and safety of an eye wash solution in allergic conjunctivitis after conjunctival allergen challenge. Ann Allergy Asthma Immunol 117 : 565-566, 2016
4) Yazu H, et al : The effect of long-term use of an eyewash solution on the ocular surface mucin layer. Int J Mol Sci 20 : 5078, 2019
5) 高村悦子：結膜抗原誘発テストによる抗アレルギー点眼薬の評価．日本眼科アレルギー研究会 教育セミナー5, 2012

Topics

アレルギー性鼻炎の舌下免疫療法・IgE抗体療法の開発

日本医科大学頭頸部・感覚器科学分野　大久保公裕

はじめに

アレルゲン免疫療法は，アレルギー性鼻炎や喘息に代表されるアレルギー疾患に対して，疾患の原因となるアレルゲンを直接治療に用いる療法である．その主要な目的は，アレルゲンに対する反応を減弱させることにより炎症反応を低下させ，その結果として疾患の進展を防ぐことにある[1]．アレルゲン免疫療法は対症療法とは異なり，アレルギー疾患を根治あるいは長期寛解させる唯一の治療法とされ，また，鼻炎患者での喘息発症の抑制，他のアレルゲンに対する新規感作の抑制といったアレルギー進展の自然変遷を変更させることが期待される治療法である[2]．

舌下免疫療法の歴史

アレルゲン免疫療法は，1911年にNoonが初めて実施して以来，皮下注射による免疫療法（subcutaneous immunotherapy：SCIT）が現在でも標準的なアレルゲン免疫療法として位置付けられている（**図1**）[2]．しかし，1986年に英国におけるSCITによる致死的なアナフィラキシーに関する調査報告によりSCITの安全性に警告がなされたことから，皮下以外の投与経路によるアレルゲン免疫療法が注目され，1986年に最初の舌下投与による免疫療法（sublingual immunotherapy：SLIT）のランダム化比較試験が実施された．その後，数多くのSLITの臨床試験が実施され，1993年にEuropean Academy of Allergy and Clinical Immunology（EAACI）がPosition PaperにてSLITはhyposensitizationの“promising route”であることを認め，1998年にWHOが，2001年にWHO - ARIA（Allergic Rhinitis and its Impact on Asthma）がSLITは成人および小児においてSCITの代替可能な治療法であることを支持するに至った．また，2009年のWAOのPosition Paperには小児も含めてSLITの有用性が明記され，現在SCITおよびSLITは，アレルゲン免疫療法の代表的な投与方法として確立されている[2]．

アレルゲン免疫療法の有効性に関しては，複数の

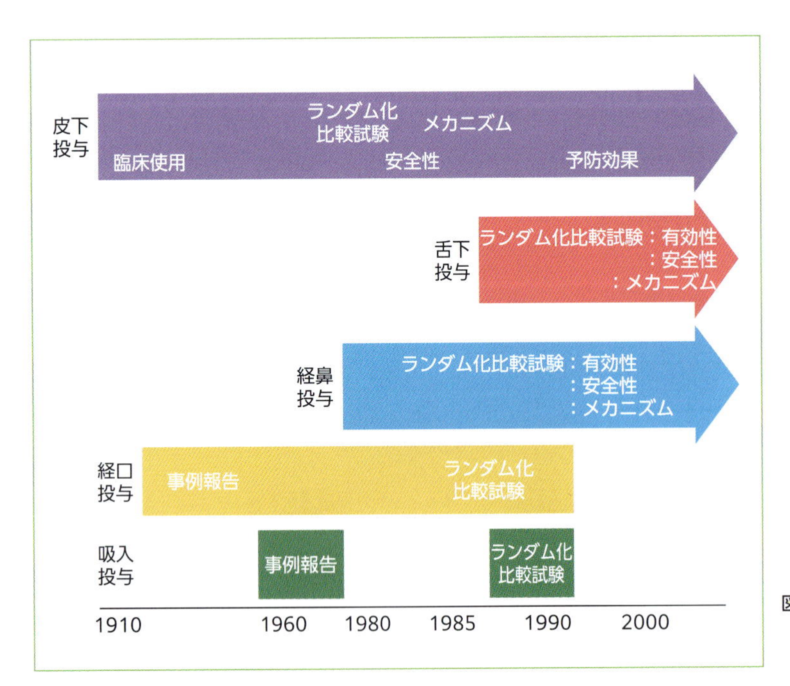

図1｜皮下免疫療法から舌下免疫療法へ

（文献2）より）

表1｜アレルゲン免疫療法の絶対的禁忌と相対的禁忌

医学的状態	吸入アレルゲン		ハチ毒 免疫療法
	皮下免疫療法	舌下免疫療法	
喘息（部分的コントロール）	相対的	相対的	相対的
喘息（コントロール不良）	絶対的	絶対的	絶対的
自己免疫疾患　寛解期	相対的	相対的	相対的
自己免疫疾患　活動期（治療不応）	絶対的	絶対的	絶対的
悪性腫瘍	絶対的	絶対的	相対的
β遮断薬	相対的	相対的	—
ACE阻害薬	—	—	相対的
MAO阻害薬	—	—	—
心血管系疾患	相対的	相対的	—
妊娠（アレルゲン免疫療法開始時）	絶対的	絶対的	絶対的
妊娠（アレルゲン免疫療法継続中）	—	—	—
小児（2歳未満）	絶対的	絶対的	絶対的
小児（2～5歳）	相対的	相対的	相対的
その他の年齢層	—	—	—
HIV（A，B stage；$CD4^{+}$ > 200/μL）	相対的	相対的	相対的
AIDS	絶対的	絶対的	絶対的
精神疾患	相対的	相対的	相対的
慢性感染症	相対的	相対的	相対的
免疫不全	相対的	相対的	相対的
免疫抑制薬の使用	相対的	相対的	相対的

（文献3）より改変）

メタ解析から，アレルギー性鼻炎および喘息患者において，SLITおよびSCITともに有効であることが明らかになっている．しかし，SLITの歴史はまだ30年程度であり，SCITに比べるとエビデンスは少なく，特に至適用量に関する情報が不足している．SCITとの効果の違いについては，SLITとSCITの大規模なdouble-blind placebo-controlled head-to-head studyはまだ実施されていないが，最近のメタ解析の結果からは，SCITおよびSLIT（液剤，錠剤）ともにプラセボに対する優越性が実証されているものの，SCITのほうがSLITよりも大きな臨床的ベネフィットが得られることが示唆されている．ただし，この点については，SLITにおける至適用量の検討も含めてさらなるエビデンスの集積が必要であると考えられる．

アレルゲン免疫療法の安全性に関しては，SCITでは注射部位の痛みや局所反応のほかに，全身性のアレルギー症状やまれにアナフィラキシーショックを発現することがあり，死亡例も報告されている．したがって，全てのSCITは救急体制の整った医療機関において，教育・経験を積んだ専門医師の監督下で投与される．さらに，重篤な有害事象の発現を防ぐために，投与は極低用量から開始して徐々に維持量まで増量する必要があるため，維持期に至るまでの長期間，頻回に通院しなければならない．また，5歳未満の小児に対しては安全性の面から相対的禁忌とされている（**表1**）[3]．

一方SLITでは，投与部位である口腔内に関連した局所反応が比較的高頻度に発現するものの，ほとんどが軽度で速やかに回復する症状である．全身性のアレルギー症状やアナフィラキシーショックの発現は

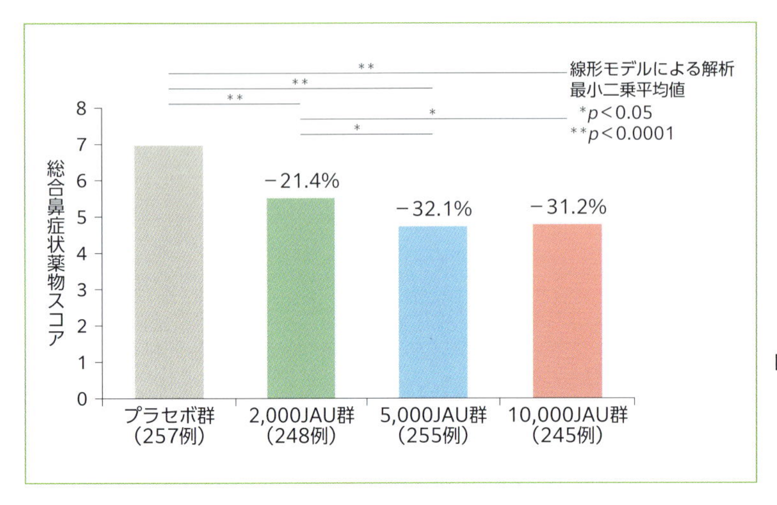

図2｜TO-206スギ舌下錠の第Ⅱ/Ⅲ相臨床試験結果（1年目）：総合鼻症状薬物スコアの比較（第1シーズン目；症状ピーク期間）

（文献5）より）

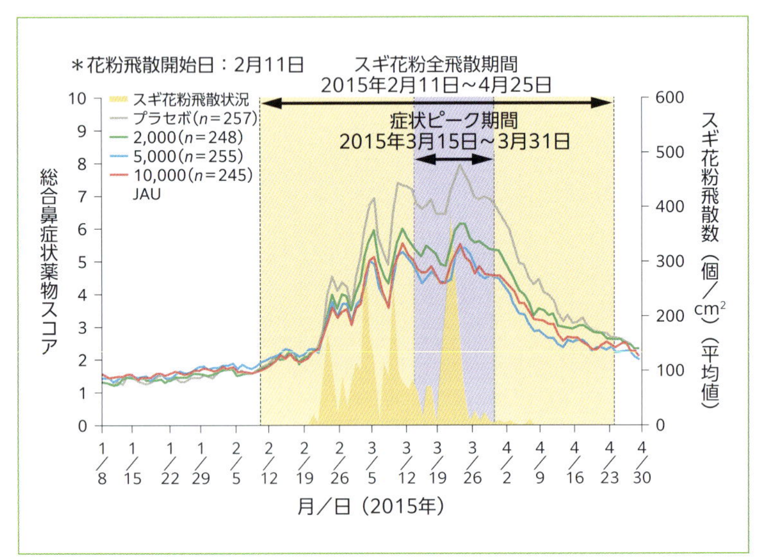

図3｜TO-206スギ舌下錠の第Ⅱ/Ⅲ相臨床試験結果（1年目）：総合鼻症状薬物スコアの推移（第1シーズン目）

（文献5）より）

SCITに比べはるかに少なく，これまでに死亡例は報告されていない．また，5歳未満の小児でもSLITの安全性プロファイルは変わらないことが示唆されている．SLITはSCITに比べて安全性に優れていることから，在宅でのSLIT投与が可能とされている．しかし，全身性のアレルギー症状やアナフィラキシーショックが発現する可能性はゼロではないことから，SLITにおいても教育研修を受けた医師が処方し，初回投与は医師の管理下にて投与される必要があり，患者および家族に対して正しい使用方法について指導・注意喚起する必要がある．

舌下免疫療法のエビデンス

SLITの臨床試験は本邦でも臨床開発試験として多く行われた．スギ花粉症に対する液剤の試験[4]，小児を含む錠剤での試験[5]，治療終了後の症状検討の試験である．これらのスギ花粉症の試験では用量相関性（**図2，3**），期間依存性（**図4**），そして後効果（**図5**）が検証された．

またダニ通年性アレルギー性鼻炎に対しても成人，小児での試験が行われた[6]（**図6**）．また開発試験ではなく，プラセボ対照ではないが，スギ花粉症・ダニ通年性アレルギー性鼻炎に対する併用舌下免疫療法の安全性試験も行われている．

実際の方法

施行方法はSLIT薬ごとに異なるので確認し，それに従って使用することが重要である．錠剤（年齢制限

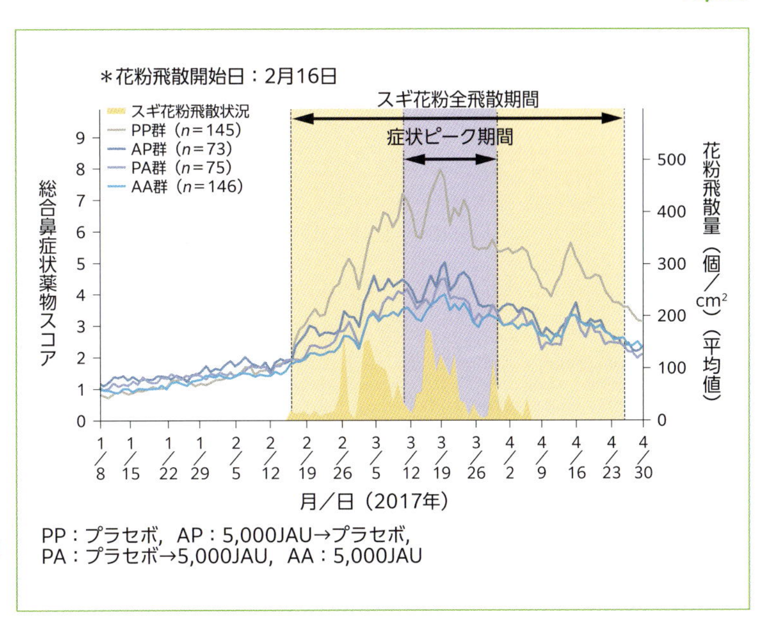

図4｜TO-206スギ舌下錠の第Ⅱ/Ⅲ相臨床試験結果（第3シーズン目）
（文献5）より）

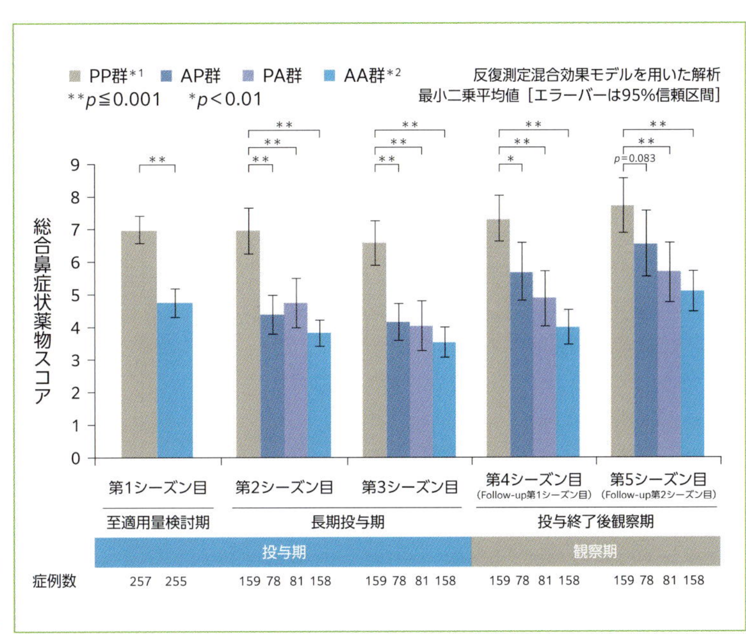

図5｜観察期間（2年間）も含めた各群の総合鼻症状薬物スコア
（文献5）より）

なし）では1分間，あるいは完全溶解するまで舌下保持など異なるので，注意が必要である．舌下保持後は，いずれにおいても，その後5分間うがいと飲食を控える．どのプロトコルにおいても初回投与は必ず，処方した医師の前で施行し，30分間は監視下におく必要がある．増量期・維持期ともに長期にわたる継続的な投与が可能な時間帯（患者によるが例えば起床時など）に施行する．万一のアナフィラキシー発現に対応するため，家族のいる場所や日中の服用が望ましい．重篤な副作用は少ないとされるが，特有のものとして，口腔内腫脹，口内炎症状，咽頭刺激感，口腔瘙痒などの，アレルゲン投与部位と関連した症状がみられる．口腔内の副作用は，初回は数時間続くこともあるが，徐々に発現時間が短くなっていき，ほとんどの症例は未治療でも数週間程度で回復する．しかし，口腔内の副作用が数時間で軽減しないような

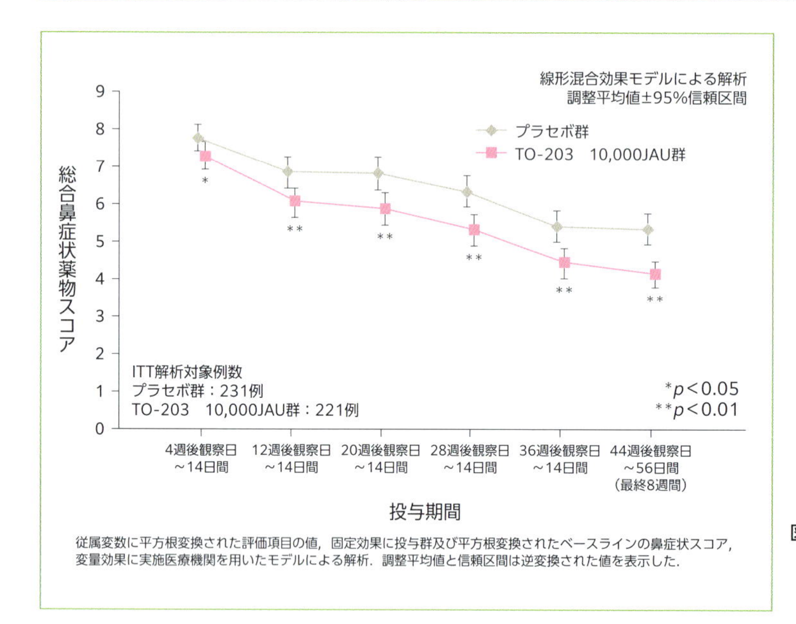

図6｜TO-203の総合鼻症状薬物スコアの推移(副次評価項目)
(文献6)より)

場合は医師に連絡するよう患者に指導しておく必要がある．また投与を止める場合にも必ず医師へ連絡するよう指導する．

併用舌下免疫療法

通年性(ダニ)および季節性アレルギー性鼻炎(スギ花粉)に対するSLITの併用投与に関するエビデンスのひとつとしてハウスダストダニ(HDM)とスギ花粉(JCP)SLIT錠による併用療法中の安全性プロファイルと免疫応答を調査するためのオープン試験が実施された．HDMおよびJCP特異的IgE陽性のHDMおよびJCPアレルギー性鼻炎を併発している109人の日本人患者を対象とした多施設非盲検ランダム化試験である．HDM($n=54$)またはJCP($n=55$)SLIT錠のみを4週間投与し，その後，両方のSLIT錠を互いに5分以内に投与する8週間の併用舌下免疫療法を施行し，その有害事象，副作用，HDMおよびJCPに特異的な血清IgEおよびIgG4を検討した．有害事象，副作用の割合は，先行させた抗原間，および単剤療法と二重療法の2つの期間の間で変化なかった．ほとんどの有害事象，副作用は軽度であり，重大なイベントもなかった．最も多い有害事象は口腔内の局所的のものであった．HDMおよびJCPに特異的なIgEおよびIgG4のレベルは，HDMおよびJCP舌下投与後にそれぞれ増加していることが確認された．この結果HDMまたはJCP錠による単剤療法の4週間後5分以内に投与された両方のSLIT錠による二重療法は忍容性が高く，期待される免疫応答を誘発することがわかった．今後日本で最も多い通年性アレルギー性鼻炎とスギ花粉症の合併患者に対する併用SLITの有効性が期待される．

文献

1) Bousquet J, et al：World Health Organization Position Paper. Allergen immunotherapy: therapeutic vaccines for allergic diseases. Allergy 53：1-42, 1998
2) Canonica GW, et al：Sub-lingual Immunotherapy: World Allergy Organization Position Paper 2009. World Allergy Organ J 2：233-281, 2009
3) Pitsios C, et al：Clinical contraindications to allergen immunotherapy: an EAACI position paper. Allergy 70：897-909, 2015
4) Okamoto Y, et al：Efficacy and safety of sublingual immunotherapy for two seasons in patients with Japanese cedar pollinosis. Int Arch Allergy Immunol 166：177-188, 2015
5) Gotoh M, et al：Long-term efficacy and dose-finding trial of Japanese cedar pollen SLIT tablet. J Allergy Clin Immunol Pract 7：1287-1297, 2018
6) Okubo K, et al：Efficacy and safety of the SQ house dust mite SLIT-tablet in Japanese adults and adolescents with dust mite-induced allergic rhinitis J Allergy Clin Immunol 139：1840-1848, 2017

II. 各論 ▶ 3. 眼瞼縁・マイボーム腺の疾患

1）MGDの検査と診断

伊藤医院 **有田玲子**

診断と治療のポイント

- MGDの診断は症状と分泌脂の異常である
- 特異的自覚症状は流涙感である
- マイボーム腺開口部の閉塞所見は重要である

I MGDの定義

2023年のマイボーム腺機能不全（meibomian gland dysfunction：MGD）診療ガイドラインで提唱されている定義では，MGDには様々な原因があり，びまん性の異常があること，眼不快感等の自覚症状があることが盛り込まれている（表1）[1]．

表1 | マイボーム腺機能不全の定義

様々な原因によってマイボーム腺の機能がびまん性に異常をきたした状態であり，慢性の眼不快感を伴う．

（文献1）より）

II 日本人の3人に1人がMGD

2017年にLid and Meibomian Gland Working Group（LIME研究会）が行ったMGDの疫学調査，平戸度島スタディでは，MGDの有病率は32.9%であった（6～96歳）[2]（図1[2]，表2）．有病率は，欧米と比較するとアジア諸国で高い（表2）．

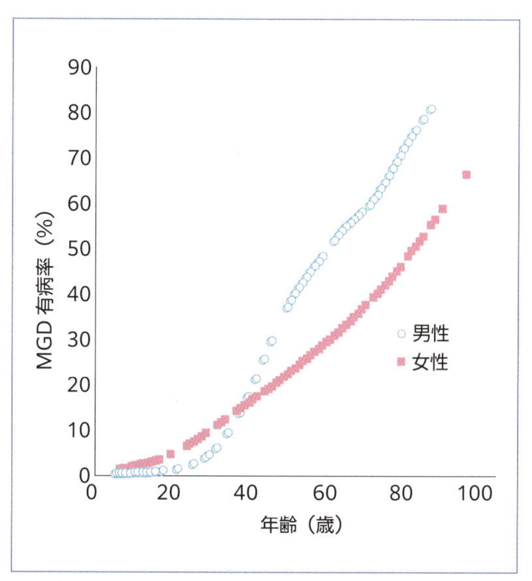

図1 | MGDの年齢別性別有病率
MGDは男性，女性ともに加齢とともに有病率が上がる．40代を過ぎると男性の有病率が女性より多くなる．60代を過ぎると男性の約50%が，80代になると約70%がMGDである．

（文献2）より）

III 加齢やダニがMGDのリスクファクター

MGD発症のリスクファクターとしては，加齢，性ホルモン異常，脂質異常症，コンタクトレンズ装用，*Demodex*（顔ダニ）を含めて多くの因子が報告されている[1]．

IV 分泌減少型MGDの診断は症状と脂異常

分泌減少型MGDの診断基準では，①自覚症状と②眼瞼縁の異常および分泌物の質的，量的異常の両方を満たす場合に分泌減少型MGDと診断する[1]．

表2｜MGDの疫学

国，地域	対象	MGD有病率	文献
日本，長崎県平戸市度島	616人(6～96歳)	32.9%	Arita, et al. Am J Ophthalmol. 2019
日本	510人(50～93歳)	47.5%	Amano, et al. Cornea. 2017
韓国	139人(≧65歳)	51.8%	Han, et al. Arch Ophthalmol. 2011
中国	1,957人(≧40歳)	68.7%	Jie et al. Eye (Lond). 2009
タイ	550人(≧40歳)	46.2%	Lekhanont, et al. Cornea. 2006
日本	113人(>60歳)	61.9%	Uchino, et al. Optom Vis Sci. 2006
台湾	1,361人(≧65歳，漢民族)	60.8%	Lin, et al. Ophthalmol. 2003
米国	2,482人(≧65歳，白人および黒人)	3.5%	Schein, et al. Am J Ophthalmol. 1997
オーストラリア，メルボルン	926人(40～97歳，白人)	8.6%	McCarty, et al. Ophthalmol. 1998

表3｜Standard Patient Evaluation of Eye Dryness (SPEED)質問票

以下の質問について，最も該当する回答欄にチェック(✓)を記入してください．

1. 症状の起こる頻度について，以下の0～3から選択し，回答してください．

症状	0	1	2	3
乾燥している，ゴロゴロする又はかゆい				
痛みや刺激感がある				
灼熱感があったり，涙が出たりする				
眼精疲労				

0＝全くない　1＝時々　2＝頻繁に　3＝常に

2. 症状の重症度について，以下の0～4から選択し，回答してください．

症状	0	1	2	3	4
乾燥している，ゴロゴロする又はかゆい					
痛みや刺激感がある					
灼熱感があったり，涙が出たりする					
眼精疲労					

0＝問題ない
1＝耐えられる—良好ではないが不快でもない
2＝不快—刺激感があるが，日常生活に差し障りはない
3＝煩わしい—刺激感があり，日常生活に差し障りがある
4＝耐えられない—日常の活動を行うのは不可能である

SPEED スコア　合計 ＿＿＿＿＿＿

V MGDの特異的自覚症状は流涙

分泌減少型MGDの自覚症状は，眼不快感，異物感，乾燥感，流涙など多岐にわたる．MGDやドライアイの自覚症状の評価方法として，簡便で臨床の現場でも使用しやすく感度の高いものはStandard Patient Evaluation of Eye Dryness (SPEED)質問票である．スコアは，0(症状なし)から28(常に重症の症状がある)の値をとる．5点以上を軽症～中等度，9点以上は重症と考える(表3)．

最近，LIME研究会(http://www.lime.jp/)が本邦で行った疫学調査の結果から，MGDに特徴

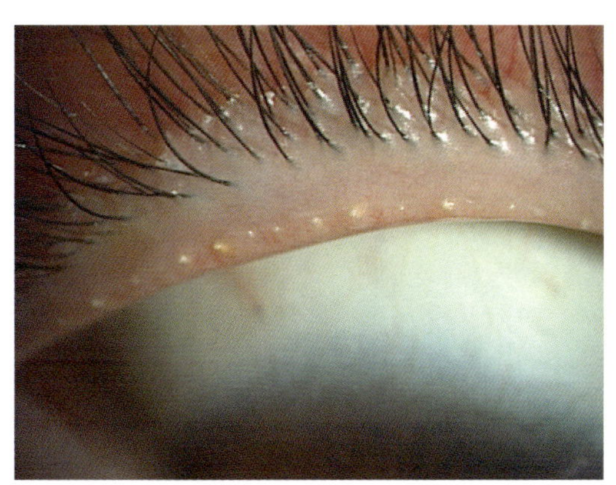

図2｜マイボーム腺開口部の閉塞所見(plugging)
マイボーム腺開口部に白く固い脂が詰まっており，通常の瞬目ではマイバムが出にくい状態.

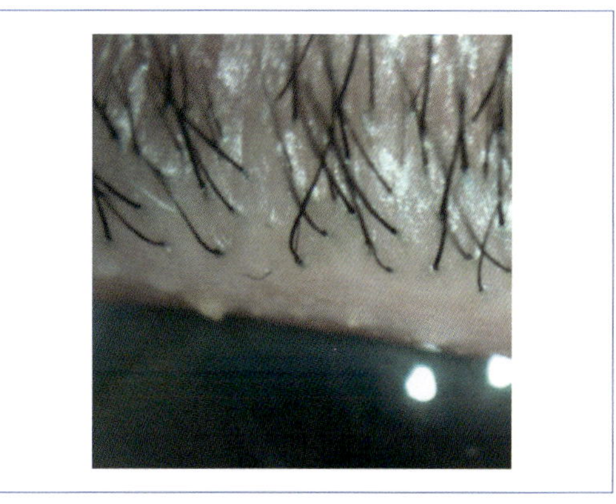

図3｜マイボーム腺開口部の閉塞所見(pouting)
マイボーム腺開口部に鳥のくちばし状の脂が詰まっている状態.

的な症状は「流涙感」であることが判明した[3]. これまでに，LIME研究会による多施設研究を通じて，MGDではマイボーム腺消失面積（マイボスコア）が大きいほど，もしくは涙液油層厚が薄いほど，涙液量（Schirmer値）が多いことがわかっていた[4, 5]. これらの研究により，脂が足りないMGDでは水で，水が足りない涙液減少型ドライアイでは脂で補填（compensation）しており，涙液量と油層は双方向の代償反応（interactive compensation）があることが証明された. すなわち，体液同様に涙液にもホメオスタシスがあり恒常性を維持しているということである. MGDでは涙液メニスカスが高く，流流感を訴える患者が多いことも涙液のホメオスタシスで説明できる.

VI 診断の要はマイボーム腺開口部閉塞所見

マイボーム腺開口部閉塞所見は，マイボーム腺導管上皮の過角化からマイボーム腺開口部に角化物が停留して，開口部からマイバム（meibum）が排出されなくなった状態であり，細隙灯顕微鏡などを用いて確認する. plugging（図2）は，個々の開口部に角化物や脂質などが詰まり閉塞したものである. 隣接する開口部に詰まった角化物が口を尖らせたような形状で隆起し閉塞しているものをpouting（図3）という. さらに，複数の開口部を塞ぐ角化物がつながるように存在しているものをridge（図4）という.

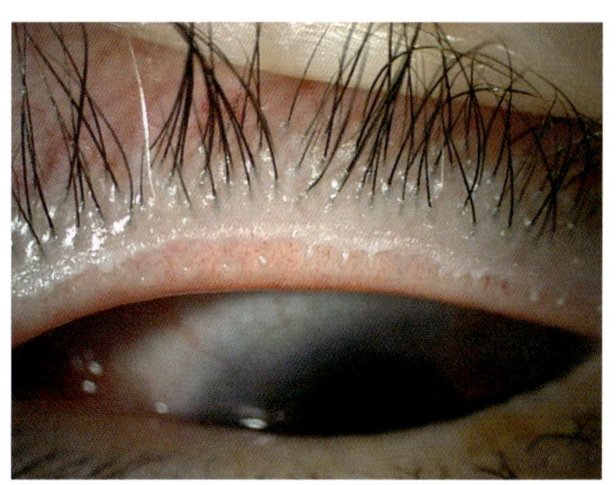

図4｜マイボーム腺開口部の閉塞所見(ridge)
マイボーム腺開口部の閉塞が炎症により横に尾根のようにつながっている状態.

VII マイバムは色や質を観察する

正常のマイバムは透明で液状であるが，病的な状態では色調が黄色または白色に混濁したり，粘稠度が高くなり，顆粒状のものを含んだり，練り歯磨き状になる. 分泌物の量的・質的異常の判定では，拇指で眼瞼を中等度圧迫することで，マイボーム腺からのマイバムの圧出のしやすさや性状を観察する. 分泌減少型MGDでは，圧出できるマイバムが低下している. 島崎分類では，透明なマイバムが容易に出るグレード0から，強い圧迫でもマイバムが出ないグレード4までの4段階で半定量的にマイバムを評価する. グレード2以上が異常と考えられる.

マイバムの主成分は，コレステロールと脂肪酸

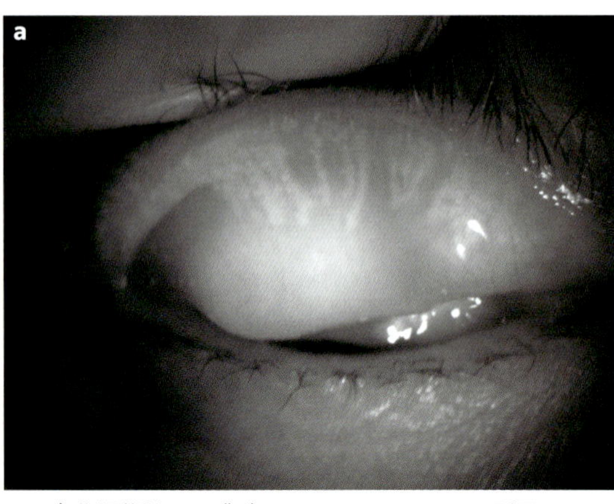

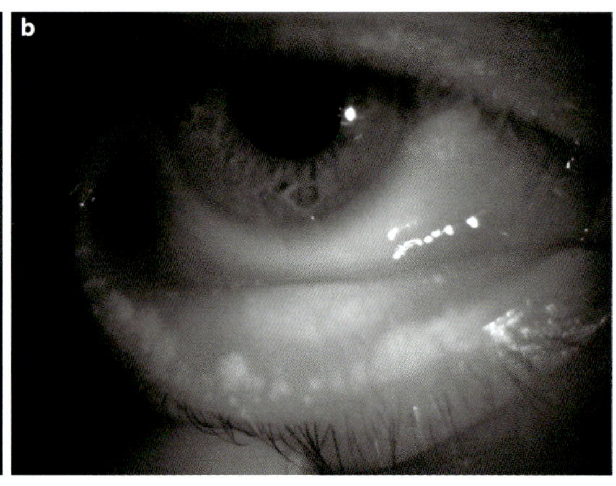

図5｜非侵襲的マイボグラフィーによるMGDの所見
主訴は眼乾燥感，眼異物感，眼灼熱感，眼流涙感．**a** 右眼上眼瞼のマイボーム腺の画像．白いほうがマイボーム腺．黒く抜けている部分が脱落（drop-out），短縮しているマイボーム腺を表す．マイボスコア3．**b** 右眼下眼瞼のマイボーム腺の画像．全体的にマイボーム腺が短縮しており，マイボーム腺が開口部から消失している部分は脱落（drop-out）している．マイボスコア3．上下のマイボスコアを合わせてマイボスコア6となり，マイボーム腺の消失がかなり進んでいることを意味する．

表4｜マイボスコア（マイボーム腺の消失面積による半定量的なグレード分類）

グレード	
グレード0	マイボーム腺が瞼板全体に分布
グレード1	マイボーム腺消失面積1/3未満
グレード2	マイボーム腺消失面積1/3以上 2/3未満
グレード3	マイボーム腺消失面積2/3以上

（文献2）より）

が結合しているコレステリルエステルと脂肪族（パルミチン酸，ステアリン酸およびオレイン酸など）のグリセリンエステルであるワックスモノエステルである．マイバムの成分のバランスがとれていることが，涙液の水分蒸発の抑制や涙液安定性の維持の働きに重要である．マイバムの性状や色は，マイバムを構成する脂肪酸の種類や割合の異常を反映しているので，MGDを生化学的な視点で捉える意味でも重要である．

Ⅷ MGD診断にマイボグラフィーは有用

分泌減少型MGDの診断に関するその他の参考所見としては，生体内のマイボーム腺の形態を観察する方法であるマイボグラフィーがある[6]．筆者らが開発した赤外線を用いた非侵襲的マイボグラフィーを用いると，正常眼ではマイボーム腺の腺構造がきれいに長く並んでいるのが観察できるが，MGD眼では脱落したり短縮したり，まだら状に観察される（図5）．マイボーム腺構造の脱落（gland drop-out）を，マイボスコアとして半定量的に評価する（表4）．フルオレセイン染色による涙液層破壊時間（tear film breakup time：BUT）の測定や角膜上皮障害の評価も診断の補助になる．分泌減少型MGDの一部に，角膜に結節性細胞浸潤および表層血管侵入を伴うマイボーム腺炎（フリクテン型），細胞浸潤はなく点状表層角膜症がみられる（非フリクテン型）マイボーム腺炎角結膜上皮症（meibomitis-related keratoconjunctivitis：MRKC）があることから，角膜の観察も行うことが推奨される．

文献

1）天野史郎ほか（マイボーム腺機能不全診療ガイドライン作成委員会）：マイボーム腺機能不全診療ガイドライン．日眼会誌 127：109-228，2023
2）Arita R, et al：Am J Ophthalmol 207：410-418, 2019
3）Arita R, et al：J Clin Med 11：1715, 2022
4）Arita R, et al：Ophthalmology 122：925-933, 2015
5）Arita R, et al：Invest Ophthalmol Vis Sci 57：3928-3934, 2016
6）Tomlinson A, et al：Invest Ophthalmol Vis Sci 52：2006-2049, 2011

Ⅱ. 各論 ▶ 3. 眼瞼縁・マイボーム腺の疾患

2) MGDの治療

松本眼科 **加治優一**

診断と治療のポイント

- MGDを生じる背景因子を把握する
- MGDに伴う炎症やドライアイ症状に着目して治療効果を判定
- 温罨法や眼瞼の清拭など患者と協力して治療を進める

マイボーム腺機能不全(meibomian gland dysfunction：MGD)は「様々な原因によってマイボーム腺の機能がびまん性に異常をきたした状態であり，慢性の眼不快感を伴う」と定義されている．その原因は加齢・アレルギー・細菌感染・免疫異常を含めて多岐にわたっている[1](図1)．そのため，MGDの治療法も様々なものが提唱されている．

MGDの治療は，患者が自宅で日課として行うことのできるものから，薬物療法，さらには特殊な装置を用いるものまで多岐にわたっている．MGD患者の入念な診察によって原因となる病態を把握し，適切な治療法を組み合わせていく必要がある．

MGDの治療効果の判定には，マイボグラフィーなど装置を要するものと，通常の細隙灯検査で観察可能なものがある．漫然と治療を進めるのではなく，表1のような項目に着目しながら，MGDの治療の効果を判定しつつ，治療法を選択していく．さらにMGDの治療は長期にわたることが多いために，治療効果を患者と共有し，協力しながら治療を進めていく．

I 温罨法

MGD患者のマイボーム腺分泌物が溶解する温度(35℃)は健常人(32℃)より高いために，分泌低下の一因となっている[2]．そのため眼瞼を温める温罨法は，患者が自宅で日課として行うことが

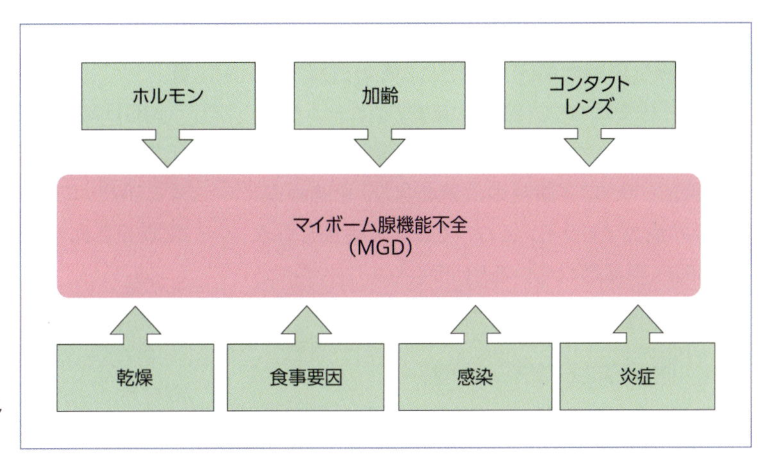

図1 | MGDの要因
MGDは内因性・外因性の要素が多数関与して発症する．

表1｜MGDの治療時に着目する点

自覚症状	疼痛，熱感，羞明など
眼瞼縁	マイボーム腺開口部の血管拡張，詰まり(plugging)，分泌物の性状
ドライアイ関連	涙液層破壊時間(BUT)，点状表層角膜炎

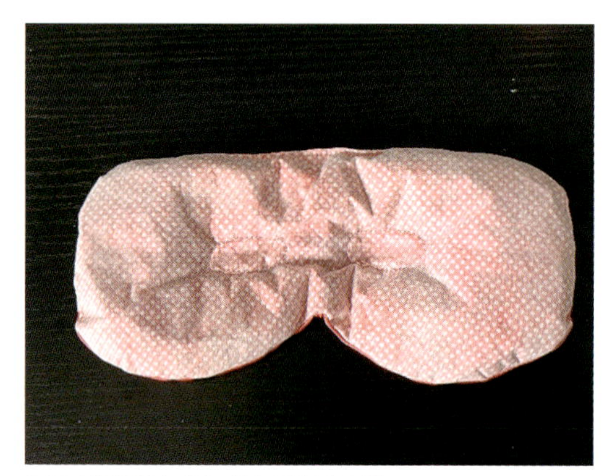

図2｜温罨法に用いられる商品の例
適切な温度で温罨法ができ，繰り返し使用される商品も販売されている．

でき，かつ有効性の高い治療法であるといえる．蒸しタオルを瞼の上に置いて目を閉じるという方法が一般的である．しかし最近は温罨法を目的とした様々な商品が市販されて広く利用されるようになっている(図2)．器具の温め方についても，使い捨てカイロのように自発的に温まるもの，充電式，電子レンジで温めるものなど多彩である．何度も繰り返し利用できるものもあるために，治療を継続するにあたって必要な費用は安価である．

温罨法を用いたMGD治療は患者の自覚所見の改善だけではなく，他覚所見(マイボーム腺分泌物の透明化，マイボーム腺開口部の血管拡張の改善，ドライアイ所見の改善を含む)を認める．MGD診療ガイドラインにおいても，温罨法を行うことが強く奨励されているという点もあり，すべての患者に対して推奨できる治療である．

II 眼瞼清拭・アイシャンプー

眼瞼縁を清潔で湿った綿(多くは塩化ベンザルコニウムやグルコン酸クロルヘキシジンなどの抗菌物質を含む)あるいは脱脂綿やティッシュペーパーを水で濡らしたものを用いて拭くことで，眼瞼縁に付着した炎症性物質などを取り除く働きがある．アイシャンプーは眼瞼の洗浄目的に作られた洗浄剤であり，抗菌物質を含めて多数の種類が発売されている．

眼瞼清拭あるいはアイシャンプーを用いたMGD治療は患者の自覚所見の改善だけではなく，他覚所見を改善させる効果を発揮するという報告もある．しかしながら，それらに含まれる抗菌物質や添加物の種類によっては，かえって症状を悪化させる可能性もあり，患者自身はMGDの悪化と区別をつけることが困難である．眼瞼清拭もアイシャンプーも眼科医の指導のもとに行い，定期検査が必要と思われる．

III ω-3脂肪酸内服

ω-3脂肪酸とは，メチル末端から3つ目の炭素結合が二重結合となっている不飽和脂肪酸の総称である．魚(ニシン，サバ，サケなど)に豊富に含まれるエイコサペンタエン酸(EPA)やドコサヘキサエン酸(DHA)，菜種油に多く含まれるα-リノレン酸などが代表である．脂肪酸であるω-3脂肪酸を内服することにより，MGD患者における自覚所見の改善やドライアイ所見の改善を認めるという報告がある．ω-3脂肪酸内服だけでMGDを治療させることは難しいと思われるため，他の治療法の補助として魚を多く食事に取り入れることや，ω-3脂肪酸を含んだサプリメントの服用を勧める．

IV マイボーム腺分泌物の圧出

MGDに対して，点眼麻酔下で眼瞼を表裏から圧迫することによってマイボーム腺分泌物を圧出する手技のことである．圧出に使われる器具が複数販売されており，診療行為として広く行われているものの，その手技自体は保険収載されていない(図3)．

マイボーム腺分泌物の圧出により粘性が強く混濁したマイボーム腺分泌物が圧出されることがすぐに観察可能なために，治療行為の効果を患者に説明することが容易である．またマイボーム腺分泌物の圧出自体は副作用をほぼ認めず，患者の自覚所見だけではなく他覚所見（眼瞼縁の血管拡張やドライアイ症状）の改善を認めるという報告もある．後述するLipiFlow™のような特別な装置を要しないという点も利点の一つである．

V 薬物療法

1. 抗菌薬点眼

MGDに対してアジスロマイシン水和物点眼の有効性が海外で報告され，日本においても眼瞼炎を合併している場合には保険適応がある[3]．アジスロマイシン水和物点眼はマクロライド系抗菌薬としての抗菌作用とともに消炎作用を発揮することによってMGDに対して効果を発揮すると考えられる．

アジスロマイシン水和物点眼は，患者の自覚所見の改善だけではなく，他覚所見の改善（マイボーム腺開口部の充血や炎症所見の改善，マイボーム腺分泌物の透明化，ドライアイ症状の改善）をもたらすとの報告がある．

2. 副腎皮質ステロイド局所投与

MGDには眼瞼縁の炎症所見を伴うことより，副腎皮質ステロイドの点眼あるいは眼軟膏の塗布が行われることがある．副腎皮質ステロイドの局所投与のみでMGDの改善は望みにくく，温罨法・眼瞼清拭・抗菌薬点眼などと組み合わせていく．副腎皮質ステロイドの点眼や眼軟膏はMGDに伴う眼瞼炎や結膜炎に対して保険適応があるが，MGD自体には保険適応がないことに留意する．

3. 抗菌薬内服

MGDには細菌の増殖やそれに伴う炎症所見が関わっていることが考えられ，脂溶性の高いアジスロマイシン水和物，ミノサイクリン，クラリスロマイシンなどの抗生物質の内服が行われることがある．これらの抗生物質はMGDに対しては保険適応がなく，MGDに伴う表在性・深在性皮膚感染症として治療を行う必要がある．

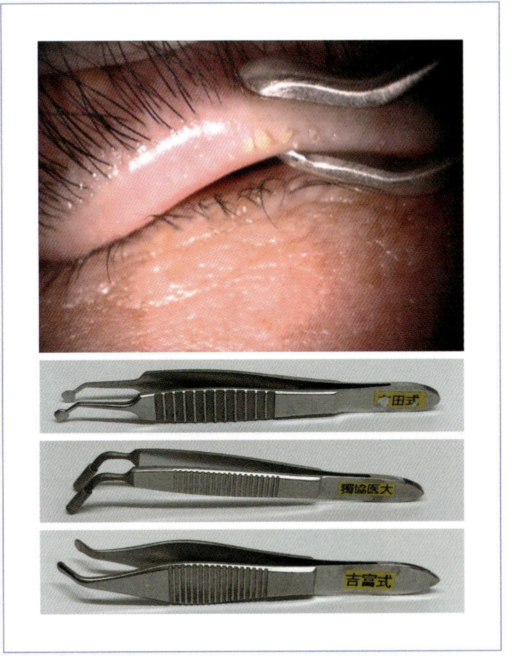

図3｜マイボーム腺分泌物の圧出の例
局所麻酔下で眼瞼のマイボーム腺を挟み込むように圧迫することにより，詰まりかけているマイボーム腺の分泌物を圧出することができるだけでなく，分泌物の性状も観察できる．圧出目的のために複数の種類の器具が販売されている．

（画像提供：東邦大学眼科 堀 裕一先生）

これらの抗菌薬の内服は，MGDに伴う他覚所見（マイボーム腺開口部の所見，マイボーム腺分泌物の性状，ドライアイ症状）を改善させるという報告はあるものの，全身的な副作用について十分に考慮する必要がある．

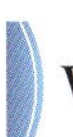

VI thermal pulsation therapy (LipiFlow™)による施術

LipiFlow™は，眼瞼に熱（40～43℃）および圧力を同時に加えることで，マイボーム腺の分泌を促してマイボーム腺の閉塞を改善させる医療装置である[4]．LipiFlow™によるMGD治療は，患者の自覚所見の改善だけではなく，他覚所見（マイボーム腺分泌物の透明化，マイボーム腺開口部の閉塞の改善，ドライアイ所見の改善など）が得られる場合がある．ただし，LipiFlow™を用いたMGD治療には保険は適用されない．

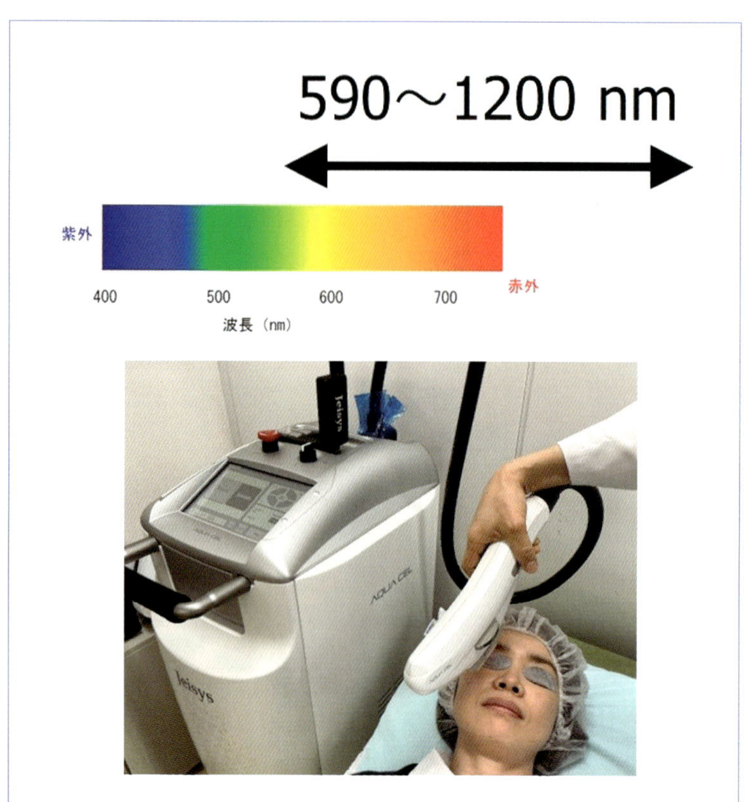

図4 | intense pulsed light (IPL)の例
可視光から遠赤外線の光を眼瞼にフラッシュのように照射する．熱傷を防ぐために，アイシールドを装着，皮膚と装置の間にジェルを塗り，眼瞼に接触する側の表面を冷温に保つ．

VII intense pulsed light(IPL)による施術

intense pulsed light (IPL) とは，ごく短時間に発光された光をフィルターに通し，異常な血管の閉塞，細菌増殖の抑制，サイトカインの誘導などを介してマイボーム腺の活性化を促す治療法である（図4）[5]．590～1,200nmという可視光線～赤外光のみを眼瞼に照射する．眼瞼皮膚への障害を防ぐために，皮膚の色に合わせて光の強度や照射時間を調整する必要がある．IPLによるMGD治療は，患者の自覚所見だけではなく，他覚所見（マイボーム腺分泌物の透明化，マイボーム腺開口部の血管拡張の改善，ドライアイ所見の改善）などを認める．しかし，IPLを用いたMGD治療は，海外では認可されている国がある一方，日本ではまだ承認されておらず，保険も適用されない．

文献

1) マイボーム腺機能不全診療ガイドライン作成委員会：マイボーム腺機能不全診療ガイドライン．日眼会誌127：109-228，2023
2) McCulley JP, et al：Meibomian secretions in chronic blepharitis. Adv Exp Med Biol 438：319-326, 1998
3) Nejima R, et al：Analysis of treatment protocols using azithromycin eye drops for bacterial blepharitis: second report-bacteriological investigation. Jpn J Ophthalmol 66：579-589, 2022
4) Hu J, et al：Efficacy and safety of a vectored thermal pulsation system (Lipiflow®) in the treatment of meibomian gland dysfunction: a systematic review and meta-analysis. Graefes Arch Clin Exp Ophthalmol 260：25-39, 2022
5) Arita R, et al：Multicenter Study of intense pulsed light therapy for patients with refractory meibomian gland dysfunction. Cornea 37：1566-1571, 2018

3）霰粒腫・麦粒腫

東邦大学眼科 山内悠也

診断と治療のポイント

- 麦粒腫と霰粒腫で診断に迷ったら，まずは抗菌薬の点眼にて加療する
- 高齢者で霰粒腫を疑う所見を認めたら，脂腺癌も疑い病理検査に出す
- 霰粒腫を考えた場合，マイボーム腺開口部の確認も同時に行う

I 概説

麦粒腫(hordeolum)と霰粒腫(chalazion)は，眼瞼発赤や異物感，疼痛を訴えて受診することが多い疾患である(図1)．

麦粒腫とは，眼瞼に付属する腺組織に細菌が感染したことで起きる化膿性炎症であり，睫毛に付属するツァイス腺あるいはモル腺に感染が生じる外麦粒腫とマイボーム腺に感染が生じる内麦粒腫(図2)に分類される．起炎菌は，眼瞼の常在菌である黄色ブドウ球菌，表皮ブドウ球菌などが多い．

霰粒腫とは，マイボーム腺閉塞により，貯留した脂質や細胞成分の変性に対する異物反応で起きる無菌性慢性肉芽腫性炎症と定義される．瞼板内に限局する限局型(図3)と瞼板前面を破壊して眼瞼前葉にまで及ぶびまん型(図4～6)に分類される(図7)．明らかな原因は不明であるが，ニ

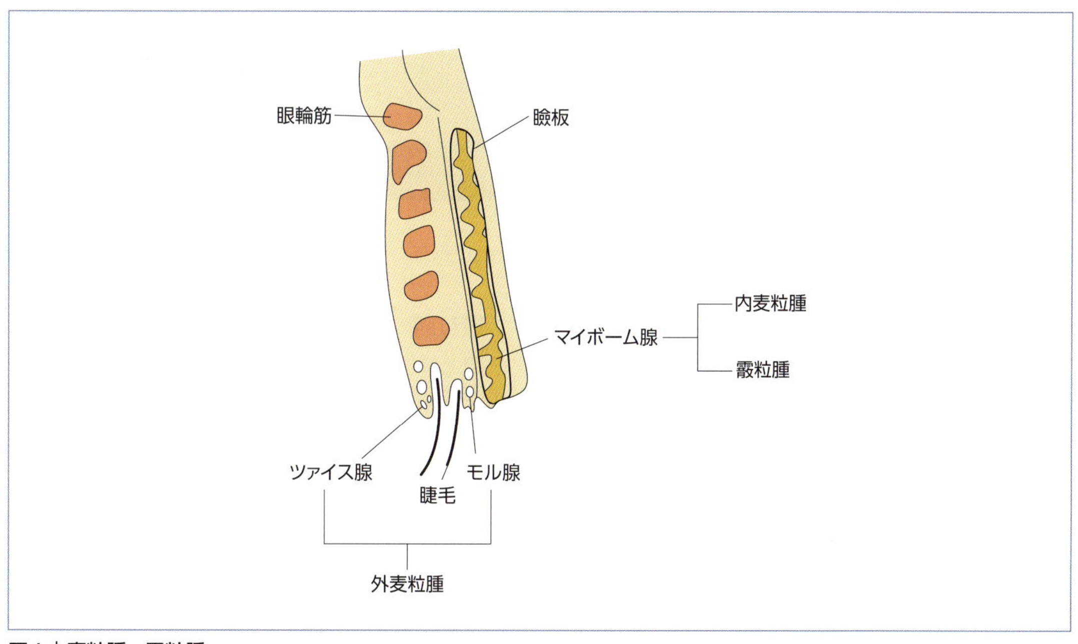

図1｜麦粒腫，霰粒腫

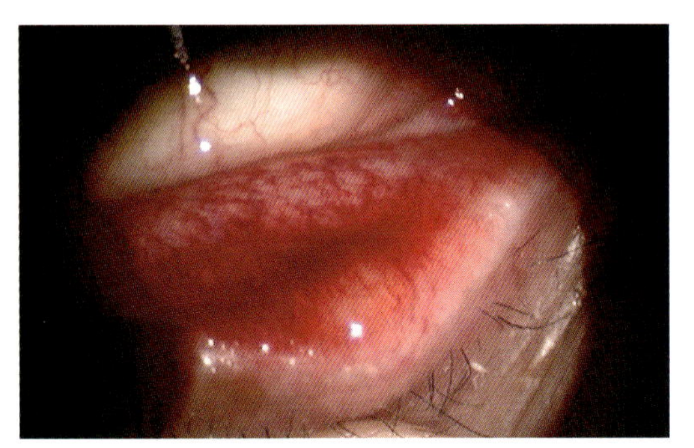

図2｜内麦粒腫
受診日に，27Gにて穿刺排膿を施行した.

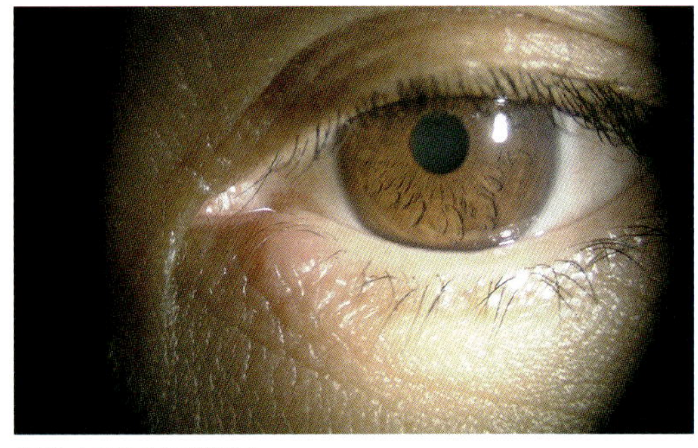

図3｜限局型霰粒腫
皮膚は軽度発赤し，皮下に弾性硬の腫瘤を認める.

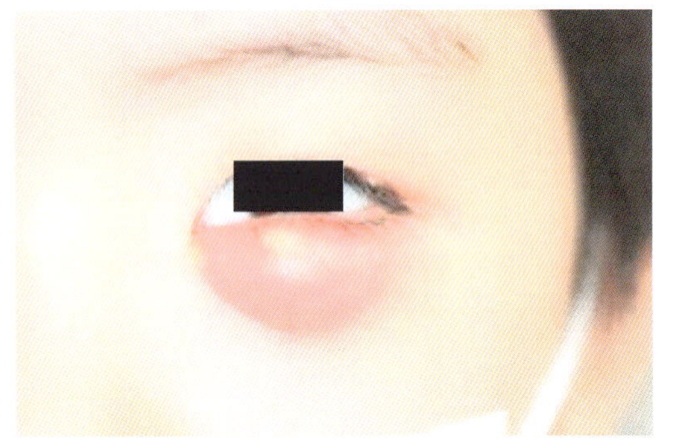

図4｜びまん型霰粒腫
皮膚の発赤をきたし，一部皮膚の菲薄化を認める.

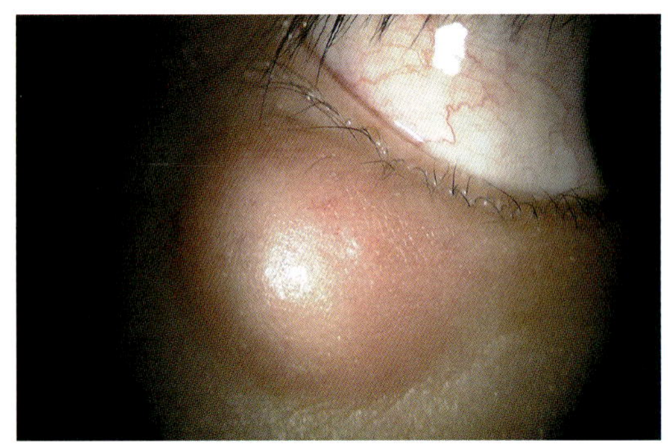

図5｜びまん型霰粒腫
皮膚の菲薄化を認めていないびまん型霰粒腫.

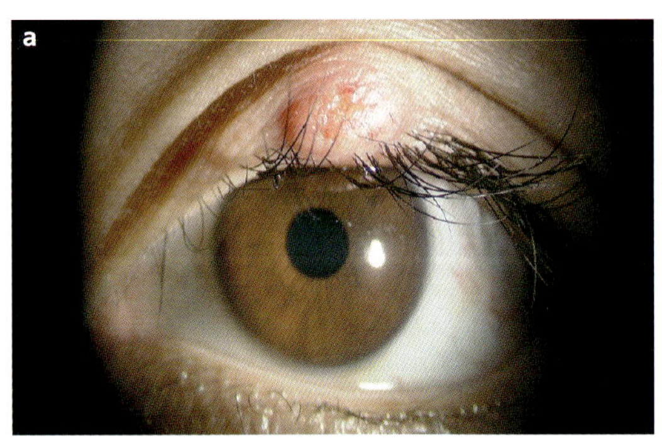

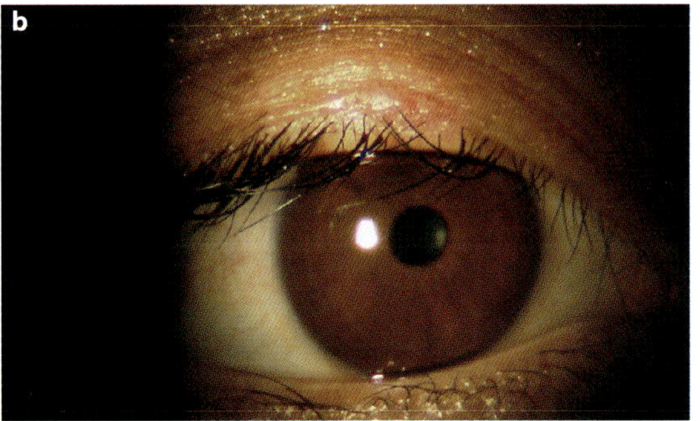

図6｜びまん型霰粒腫
a 皮膚が菲薄化したびまん型霰粒腫. b 皮膚切開1週間後，治癒している.

キビダニ(*Demodex*)[1)]，喫煙，ビタミンAの不足[2)]，脂質の取りすぎなどがいわれている.

II　症状・診断

麦粒腫の症状は，発赤，腫脹，疼痛，圧痛などを認め，内麦粒腫では眼瞼結膜の充血や膿点がみられる．眼瞼周囲に明瞭な紅斑がみられたり腫脹が強い場合は，眼窩蜂窩織炎に進展していくことがあるため注意が必要である.

霰粒腫の症状は，限局型の場合，疼痛や圧痛は認めず，皮下に境界明瞭な硬い腫瘤として触知される．びまん型の場合，病変が皮下に波及すると皮膚の発赤や腫脹，疼痛を伴う.

麦粒腫と霰粒腫の鑑別は，発赤，腫脹，疼痛があれば麦粒腫を疑い，無痛性の腫瘤を認めれば霰粒腫を疑う．しかし，化膿性霰粒腫のように眼瞼皮膚にまで炎症が波及すると麦粒腫と鑑別が困難となる．その場合，抗菌薬を処方し，約1

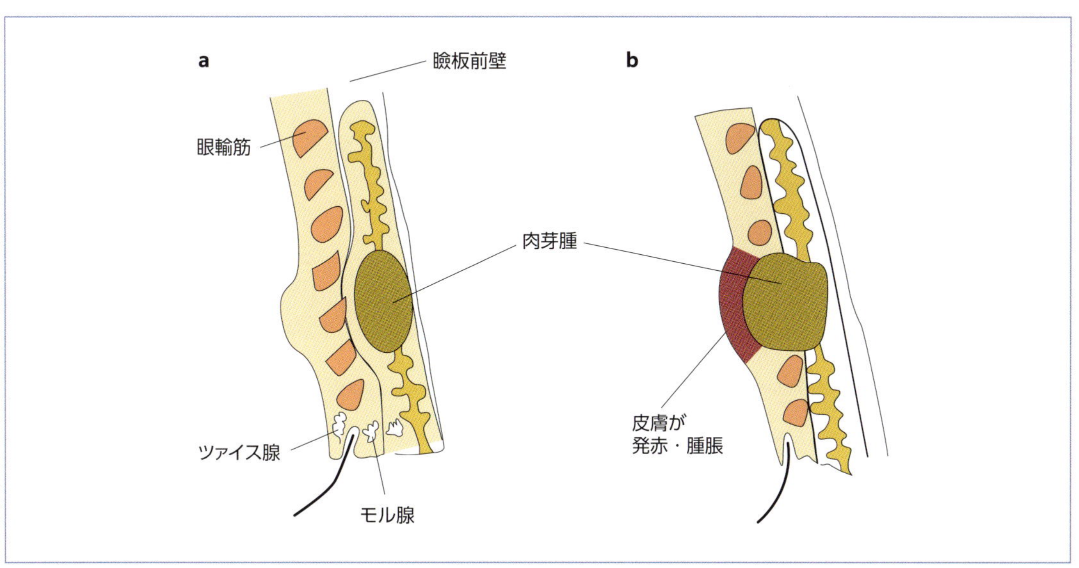

図7｜霰粒腫
a 限局型．**b** びまん型．

表1｜麦粒腫の治療例

・**点眼・眼軟膏**
セフメノキシム塩酸塩点眼　1日4回
or
ニューキノロン点眼　1日4回
or
アジスロマイシン点眼　最初の2日間は1日2回，
その後1日1回，計14日間
or
・**内服**
セファクロル内服　3日～1週間

＊第3世代セフェム系抗菌薬は移行性の観点[3]と小児における低血糖の誘発のリスク[4]があるため処方しない

表2｜霰粒腫の治療例

・点眼・軟膏
ステロイド眼軟膏　1日2回
or
フルオロメトロン点眼0.1%　1日2～4回
or / and
アジスロマイシン点眼　最初の2日間は1日2回，
その後1日1回，計14日間
（霰粒腫に適応ないため，マイボーム腺炎を認め原因と考えられる場合）

・トリアムシノロンアセトニド2mg（ケナコルト-A® 40mg/mL 0.05mL）病巣内注射
数週あけて再度注射可能だが，2回注射して改善がなければ切開を考える

・外科的切開・搔爬

表3｜霰粒腫の切開の適応

・**8歳前後までの小児の巨大霰粒腫**
弱視の可能性があるため
・**繰り返す高齢者の霰粒腫**
脂腺癌の可能性があるため
・**皮膚が発赤・菲薄化している霰粒腫**
瘢痕収縮をきたし，治癒後も眼瞼の変形が残存してしまうため．特に下眼瞼耳側は注意が必要である

週間後に腫瘤が残存するようであれば霰粒腫と診断することができる．

III　治療法

麦粒腫の治療は，細菌感染が原因であるため，抗菌薬の点眼や眼軟膏，内服が基本である（**表1**）．外科的治療では，明らかな膿点を認める場合，メスや注射針で穿刺・排膿すると効果的である．

霰粒腫の治療は，温罨法やリッドハイジーン，ステロイド点眼・眼軟膏，切開・搔爬，トリアムシノロンの病巣内注射にて加療する（**表2**）．ステロイド点眼・軟膏，トリアムシノロン注射に関しては，眼圧上昇に注意する．

霰粒腫の切開方法には，経皮膚切開と経結膜切開があり，皮下に波及し，発赤をきたしている場合や皮膚が自壊した場合には経皮膚切開，病変が瞼板内にとどまる限局型の場合，特に結膜側に膿点がある場合には経結膜切開が推奨される．**表3**に切開の適応を記す．特に，高齢者の霰粒

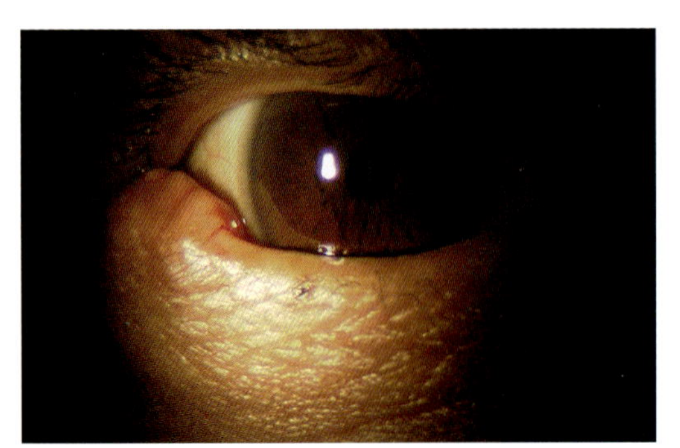

図8｜脂腺癌
下眼瞼に黄色調の隆起性病変を認める.

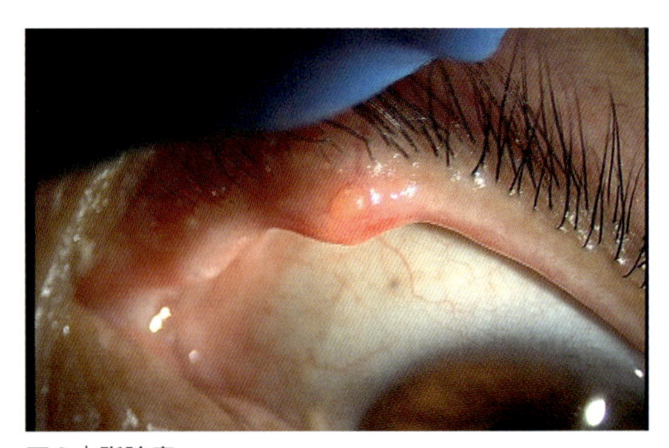

図9｜脂腺癌
上眼瞼に黄色の結節病変を認める.

腫は脂腺癌の可能性があるため，必ず病理検査に提出する(図8，9)．切開時の注意点として，経結膜切開の場合，動脈出血をきたすことがあり，上眼瞼の外側瞼板動脈弓と内側瞼板動脈弓，下眼瞼の下眼瞼動脈弓を意識して行うことが必要である．

また，隣接する正常なマイボーム腺を障害しないために切開ではなくトリアムシノロンの病巣内注射も治療の選択肢として挙げられる[5]．適応としては，瞼結膜側から確認できる霰粒腫である．合併症に皮膚の色素脱失や色素沈着予防を起こすことがあり，瞼結膜側から注射することで予防できる．

Ⅳ 予後

麦粒腫は，抗菌薬治療に反応すれば数日から1週間程度で治癒することが多い．反応しない場合，切開排膿や副鼻腔炎の波及，メチシリン耐性黄色ブドウ球菌(MRSA)などの他疾患の可能性も検討する必要がある．

霰粒腫は，ステロイドの点眼・軟膏の場合，即効性はないため，腫瘤が縮小するのに数ヵ月から半年程度かかる．ステロイドの局所注射は，1回あるいは2回行うことで病変の消失(大きさが80％以上減少)を認め，消失までの平均期間は2.5週程度との報告がある[6]．切開・掻爬を行うことで速やかに改善することが多い．また，高齢で再発を繰り返す症例では，脂腺癌を疑う必要がある．

文献

1) Liang L, et al：High prevalence of demodex brevis infestation in chalazia. Am J Ophthalmol 157：342-348, 2014
2) Chen L, et al：Prevalence of low serum vitamin a levels in young children with chalazia in southwest china. Am J Ophthalmol 157：1103-1108, 2014
3) 菊池　賢監修：麦粒腫(ものもらい). 日本語版サンフォード感染症治療ガイド(アップデート版), https://lsp-sanford.jp/(2024年10月閲覧)
4) 日本小児科学会薬事委員会：ピボキシル基含有抗菌薬の服用に関連した低カルニチン血症に係る注意喚起. 2019
5) Goawalla A, et al：A prospective randomized treatment study comparing three treatment options for chalazia：triamcinolone acetonide injections, incision and curettage and treatment with hot compresses. Clin Exp Ophthalmol 35：706-712, 2007
6) Ben Simon GJ, et al：Intralesional triamcinolone acetonide injection for primary and recurrent chalazia: is it really effective? Ophthalmology 112：913-917, 2005

II. 各論 ▶ 3. 眼瞼縁・マイボーム腺の疾患

4) デモデックス

北里大学北里研究所病院眼科 川北哲也

診断と治療のポイント

- 睫毛根部に落屑物がないか注意深く観察する
- ステロイド, 抗生剤の眼軟膏による治療に抵抗性がある

I 概説

デモデックス(*Demodex*)は, 人間の皮膚に棲息する微小なダニの一種であり, 顔の皮膚に生息し, 毛包や皮膚の皮脂腺に寄生する. 主に皮脂などを栄養として生きており, ニキビダニとも呼ばれる. 特に頬, 前額部, 鼻, 外耳道などの皮脂の分泌が盛んな部分で繁殖しやすい. ヒトに寄生するものとしては, デモデックス・フォリクロラム(図1) とデモデックス・ブレビスの2種類がある. デモデックス・フォリクロラムは, 体長約0.4mmの細長い形で睫毛根部や額, 頬, 鼻などの部位に常在する. デモデックス・ブレビスは, 体長約0.2mmと短く, 顔全体に広く寄生するが, 特に皮脂腺の多い部分, マイボーム腺内に常在している. デモデックスは皮膚や毛包に常在しており, 通常は健康に影響を与えないが, デモデックスの数が過剰に増えると, 眼瞼炎を引き起こす.

デモデックスの寄生率は, 人種, 地域, 気候, 衛生環境, ステロイドや抗生剤などの薬剤の使用など様々な要素により大きく変わると考えられている. 筆者らが, 健康人10人で睫毛乱生により抜去した睫毛30本を調べてみたところ, 毛嚢虫寄生率は3.3% (1/30) と他の報告よりもかなり低率であった[1].

デモデックスの過剰な増殖が原因となり, 前部眼瞼炎, マイボーム腺梗塞, 霰粒腫, 結膜炎, 角膜上皮障害も起こすことがあるという報告もある.

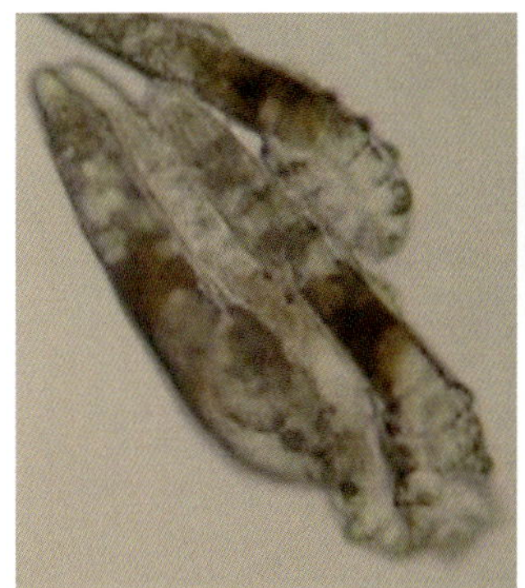
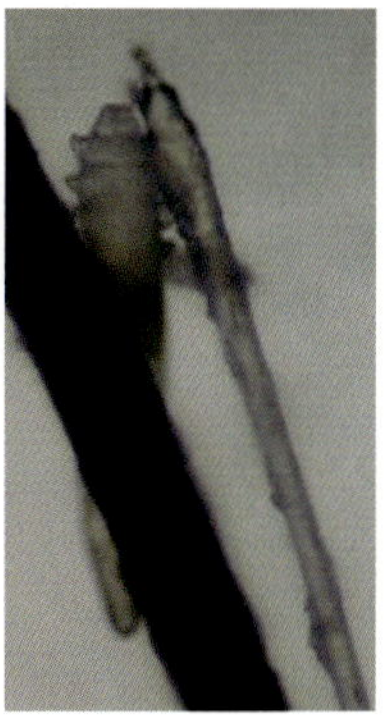

図1 | 抜去した睫毛に寄生していたデモデックス・フォリクロラム

II 症状・検査と診断

デモデックスによる前部眼瞼炎は, 通常, 眼瞼縁周囲の炎症や瘙痒感があり, 睫毛根部にフケ状落屑物(cylindrical dandruff)があるのが特徴である(図2). デモデックスが眼瞼上に観察されることもあり, その場合, 細隙灯顕微鏡の高倍率で確認できることもある.

確定診断には, 睫毛根部のフケ状落屑物の多い睫毛を選択し, 3本ほど抜去して, スライドグラスにのせて光学顕微鏡(40～400×)で観察する. 虫体の観察が困難な場合は, その上からフルオレセイン液を滴下し, カバースリップでスライド上を圧平することにより虫体の動きがわかりやすくな

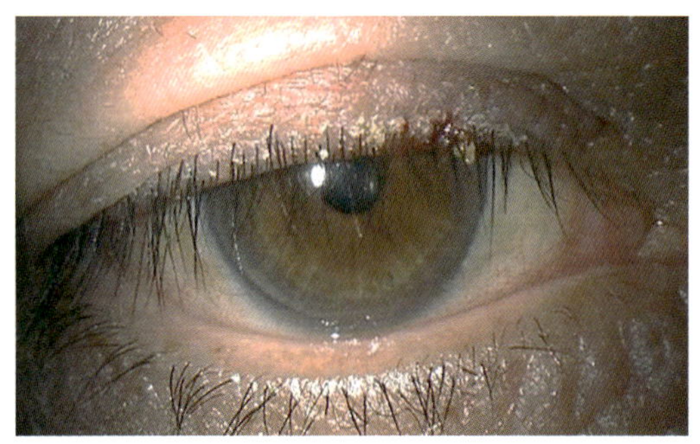

図2｜デモデックスによる前部眼瞼炎（フケ状落屑物）

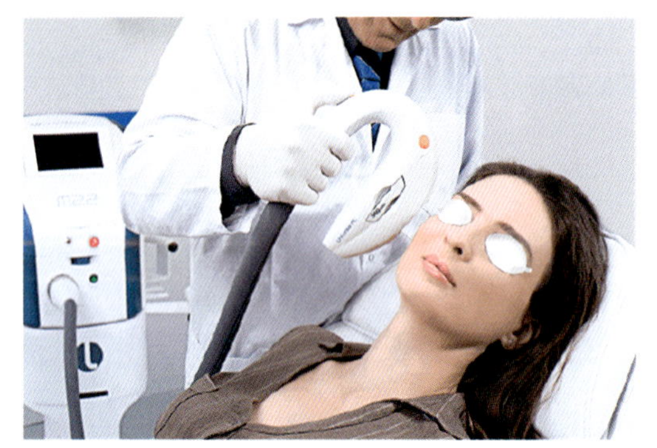

図3｜IPL治療の様子
M22 IPLモデル.
（画像提供：ルミナス・ビー・ジャパン株式会社）

る．抜去した睫毛にデモデックスが多数認められる場合，眼瞼炎の原因として考慮する．デモデックスによる前部眼瞼炎には，統一した診断基準や重症度分類はまだ存在しない．

Ⅲ 治療

デモデックスによる眼瞼炎の治療法は，以下のようなものがある．

1. 薬物療法（全身，局所）

軽症の場合，眼瞼を清浄するだけでもその数を減少させる効果があるので，アイシャンプーなどを用いて，眼瞼縁を朝晩清浄するよう指導するのが基本である．デモデックスを駆除するため，様々な薬剤が報告，開発されている．これらの駆除剤のなかには，イベルメクチン内服，メトロニダゾールの内服や軟膏，ティーツリーオイル（含有率5～50％）などが含まれる．ティーツリーオイルを眼瞼周囲に塗布することで，デモデックスの繁殖を抑制し，眼瞼炎の症状を軽減することが期待できるが，眼内に入ると刺激性があり，眼表面上皮障害を起こす可能性があり注意が必要である．近年，本邦でもティーツリーオイルを1％以上含有しつつ低刺激なマイボシャンプーが市販されている．また，デモデックス眼瞼炎に対する治療薬として世界で初めてLotilaner 0.25％点眼薬が2023年に米国FDAで承認を受け，臨床現場で用いられている．Lotilaner 0.25％点眼薬は，Saturn 1，Saturn 2というデモデックスによる前部眼瞼炎に対する二重盲検ランダム化比較試験[2, 3]において，1日2回43日間の点眼で，コントロールと比較し，睫毛根部のフケ状落屑物が減少し，デモデックスの数も有意に減少あるいは根絶していたと報告されている．

2. IPL療法（intense pulsed light）

マイボーム腺機能不全に対して本邦でも使用されている機器であり，デモデックスによって引き起こされる眼瞼炎の症状を軽減するのに効果的であると近年報告されている[4]．またIPL療法は，眼瞼のマイボーム腺梗塞を改善したり，頻回に再発する霰粒腫に有効であるという報告や，デモデックスの直接駆除に有効であるという報告もあり，近年注目されている．今後，さらにエビデンスレベルの高い報告が期待される（図3）．

Ⅳ 予後

通常の眼瞼炎と同様に，デモデックスによる眼瞼炎が起こると，眼瞼炎症を反映して眼瞼が発赤腫脹し，瘙痒感や異物感が続く．その状態が遷延したり，デモデックスの数が増加し，炎症性刺激が続く結果，眼瞼皮膚が肥厚したり，睫毛が抜け落ちてしまうこともある．

文献

1）川北哲也ほか：日眼会誌 114：1025-1029，2010
2）Yeu E, et al：Cornea 42：435-443, 2023
3）Gaddie IE, et al：Ophthalmology 130：1015-1023, 2023
4）Zhang X, et al：Curr Eye Res 44：250-256, 2019

5) lid wiper epitheliopathy

愛媛大学眼科 **白石　敦**

診断と治療のポイント

- 上下眼瞼縁結膜の上皮障害
- 生体染色により診断
- 症状がなければ治療の必要はない

I 概説

2002年にKorbらは，ドライアイ症状を高率に伴う上眼瞼結膜縁の特異な上皮障害をlid-wiper epitheliopathy(LWE)と提唱した[1)](図1)．Korbらは，瞼板下溝から粘膜皮膚移行部にかけての領域に解剖学的な名称がなかったこと，この部が眼表面を掃く(wipe)ような動きをすることから，この部位をlid-wiperと命名した[1)](図2)．その後，下眼瞼結膜縁にも同様の上皮障害が認められることが報告され，現在LWEは上下の眼瞼結膜縁の上皮障害と認識されている[2)](図3)．瞬目運動による眼瞼縁結膜と眼表面の間の摩擦の上昇が病因と考えられており，摩擦で眼瞼縁結膜表層の上皮の脱落と変性が起こると考えられている[2)]．瞬目時の摩擦が上昇する原因としては，高い眼瞼圧，ドライアイ，化学的刺激，炎症や環境因子などがあり，それらの因子の相互作用によって起こると考えられている[3, 4)]．

外来診療で最も遭遇する原因してしては，コンタクトレンズ(CL)装用が挙げられ，CL装用者での発症率は高く50%以上の報告がある[3, 4)]．CL装用により，眼表面の摩擦が強くなることが誘因として考えられており，シリコーンハイドロゲルCL装用ではより発症率が高いといわれている．炎症が惹起される要因としては，自己免疫疾患，

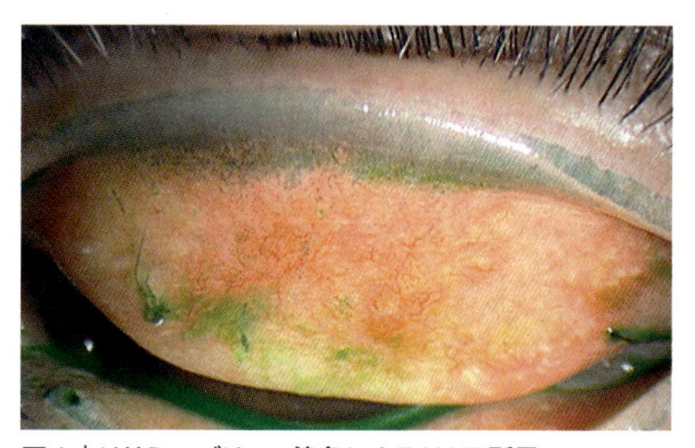

図1 | リサミングリーン染色によるLWE所見

アレルギー，感染などがあり，発症に関与しているといわれている．また，空気汚染やたばこの煙などの環境因子なども関与が示唆されている[3, 4)]．

一般的にLWEは下眼瞼のほうが発症率は高く，高齢者より若年者に多く認められ，特に若年者では無症状であることも多い．

II 症状・検査と診断

1. LWEの症状

異物感や乾燥感などのドライアイ症状を呈する患者に多く認められるとの報告が多いが，LWEを認めても無症状であることも多く，LWEに特徴的な症状は決まっていない．LWEがドライアイによる所見の一つと思われがちであるが，涙液検査では異常所見は認められないことも多い．したがっ

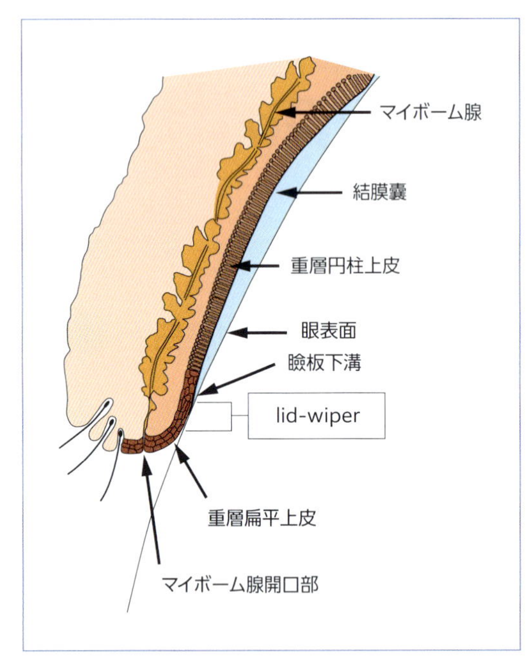

図2｜上眼瞼の解剖
瞼板下溝から粘膜皮膚移行部にかけての領域をKorbらがlid-wiperと命名した.

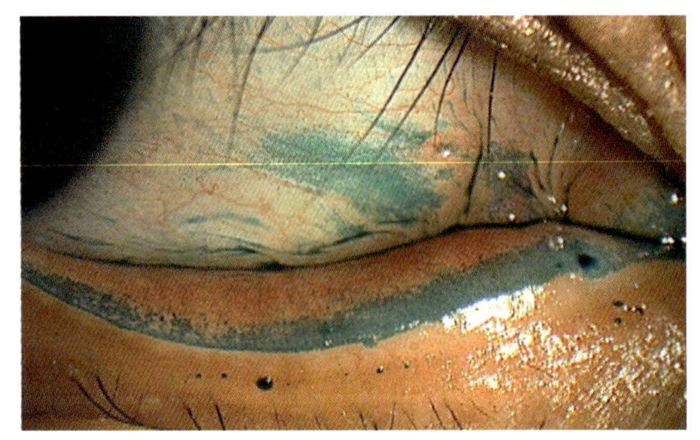

図3｜リサミングリーン染色による下眼瞼のLWE所見
下眼瞼のLWEと擦れる部位の鼻側球結膜にも上皮障害を認める.

て，ドライアイ症状があるにもかかわらず，涙液検査で異常を認めない症例では，眼瞼結膜を観察することがLWEを見逃さないポイントの一つである．CL装用者ではLWEを認めても症状を訴えないことも多く，症状がなければ経過観察でよいが，涙液が多いにもかかわらず異物感などの症状が強いCL装用者では，CLを外して生体染色をすることが診断のポイントである．

2. LWEの観察・診断

通常の細隙灯顕微鏡検査では観察が難しいため，LWEを念頭に置いて生体染色を行うことが重要である．通常のフルオレセイン染色やローズベンガル染色でも検出は可能であるが，図4に示すようにリサミングリーン染色とブルーフリーフィルターを用いたフルオレセイン染色がLWEの検出には有効である．

LWEの所見は，以下のものがある．

・上下の眼瞼縁結膜に帯状に染色される上皮障害である．
・下眼瞼では，涙点付近を中心に鼻側に認められるパターンが多い．
・上眼瞼では，涙点付近を中心に鼻側に認められるパターンと中央に認められるパターンがある．
・CL装用者ではCLと摩擦が起こる部位を中心に認められる．
・ブルーフリーフィルターを用いたフルオレセイン染色や，リサミングリーン染色がLWEの検出には有効である．

LWEの診断は上記所見を認めることであるが，LWEが症状の原因となっているかを判断するためには，上輪部角結膜炎(superior limbic keratoconjunctivitis：SLK)，結膜嚢内異物，眼瞼結膜乳頭などの除外診断を行うべきである．

III 治療

LWEの原因は，眼瞼結膜縁と眼表面の摩擦による上皮細胞の脱落と推測される．患者背景により摩擦上昇の原因が異なるため，個々の症例での摩擦上昇の原因を探ったうえで，摩擦軽減の対策・治療方法を選択することが重要である．

1. CL装用者

CLが摩擦増加の主原因であることが多いため，まずはCL中止が原則である．人工涙液点眼では，一時的に症状が軽快することもあるがほとんど無効である．ジクアホソルナトリウムやレバミピド点眼も多少の効果があるものの，CL装用を継続しながらでは大きな期待はできない．

図5にソフトコンタクトレンズ(SCL)装用前後のリサミングリーン染色による前眼部写真を示す．

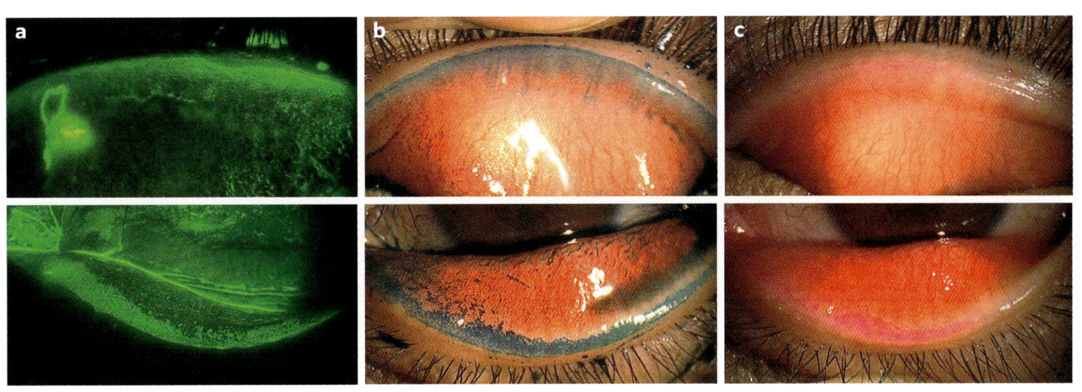

図4 | 各生体染色によるLWEの観察
リサミングリーン染色(**c**)とブルーフリーフィルターを用いたフルオレセイン染色(**a**)がLWEの検出には有効である. ローズベンガル染色(**b**)でも検出は可能であるが, 他の染色と比較して判別は容易ではない.

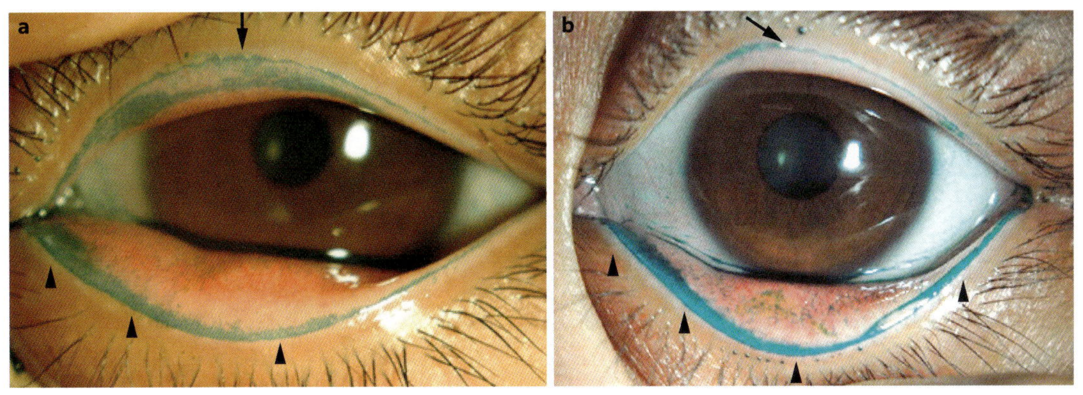

図5 | SCL装用者に認められたLWE
a SCL装用, **b** SCL装用中止後. SCL装用中止により上眼瞼のLWEは軽減したが(矢印), 下眼瞼のLWEに変化は認めない(矢頭)症例.

CL装用中止により上眼瞼のLWEはかなり軽減している. しかしながら下眼瞼のLWEに変化はなく, SCLの関与とは関係なく下眼瞼のLWEが存在していた症例である. このような下眼瞼にLWEを認める症例では, SCLを装用すると上眼瞼にもLWEが発症することが予測できる.

2. ドライアイ症例

まずはドライアイ治療を開始する. 治療に対する反応が乏しい症例も多いが, ジクアホソルナトリウム点眼やレバミピド点眼では, 涙液量増加, 質の改善による摩擦軽減が期待できる(図6, 7). 摩擦軽減に眼軟膏が有効なときもあるので, 試みてもよい. 重症の涙液分泌低下を認める場合には涙点プラグや涙点閉鎖も選択肢となる.

3. ドライアイ(涙液減少)のない症例

ドライアイのない症例では, ジクアホソルナトリウム点眼, レバミピド点眼や眼軟膏による摩擦軽減が有効となることもあるが, 治療抵抗性であることが多い. 治療に抵抗性を示す場合には, アレルギーや自己免疫性疾患, 慢性の弱毒菌感染などによる炎症性所見を確認したり, 環境因子の聴取を行い, 原疾患の治療や環境因子の除去を試みる.

4. 高齢者

一般に, 高齢者では眼瞼圧が低下するため, 瞬目時の摩擦は軽減しているはずである. 高齢者にLWEを認めたときには, 眼瞼形状・瞬目・ドライアイ・マイボーム腺機能不全など, 様々な角

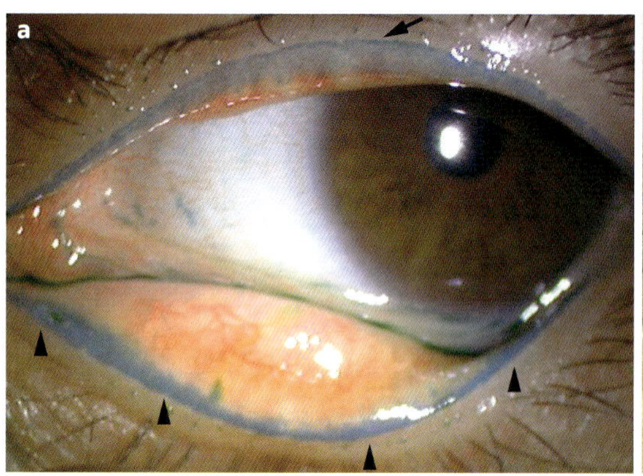
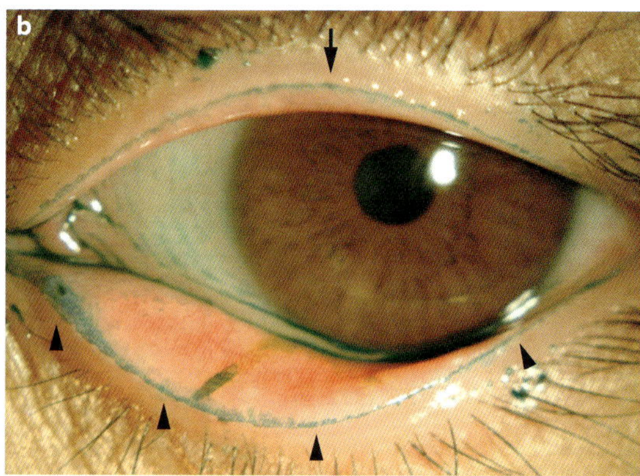

図6｜ジクアホソルナトリウム点眼により治療したLWE
a 治療前，**b** 治療後．点眼開始1ヵ月にて上下眼瞼のLWEが軽減した症例．

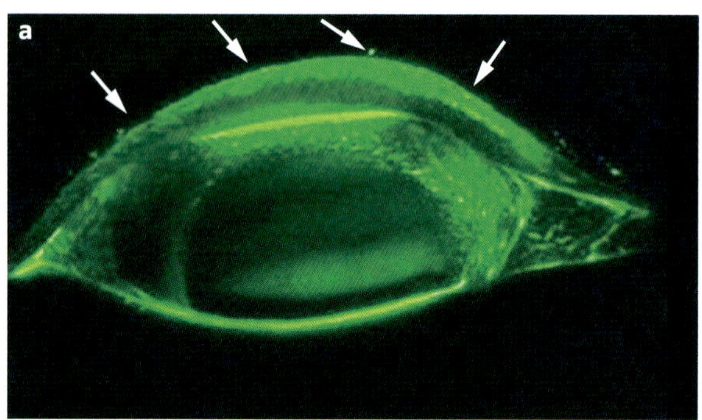
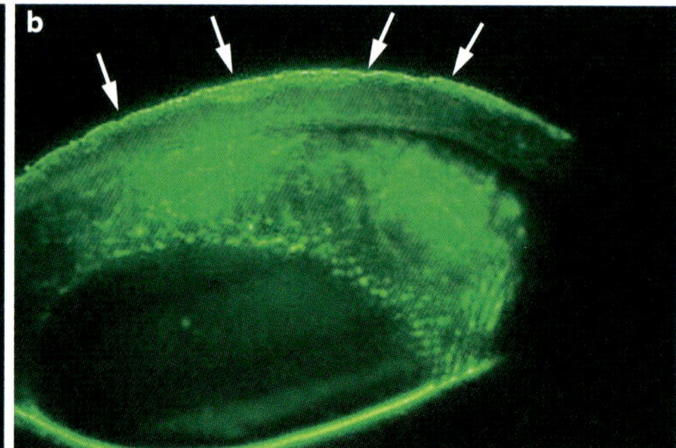

図7｜レバミピド点眼により治療したLWE
a 治療前，**b** 治療後．上限瞼に認められたLWEが点眼開始1ヵ月半で軽快した症例．

度から摩擦上昇の原因を探索する必要がある．意外な原因として，洗眼行為がある．水道水による洗眼はムチンを含めた涙液を洗い流してしまうため，眼表面の摩擦上昇の原因となる．洗眼の中止のみで，症状もLWEも改善することがある．

Ⅳ 予後

原因が特定されて除去することができれば速やかに軽快するが，複数の要因が発症に関与していることが多く，治療に難渋することが多い．しかしながら，LWEを認めても無症状であることのほうが多く，LWEを認めたからといって必ずしも治療対象となることはない．

文献

1) Korb DR, et al：Lid-wiper epitheliopathy and dry-eye symptoms in contact lens wearers. CLAO J 28：211-216, 2002
2) 白石　敦ほか：ドライアイ症状患者におけるlid-wiper epitheliopathyの発現頻度．日眼会誌 113：596-600, 2009
3) Efron N, et al：Lid wiper epitheliopathy. Prog Retin Eye Res 53：140-174, 2016
4) St. Clair B, et al：Lid Wiper Epitheliopathy, StatPearls, Treasure Island, 2023

Ⅱ. 各論 ▶ 4. 結膜腫瘍

1）結膜母斑

長町よこくら眼科　**横倉俊二**

診断と治療のポイント

- 円蓋部以外の球結膜（特に輪部付近）にみられることが多い
- 基本的には良性腫瘍だが，切除を行う場合は悪性腫瘍に準じた丁寧な取り扱いを心がける

Ⅰ　概説

結膜母斑は生後～20代までの間に発症する，様々な程度の色素沈着を伴った黄色～茶褐色の結膜良性腫瘍であり（図1，2），多くは片眼性であるが，両眼性もあり得る．時間の経過とともに色素沈着が増える傾向がある．細隙灯顕微鏡での観察では結膜の隆起はわずかであり，複数の透明な嚢胞が認められる．また明瞭な栄養血管を伴わないことが多い．輪部付近の球結膜に発症することが多いため，円蓋部や瞼結膜に病変がみられる場合はPAM（primary acquired melanosis：原発性後天性メラノーシス）や悪性黒色腫（図3）である可能性を念頭に置く．組織学的には，上皮基底層付近の実質内に異形成のないメラノサイトが集簇しているのが特徴である．PAM，悪性黒色腫との鑑別点を表1に記す．

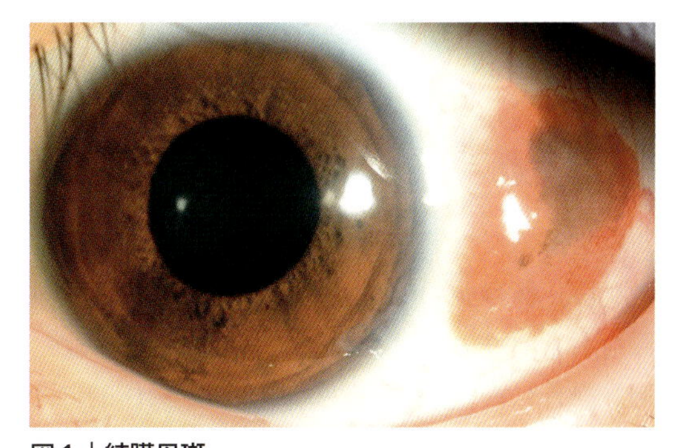

図1｜結膜母斑
左眼の耳側輪部付近の球結膜に色素沈着を伴う斑状の病変が認められる．

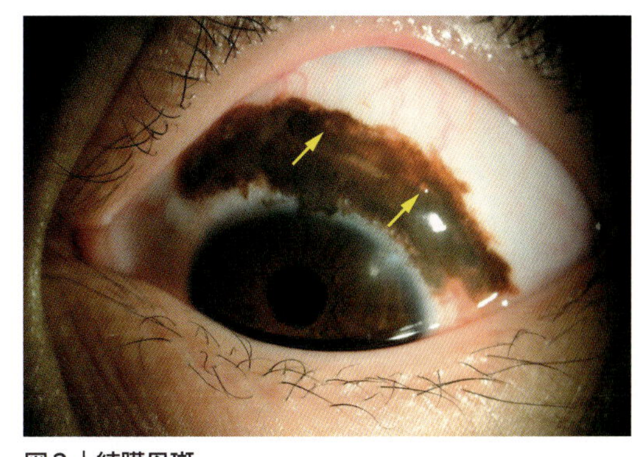

図2｜結膜母斑
左眼の上方から耳側にかけての輪部に色素沈着を伴う帯状の病変が認められる．病変内に嚢胞が認められる（矢印）．

Ⅱ　症状・検査と診断

自覚症状はなく，整容的に気になるために眼科を受診する場合がほとんどである．細隙灯顕微鏡での観察が主体であり，Ⅰに挙げた特徴の有無を確認することで診断を行う．前眼部写真撮影装置がある場合は前眼部写真を定期的に撮影し，拡大傾向がないかを確認するのがよい．

表1｜母斑，PAM，悪性黒色腫の鑑別点

	発生部位	色調	色調以外の細隙灯顕微鏡所見
母斑	輪部付近	黄色～茶褐色	平坦，透明な嚢胞
PAM	どこにでも出現し得る	茶褐色	平坦，嚢胞を伴わない
悪性黒色腫(図3)	どこにでも出現し得る	茶褐色～ピンク	隆起性，豊富な栄養血管

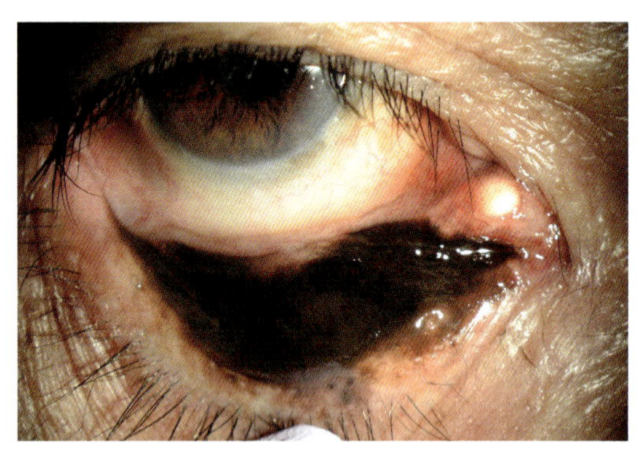

図3｜悪性黒色腫
(画像提供：東北大学病院眼科 檜森紀子先生)

Ⅲ 治療

経過観察を行って拡大傾向がないことを確認してから，整容面での改善希望がある場合のみ切除を計画する．基本的には良性腫瘍であるが，切除操作は慎重に行ったほうがよい．具体的には病変部周囲の結膜下に少量アドレナリン入りのリドカイン注射を行った後，病変部から1mm程度マージンを取り，病変部には極力触れないようにして完全切除を行う(no touch technique)．断端結膜に2回冷凍凝固(double freeze-thaw cryotherapy)を行ってもよい[1)]．切除組織は病理診断に必ず提出する．病変が小さい場合は残存結膜同士を縫合するのみでよいが，大きい場合は羊膜移植での再建を考慮する．再建方法を含め自施設で手術を行うかの判断に迷う場合は，無理せず専門機関への紹介を考慮する．

Ⅳ 予後

ごくまれに悪性黒色腫が発生することがあるが，基本的には良性であるため予後良好である．

文献

1) Shields CL, et al：Tumors of the conjunctiva and cornea. Surv Ophthalmol 49：3-24, 2004

II. 各論 ▶ 4. 結膜腫瘍

2) デルモイド

長町よこくら眼科 **横倉俊二**

診断と治療のポイント

- 輪部付近の強角膜にまたがってみられることが多い
- 切除を行う際は角膜表層移植との併用が必要である

I 概説

デルモイドは主に角膜輪部に発生する良性腫瘍であり，発生の過程で皮膚組織が角結膜内に侵入することで生じる過誤腫の一種である．生下時より，角膜輪部の主に下耳側に黄白色の半球状の腫瘤が認められ，角膜と結膜の両者にまたがるような形をとる（図1a～c）．おおむね直径5～8mm程度のことが多い．皮膚組織を起源とするため，腫瘤には脂肪組織や毛嚢が含まれ，表面に毛が生えていることが多い．本疾患に生下時よりの副耳，耳瘻孔を伴うものをGoldenhar症候群と呼ぶ．

II 症状・検査と診断

その特徴的な所見から細隙灯顕微鏡での診断は容易である．強い角膜乱視を生じていることがあるため，検査が可能な年齢に達していれば（おおむね3歳頃），屈折検査・視力検査を行い，弱視の有無を確認する必要がある．

III 治療

自然消退は期待できないため，手術による切除が基本となる．ただしデルモイドが小さく（おおむね5mmよりも小さい場合），角膜乱視が軽微にとどまっていてかつ整容的に問題にならない（本人，周囲が気にしていない）場合は，切除を行わずに経過をみるという選択もあり得る．単純切除のみでは再発や切除後の角膜への結膜侵入（偽翼状片），また術後角膜の脆弱性が懸念される．このため，腫瘍切除のために半層切開した強角膜に対して，凍結保存角膜を用いた表層角膜移植を行うことでこれらの問題を回避することができる[1)]．表層角膜移植に用いるグラフトを作成する際は，レシピエント側と段差がありすぎると遷延性上皮欠損の原因となるため，強角膜を切除した深さと同等の厚さのグラフトを作る必要がある．この場合人工前房装置を用いて作成すると均一な厚みの移植片が得られやすい．術後のステロイドの使用方法は一般的な角膜移植と同様になるが，小児例が多いため眼圧上昇には注意が必要である．デルモイドを切除しても角膜乱視は残存するため，弱視がみられる場合は眼鏡矯正・片眼遮蔽による弱視訓練を継続して行う必要がある．

IV 予後

適切に手術が行われれば，再発の可能性は低い（図1d）．また，瞳孔領を覆うような大型のデルモイドでない限りは，弱視治療への反応も良好なことが多い．

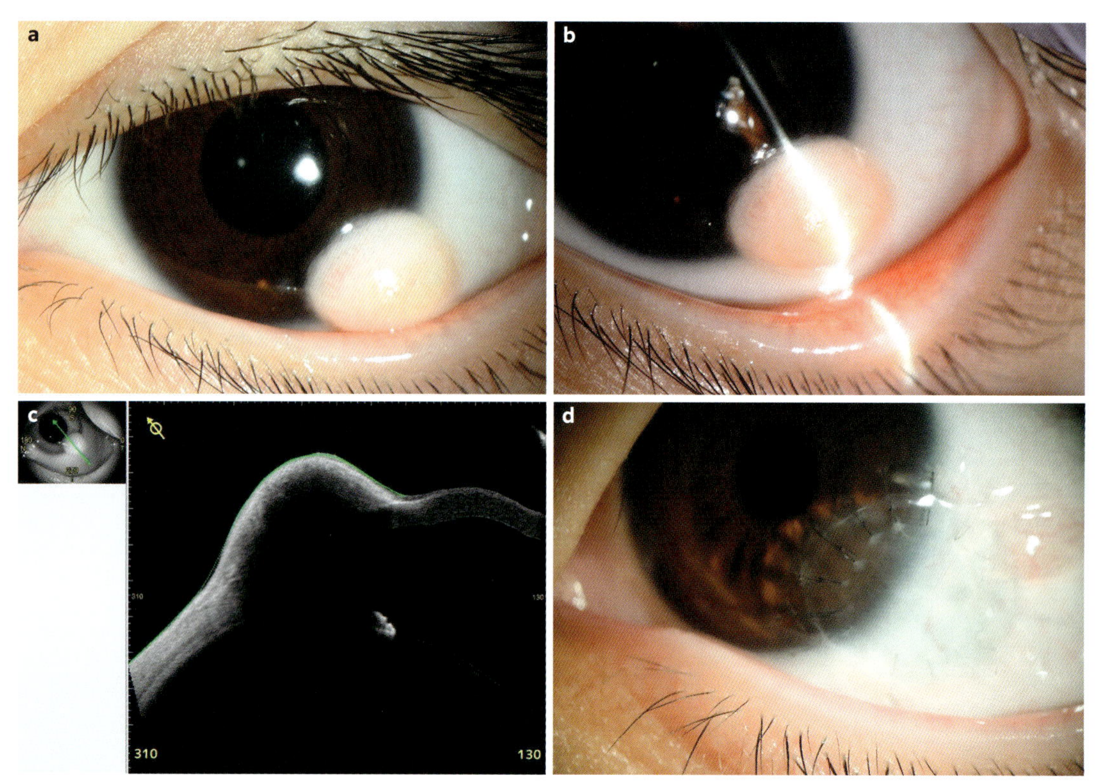

図1｜デルモイド

a 左眼耳下側の角膜輪部の角膜と結膜にまたがるような形で，黄白色の半球状の腫瘤が認められる．また，表面に毛髪が認められる．**b** スリット光写真．充実性であることがうかがわれるが，内部の観察は困難である．**c** 前眼部OCT画像．検査光の減弱によりデルモイド内部の詳細な描出は困難である．**d** デルモイド切除術および表層角膜移植1年後．再発は認められない．

文献

1）Spierer O, et al : Lamellar keratoplasty with corneoscleral graft for limbal dermoids. Int J Ophthalmol 11 : 512-515, 2018

3）結膜嚢胞

高知大学眼科 桑名青空
福田 憲

診断と治療のポイント

- 結膜嚢胞は日々の外来診療で偶発的にみつかることも多い
- 無症状であれば経過観察でよい
- 嚢胞との摩擦や盗涙による症状，閉瞼困難などある場合は外科的手術を考慮する

Ⅰ 概説

結膜嚢胞とは，結膜に生じた良性の嚢胞性病変のことを指す．

結膜嚢胞は封入嚢胞，リンパ嚢胞，貯留嚢胞に分類できる．多くは特発性で，結膜の外傷や手術を契機に後天性に起こる場合もある[1]．

外来診療でみるほとんどが封入嚢胞である．封入嚢胞は主に球結膜に半透明のドーム状の隆起性病変として観察される．鼻側に多いことが報告されている．組織学的には，嚢胞の内腔は結膜上皮由来と考えられる1～2層の上皮が覆っており，結膜上皮が結膜下の粘膜固有層内に迷入してできたものと考えられている．内腔の上皮はしばしばPAS陽性のゴブレット細胞が観察され，嚢胞内腔の内容物にはケラチンやムチンを含む[2, 3]．

リンパ嚢胞は，結膜リンパ管拡張症で，数珠状の外観を示す局所的な結膜のリンパ管拡張が起こり，なかでも単発で一塊になったものをリンパ嚢胞と呼ぶ．結膜の加齢性変化の一つとも考えられている．リンパ管拡張は組織学的に，拡張したリンパ管腔にリンパ液が満たされている．貯留嚢胞は何らかの慢性炎症により主涙腺あるいは副涙腺の導管の閉塞によって，涙液が嚢胞の内部に貯留して形成されたものである．

Ⅱ 症状・検査と診断

隆起性病変が下方のメニスカスにおいて涙液の流れを遮断したり，隆起性病変に隣接した異所性メニスカスのために涙液層の異常とそれに引き続く角結膜上皮傷害を招いたり（図1），隆起性病変と眼瞼結膜との間で瞬目時の摩擦が亢進したりすることがあり，異物感や流涙を訴える．

これらの嚢胞の鑑別は，細隙灯顕微鏡による診察のみでは困難な場合もある．前眼部OCTを用いた観察では，房水やリンパ液の観察像は低輝度であるのに対し[4]，封入嚢胞はその内容物が粘性のある液体からなるため顆粒状の不均一な高反射として観察される[1, 3]（図1）．

Ⅲ 治療

異物感の訴えや，整容的な問題がなければ経過観察でよい．保存的加療としては隆起による摩擦の軽減のためドライアイ治療に順じて点眼を処方すると有用な場合がある．

異物感などの訴えが多い症例では，穿刺あるいは外科的な摘出を行う．結膜嚢胞穿刺を行うと異物感は瞬時に消失するが，数日で再発することも多いので，あらかじめ再発の可能性を伝えておくべきである．複数回穿刺を行われた嚢胞は，周辺結膜下組織と嚢胞壁との癒着が強い場合があ

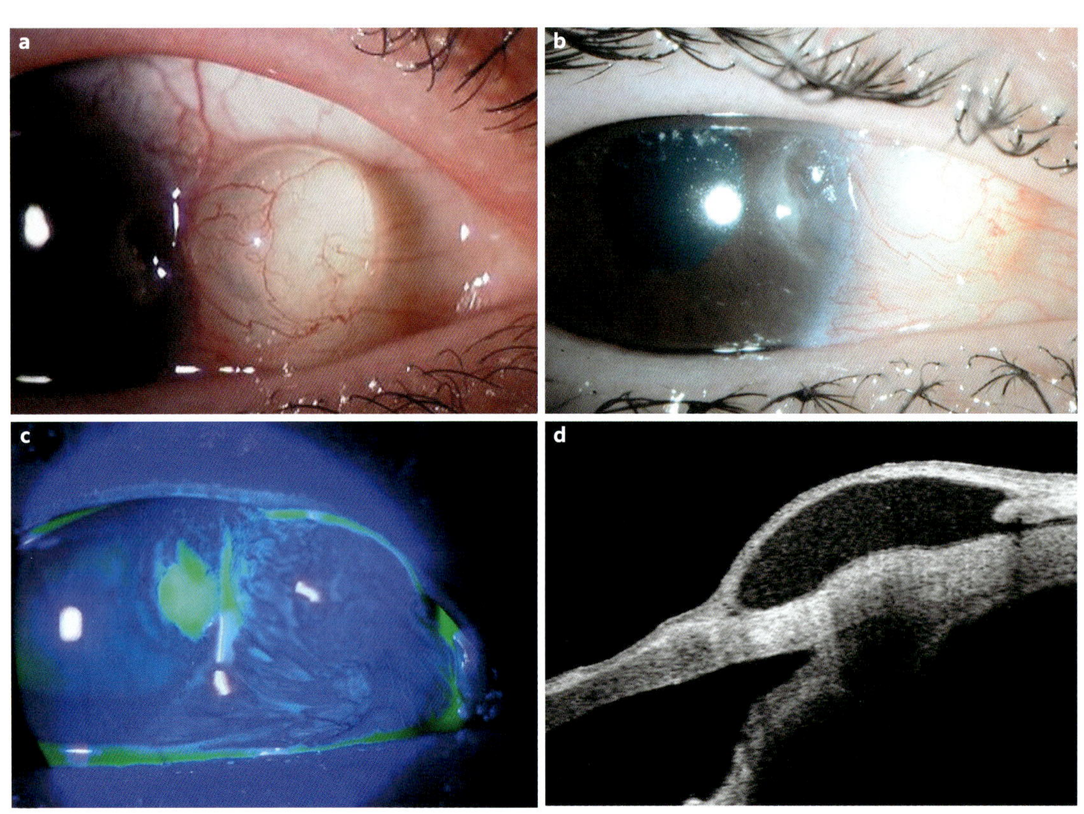

図1｜結膜嚢胞
右眼鼻側の球結膜の封入嚢胞がみられ(**a**)，隣接する角膜が盗涙による上皮傷害とdellenを生じて菲薄化している(**b**，**c**)．前眼部OCTでは嚢胞内腔は顆粒状の不均一な高反射として観察される(**d**)．

る．外科的な摘出には単純摘出や，インドシアニングリーン染色やトレパンブルーで染色した粘弾性物質などを用いて嚢胞を可視化して摘出する方法がある．また結膜小切開法や十字切開法などのより簡便な方法も報告されている[5]．

文献

1) 寺尾信宏ほか：前眼部光干渉断層計を用いた結膜封入嚢胞の観察と治療．あたらしい眼科 27：353-356，2010
2) Grossniklaus HE, et al：Conjunctival lesions in adults: A clinical and histopathologic review. Cornea 6：78-116, 1987
3) 山田桂子ほか：結膜封入嚢胞の臨床的特徴と外科的治療についての検討．日眼会誌 118：652-657，2014
4) 秋山英雄ほか：光学的干渉断層計OCTによる前眼部の観察所見．臨眼 52：829-832，1998
5) 西野　翼ほか：結膜嚢胞．眼科グラフィック 8：151-158，2019

4）結膜乳頭腫

大阪大学眼科 甲斐千舟
大家義則

診断と治療のポイント

- 結膜乳頭腫とは多数の乳頭状の上皮細胞増殖で，見た目で鑑別できることが多い
- 病変が小さく無症状であれば経過観察でもよいが，治療は基本的には手術
- 手術時のウイルス，細胞の播種による術後再発に注意

I 概説

結膜乳頭腫は結膜の重層扁平上皮から発生する良性腫瘍である．どの年齢でも発症し得るが，20歳代から30歳代の発症が多く，それ以降の年齢では頻度が下がっていく[1]．女性よりも男性に多い．欧米のデータでは，結膜乳頭腫が成人の結膜疾患の1～16％を占める．本邦では小幡らの報告によれば，結膜腫瘍43眼のうち34眼（79％）が良性腫瘍で，そのうち7眼（16％）が結膜乳頭腫であった[2]．危険因子としてヒトパピローマウイルス（human papillomavirus：HPV）の感染が示唆されており，検体組織の44～92％でHPV感染が認められたとの報告がある．そのなかでもHPV 6型と11型が最も多い．結膜乳頭腫と紫外線，喫煙，免疫不全の関連は明らかになっていない．

一般に結膜乳頭腫の進行は遅い．ただし良性腫瘍ではあるが再発を繰り返し（特に小児例），難渋することは珍しくない．病変が小さいときには無症状であることが多いが，大きくなると整容上の問題や異物感，閉瞼不全による乾燥感，結膜出血の原因となる．涙点を機械的に閉塞して流涙症をきたすこともある．小児例では病変が視軸にかかると弱視の原因となることがある．治療は基本的に手術であるが，術中のウイルス，細胞の播種による術後再発に注意する必要がある．

結膜乳頭腫では両眼性，片眼性のいずれも起こり得る．病変が単発する場合もあれば，散在する場合もある．結膜のどの部位にも発生し得るが，好発部位は涙丘や下眼瞼結膜円蓋部など鼻側，下方の結膜である（図1）．形態学的には，増殖，肥厚した結膜上皮からなる無数の乳頭状突起が，血管に富んだ結合組織からなる芯（fibrovascular core）を取り囲む．芯の血管はヘアピン状のループを呈する．細隙灯顕微鏡ではカリフラワー状のひだに赤い点が散在するように見える．上皮細胞の増殖のモードは外向性（exophytic）が多いが，ごくまれに内反性（inverted）の場合がある．外向性結膜乳頭腫はさらに有茎性（pedunculated）と無茎性（sessile）に分けられる．角膜輪部付近の病変は無茎性の場合が多い（図2）．内反性結膜乳頭腫では，増殖した上皮細胞が結膜固有層に向かって陥凹する．内反性結膜乳頭腫は極めてまれであるが，悪性化との関連を示唆する報告もある[3]．

II 診断

初診時に眼科手術，悪性腫瘍の既往，免疫不全の有無，性感染症のリスク，疣状病変（特に外陰部や肛門周囲），HPVワクチン接種の有無，紫外線への曝露について問診を行う．小児例では母親のHPV曝露の状況について聴取することが望ましい．診察の際には眼瞼翻転を行い，眼

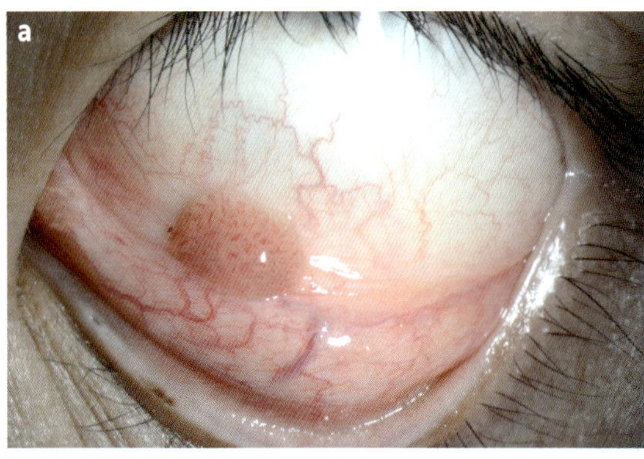

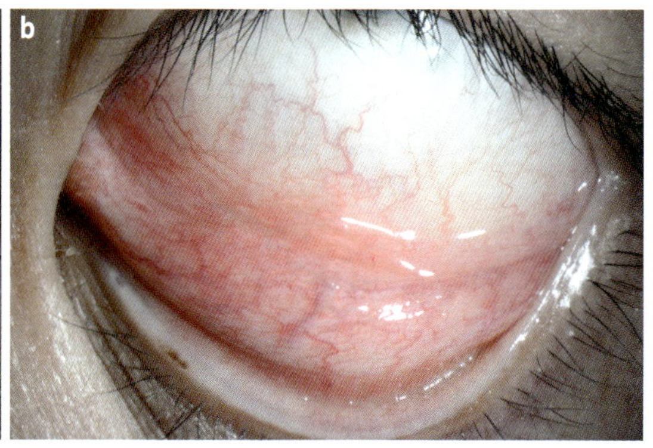

図1｜円蓋部に生じた結膜乳頭腫
a 初発で円蓋部に生じた結膜乳頭腫．**b** 単純切除術を施行した．その後，再発は認めていない．

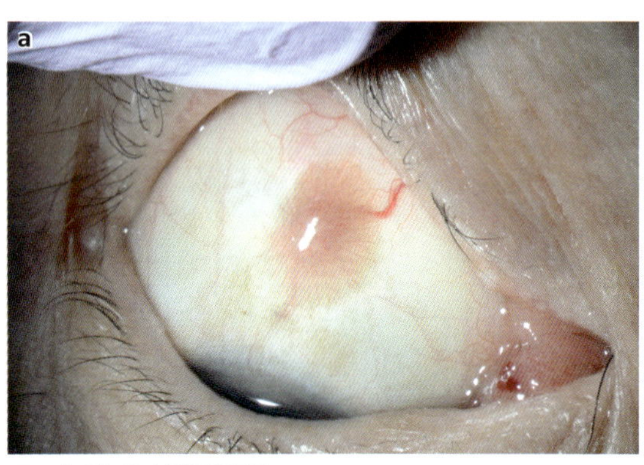

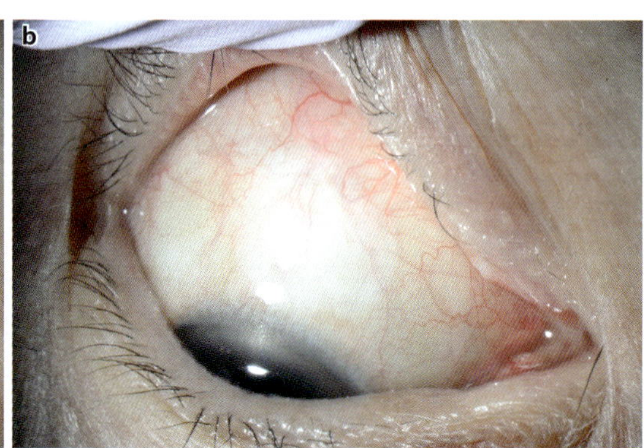

図2｜扁平な結膜乳頭腫
a 球結膜上方に扁平な結膜乳頭腫を認めた．涙丘にも結膜乳頭腫を認めた．**b** 単純切除術と冷凍凝固術に加えてMMC処理を施行した．

瞼結膜，円蓋部の病変を見落とさないようにする．病変の大きさや表面性状，構造（外向性か内反性か，茎の有無），フィーダー血管，色素沈着の有無に注意する．

鑑別疾患として挙げられるのは扁平上皮過形成等の良性腫瘍，化膿性肉芽腫，そして特に問題となるのが扁平上皮癌，結膜悪性リンパ腫，無色素性悪性黒色腫などの悪性腫瘍である．結膜乳頭腫の表面には微細な凹凸があり，化膿性肉芽腫は表面平滑で鮮紅色を呈するのが一般的である．有茎性の結膜乳頭腫の特徴は，綿棒等で病変の端を持ち上げることができ，茎の存在が確認できることである[3]．一方で結合組織に浸潤した悪性腫瘍の場合には可動性が少なく眼球に固定されているような感触のあることが多い．病変がびまん性で境界不明瞭な場合，悪性疾患を考慮する．病理診断を行う際には，切開生検（incisional biopsy）ではHPVの播種による病変の拡大の危険性があるため，切除生検（excisional biopsy）が望ましい．

Ⅲ 治療

自然に消退する場合もあるため，病変が小さく無症状な場合には経過観察でもよい．3ヵ月から6ヵ月ごとを目途に診察を行う．欧米ではインターフェロン（IFN）α-2bやマイトマイシンC（MMC），5-フルオロウラシル（5-FU）点眼，シメチジン内服等による薬物治療を行う場合もあるが[3]，本邦では保険適応外である．我々の施設では術後の再発予防に5-FU点眼を処方することがある．

病変が大きいか，小児例で弱視を招く危険性がある場合には，手術を検討する．手術の際にはウイルスの播種による術後の再発を予防するため，“no touch technique”を用いて病変を切除

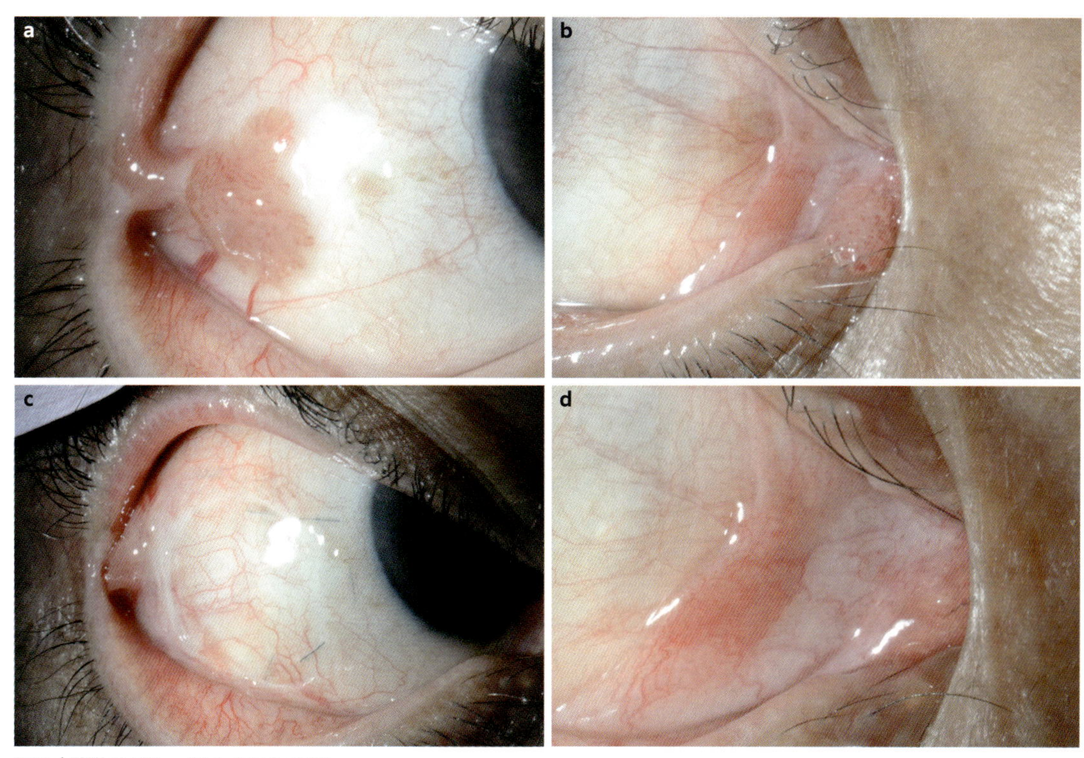

図3｜術後再発し，紹介された症例
a 耳側球結膜に結膜乳頭腫と瞼球癒着を認めた．b 涙丘にも再発を認めた．c 耳側病変に対して切除術と羊膜移植術を施行した．d 涙丘の病変に対して，切除術と冷凍凝固術を施行．5-FU点眼を処方して治癒した．

する[3, 4]．すなわち術中に鑷子や剪刃で腫瘍を直接触らないように注意する．さらに再発率を低下させるために，冷凍凝固，特に凝固を2回行う“double freeze-thaw cryotherapy”の併用が推奨されている[3]．切除後は結膜縫合を実施するが，大きな病変や多発病変など切除範囲が広い場合には，僚眼からの自家結膜移植や羊膜移植を施行する(図3)．再発後の手術など難治が予想される症例では，術中のMMCの併用を検討する．切除した病変は病理診断に提出する．

IV 予後，将来の展望

術後の再発が問題となる場合がある．Sripawadkulらによれば，術後12ヵ月時点での再発率は22%であった[5]．一方で同じ報告によれば，薬物治療による治癒率はIFN α-2bで36.4%，5-FUで28.5%であり症例によって反応性が異なったものの，治癒後12ヵ月時点での再発率は0%であった．本邦では結膜乳頭腫の薬物治療は保険適応外であるが，早期の薬物治療のレジメンの確立と本邦での認可が期待される．

また手術や薬物治療のほかにも，パターンスキャンレーザーによる光凝固やCO_2レーザーによる治療も試みられており，一定の成果を挙げている．また診断や経過観察においては，HR-OCT (high resolution optical coherence tomography)やOCTアンギオグラフィーを利用する試みが行われている[3, 6]．また近年，HPV 6型と11型をターゲットに含むワクチンの普及が進められている．その普及によって結膜乳頭腫の罹患率が変化するかどうかに関心がもたれる．

文献

1) Kaliki S, et al：JAMA Ophthalmol 131：585-593, 2013
2) 小幡博人ほか：日眼会誌 109：573-579, 2005
3) Theotoka D, et al：Eye Vis 6：18, 2019
4) 小幡博人：結膜／乳頭腫．一目でわかる眼疾患の見分け方 上巻，井上幸次ほか編，メジカルビュー社，東京，109, 2016
5) Sripawadkul W, et al：Eye 37：977-982, 2023
6) Nampei K, et al：Am J Ophthalmol Case Rep 20：100902, 2020

Ⅱ. 各論 ▶ 4. 結膜腫瘍

5) 結膜リンパ増殖性疾患

出田眼科 **塚本雄太**
東京歯科大学市川総合病院眼科 **山口剛史**

診断と治療のポイント

- 結膜リンパ増殖性疾患は円蓋部結膜に生じ，良性の反応性リンパ過形成と悪性リンパ腫があり外観が類似するため鑑別が重要となる
- 病理検査・生検で適切に診断し，悪性リンパ腫の場合血液内科で全身検索し，共同で治療にあたる

I 概説

結膜の隆起性病変を示す結膜リンパ増殖性疾患は，良性の反応性リンパ過形成（reactive lymphoid hyperplasia：RLH）と，悪性リンパ腫（malignant lymphoma）に大別される．良性のリンパ増殖性疾患に関しては，眼窩ではIgG4関連眼疾患が多いのに対して，結膜ではRLHが圧倒的に多い．悪性リンパ腫は結膜悪性腫瘍のなかで最も多く，結膜原発の悪性リンパ腫の多くは組織学的な悪性度が低く，増殖が緩徐であり，予後は比較的良好である．

一般に悪性リンパ腫は高齢者にみられることが多く，眼窩，眼瞼，眼内に発生する悪性リンパ腫も例外ではないが，結膜に原発する悪性リンパ腫については中高年から20～30代の比較的若い年齢層にもみられることがある．結膜RLHは比較的若い成人に多い．

結膜を含む眼付属器にはリンパ節は存在しないが，粘膜関連リンパ組織（mucosa-associated lymphoid tissue：MALT）に相当する結膜関連リンパ組織があり，眼表面における粘膜免疫の調整を行っていると考えられている．

II 臨床所見

異物感などの自覚症状は乏しく，眼瞼・球結膜の充血や流涙，眼瞼腫脹などによりアレルギー性結膜炎，春季カタルや慢性結膜炎として診断されることも少なくない．

結膜RLHと結膜悪性リンパ腫の所見は類似しており，62％の症例で片眼性，残りの症例で両眼性に発生する[1]．

同じ結膜悪性リンパ腫でも発生部位により，すなわち上方と下方，球結膜と瞼結膜でそれぞれ外観に特徴がある．上方では輪部から少し離れた球結膜から円蓋部にかけて緩やかなスロープを有する隆起性病変を生じ，いわゆるサーモンピンク様の色調を呈することが多い（図1）．また，円蓋部から上眼瞼結膜にかけては，春季カタルにみられる乳頭増殖のような隆起性病変が多発することがある．一方，下方に生じる結膜悪性リンパ腫は円蓋部や瞼結膜に多い（図2）．円蓋部では当初はゼラチン様の外観を呈し，やがて帯状に増殖していく．瞼結膜では複数の堤防状の隆起性病変を形成する．さらに増殖すると，瞼裂から露出するほど大きくなることもあるが，このようなケースはまれである．その他の特徴を認める場合は他臓器リンパ腫からの転移性の可能性を考慮する．片眼性よりも両眼性のほうが転移性のことが多い．Hodgkinリンパ腫の1～2％を眼部リンパ腫が占め，そのうち結膜原発が30～40％とされている[2]．

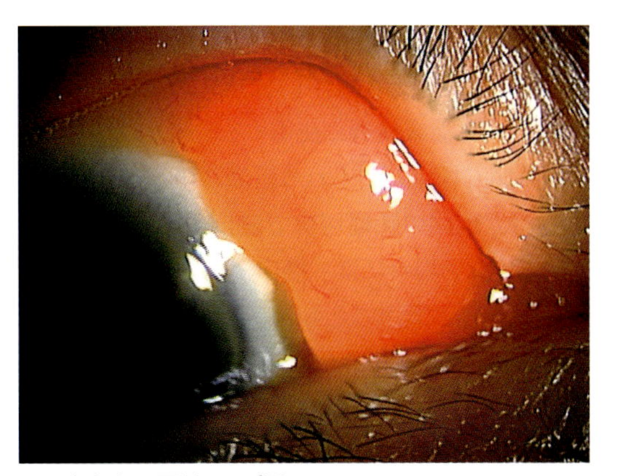
図1｜上方の悪性リンパ腫

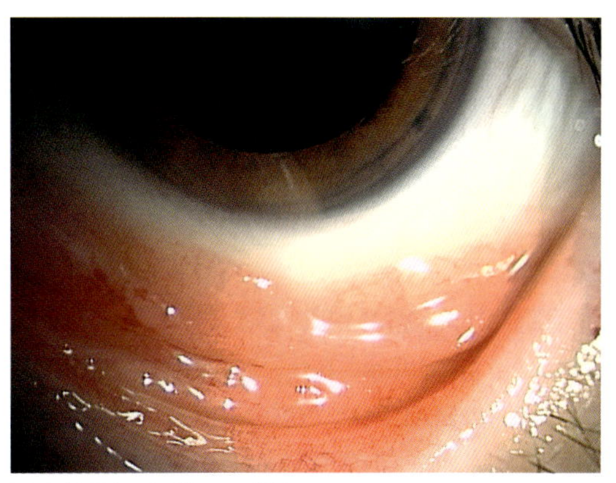
図2｜下方の悪性リンパ腫

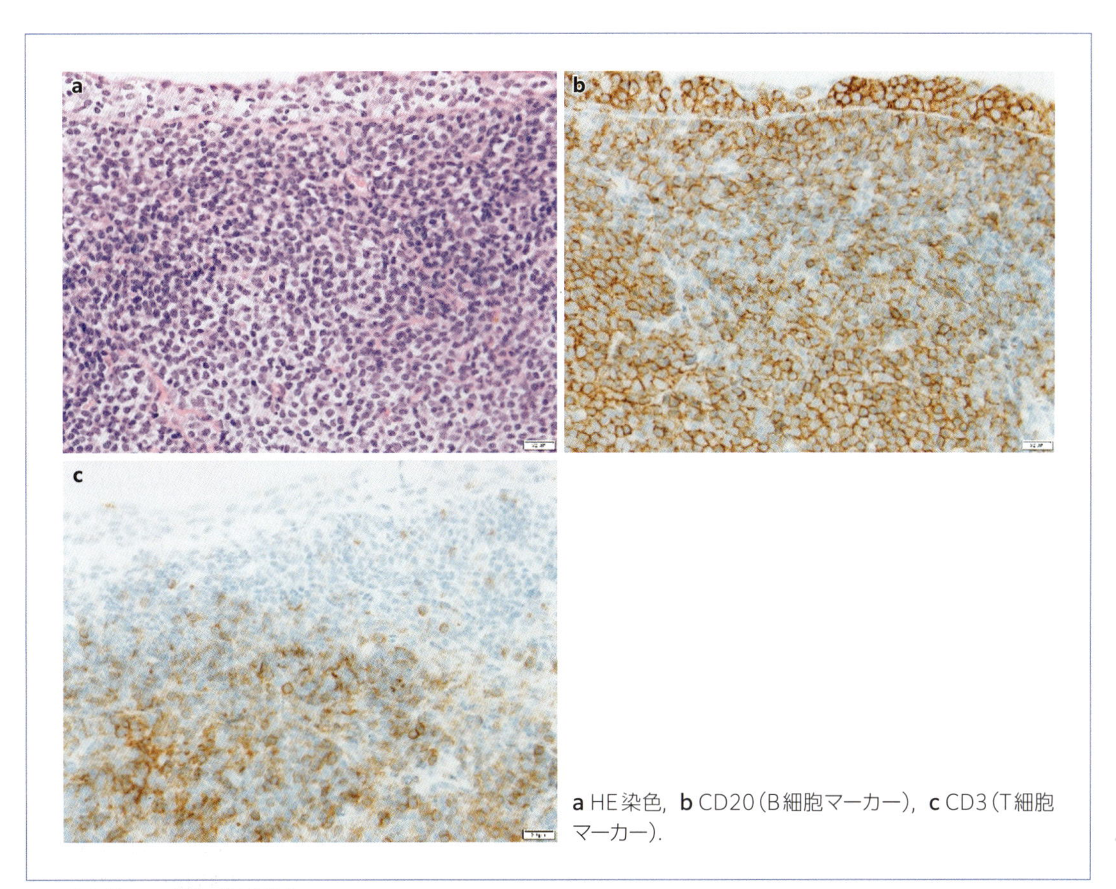
a HE染色，b CD20（B細胞マーカー），c CD3（T細胞マーカー）．

図3｜悪性リンパ腫の切除検体

III 病理検査

臨床所見から組織型を予測することは困難であり，生検によってまず形態学的・免疫組織学的診断を行う．免疫組織学的検査ではリンパ球胞体内の免疫グロブリンあるいは表面マーカーについて免疫染色を行い，細胞集団の系統帰属性やクローン性を明らかにする（図3）．結膜悪性リンパ腫はほとんどがB細胞性リンパ腫であり，びまん性で濾胞形成のない小細胞型もしくは中細胞型を示して，核分裂像はほとんどみられない（図2）．びまん性中細胞型，大細胞型で核分裂像が散見される場合は他臓器からの転移である可能性が高い．1983年より粘膜由来のうち低悪性度，B細胞性，緩徐な発育，粘膜局所に限局などの特徴を有するものをMALTリンパ腫と名付け，他のリンパ腫とは性質や予後が異なるグループとして分類している．MALTリンパ腫は消化管，唾液腺，肺などのほか，眼窩，結膜にも生じ，結膜悪性リンパ腫の91%がMALTリンパ腫である[3]．

濾胞性リンパ腫および，びまん性大細胞型B細胞リンパ腫（diffuse large B-cell lymphoma：DLBCL）はMALTリンパ腫の次に多いが続発性のことも多く，結膜原発のもののほとんどがMALTリンパ腫である．結膜MALTリンパ腫については，かつてはその多くが結膜RLHと診断されてきた経緯がある．実際，リンパ腫とはいっても臨床的には良好な経過をたどることが多く，基本的には悪性度の低い腫瘍と考えられる．しかし，まれながら長期経過の後に他臓器にリンパ腫が発生することもある．

悪性リンパ腫が単クローン性であるのに対し，RLHは多クローン性である．腫瘍細胞が未熟である場合や正常細胞が多数混在する場合などは，免疫組織学的検査で，悪性かどうかを判定できないことがある．診断が確定しない場合は遺伝子検査を追加し，遺伝子再構成を確認する．

Ⅳ 遺伝子検査

リンパ系細胞は正常の分化過程で免疫グロブリン遺伝子あるいはT細胞抗原受容体遺伝子の多様な再構成を生じて様々な抗原提示に備える．正常リンパ系細胞群では，様々な抗原認識のために免疫グロブリン遺伝子とT細胞抗原受容体遺伝子の再構成を生じている．しかし，悪性リンパ腫ではある1個のリンパ系細胞が特定の再構成を起こした後に腫瘍化して単クローン性増殖を生じるため，腫瘍全体が同一の再構成パターンを呈する．

PCR（polymerase chain reaction）法，LCR（ligase chain reaction）法，またはサザンブロット法を用いた免疫関連遺伝子再構成検査は，現在保険適用となっている．

遺伝子検査では，標本を未固定の状態（外注では深冷凍結［－70℃］）で保存する必要がある．実際に得られる結膜腫瘍組織は，予想外に微量であり病理検査と免疫学的検査に組織を提出すると遺伝子再構成検査に使用する組織が残らないことも多い．術前に得られる組織が微量なことが予想され，前回の腫瘍切除で遺伝子再構成の検査をしていない場合には，摘出組織の全てを遺伝子再構成検査に回すこともある．注意点として，両眼性に病変がある場合は両眼を別々に生検する必要がある．

Ⅴ 治療

RLHは経過観察を行い，増大傾向の有無を観察する．通常無治療でもよいが，低濃度ステロイドや0.05%シクロスポリン点眼を処方することにより，軽快することがある．

悪性リンパ腫と病理検査でわかった場合は，原病巣がほかにないかなどのステージ分類決定のため血液内科でのPET-CTなどによる全身検索を行う．造血器腫瘍診療ガイドライン（図4：2018年版補訂版）[4]によると，眼局所のMALTリンパ腫は，限局期においては放射線や手術による局所療法が推奨される．進行期においては，濾胞性リンパ腫の治療に準じて化学療法などの内科的治療法が選択される．病変の完全切除は困難なことがほとんどである．

眼部限局の場合には，放射線治療にて通常は完全寛解となる．MALTリンパ腫では結膜に限局している場合，電子線（30Gy）による放射線照射によって治癒に至る症例がほとんどであるが，現在，さらなる低線量にて治療可能かの研究が進められている．

放射線治療には，ドライアイ，角膜輪部疲弊，白内障や網膜症などの副作用が発生する可能性がある．放射線照射などの先行治療に抵抗性を示す症例や，副作用を回避したい若年の結膜MALTリンパ腫に対し，近年，局所リツキシマブ投与が検討され，良好な結果が示されている[5]．

また，局所のみの病変に対しては，結膜が原発で悪性度が低い場合には病変へのインターフェロンα-2bの注射を行うこともあるが，結膜MALTリンパ腫は致死率が低いため，悪性度が

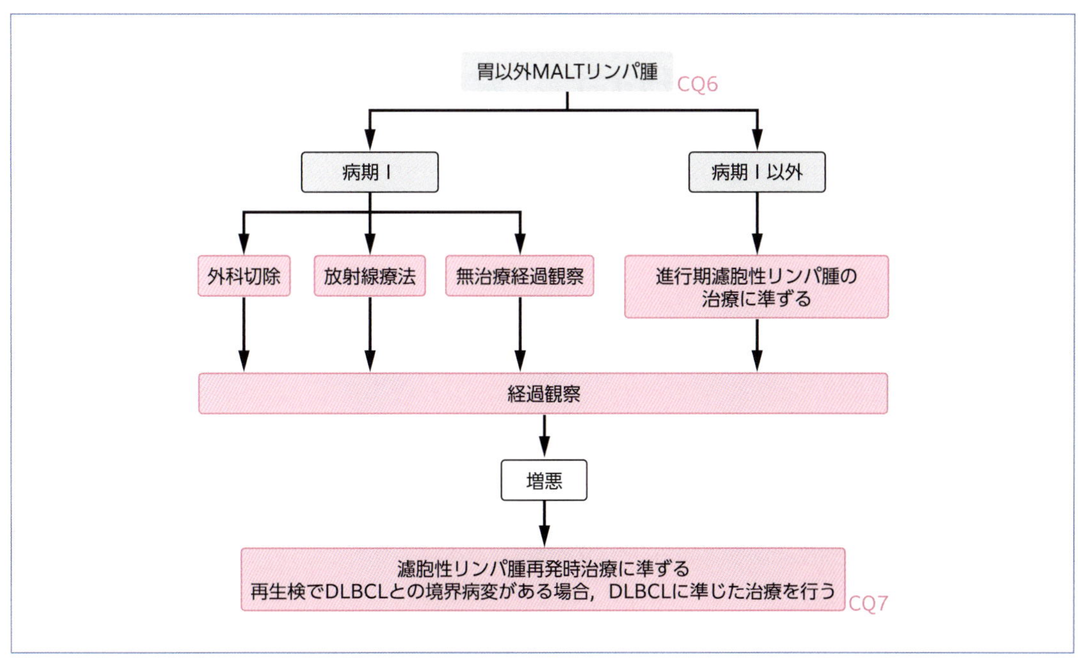

図4｜胃以外MALTリンパ腫の治療アルゴリズム

（文献4）より）

低い患者が90歳以上など超高齢の場合は限局している病変を全切除すれば経過観察も一つの選択肢になり得る．

Ⅵ 予後

予後については，5年生存率は93%，なかでもMALTリンパ腫においては100%で，最も良い悪性腫瘍の代表である．他部位への播種は20%程度に生じるという報告や，年次経過としては1年で7%，2年で12%，5年で15%，10年で28%に他部位への播種を生じると見積もられる報告があり，長期にわたる経過観察が必要となる[6]．

文献

1）Shields CL, et al：Conjunctival lymphoid tumors: clinical analysis of 117 cases and relationship to systemic lymphoma. Ophthalmology 108：979-984, 2001
2）Moslehi R, et al：Ocular adnexal non-Hodgkin's lymphoma: a review of epidemiology and risk factors. Expert Rev Ophthalmol 6：181-193, 2011
3）河田美貴子：がん研究会有明病院における眼部腫瘍性疾患の臨床病理学的検討．臨眼 70：555-561，2016
4）日本血液学会編：造血器腫瘍診療ガイドライン2018年版補訂版，金原出版，東京，2020
5）Ferreri AJ, et al：Intralesional rituximab: a new therapeutic approach for patients with conjunctival lymphomas. Ophthalmology 118：24-28, 2011
6）藤原美幸ほか：結膜MALTリンパ腫における治療方針の検討．臨眼 68：1275-1278，2014

6）結膜上皮内癌・扁平上皮癌

北海道大学眼科 **加瀬　諭**

診断と治療のポイント

- 眼球結膜・眼瞼結膜に赤色調の隆起性病変がみられれば本症を疑う
- 腫瘍全摘術と結膜の再建，結膜冷凍凝固が治療の基本となる
- アトピー性皮膚炎に合併した腫瘍は急速に悪化する危険がある

I　概念

結膜は粘液を産生する杯細胞を混じる重層円柱上皮と血管，軽微な炎症細胞浸潤，膠原線維などを含む粘膜固有層よりなる．結膜は加齢や慢性炎症などにより扁平上皮化生をきたし，杯細胞数が減少する．子宮頸癌のように，この扁平上皮化生した上皮から細胞異型が起こり上皮異形成となり，これが基底層から表層にかけて全層に進展する．この異形成から扁平上皮と類似の形態を示す悪性腫瘍が発生し，上皮内癌となる．悪性腫瘍が上皮基底膜を越えて上皮下へ浸潤すると扁平上皮癌（squamous cell carcinoma：SCC）となる．したがって病理組織診断では，上皮内癌をSCC in situと記載することが多い．上皮内にとどまる異形成，上皮内癌は基本的に治療方針に変わりはないことから，角結膜上皮内新生物（corneal/conjunctival intraepithelial neoplasia：CIN）と呼称される．この一連の扁平上皮関連の新生物を眼表面扁平上皮新生物（ocular surface squamous neoplasia：OSSN）と呼称する．すなわち，OSSNとは上皮異形成，上皮内癌，SCCを含むことになる．疫学的には，OSSNは男性に多く，鼻側の球結膜に高頻度に発生する[1]．組織学的には上皮内癌が最も多い．病因としては紫外線，ヒト免疫不全ウイルス（HIV）感染，ヒトパピローマウイルス（HPV）感染が重要で，アトピー性皮膚炎，色素性乾皮症といった全身の免疫異常，長期の局所免疫抑制薬投与もその発症に関与する．

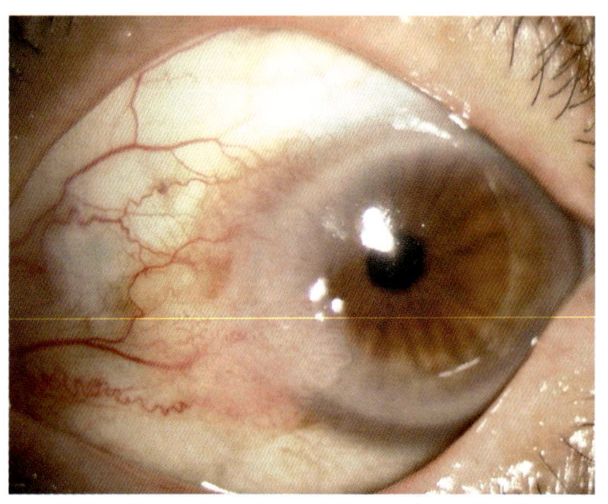

図1｜典型的な眼表面扁平上皮新生物（上皮内癌）
眼球結膜から角膜輪部にかけて赤色～蒼白の扁平な腫瘍がみられ，血管侵入を伴っている．

II　症状・検査と診断

問診では結膜のしこり，眼表面の違和感，目やになどの不定愁訴が多い．大部分は片眼性であるが，まれに両眼のOSSNも混在する．細隙灯顕微鏡検査では眼球結膜，眼瞼結膜，角膜輪部を丹念に観察し，赤色調の隆起性病変を観察する（図1，2a）．上皮内癌は球結膜に存在する場合

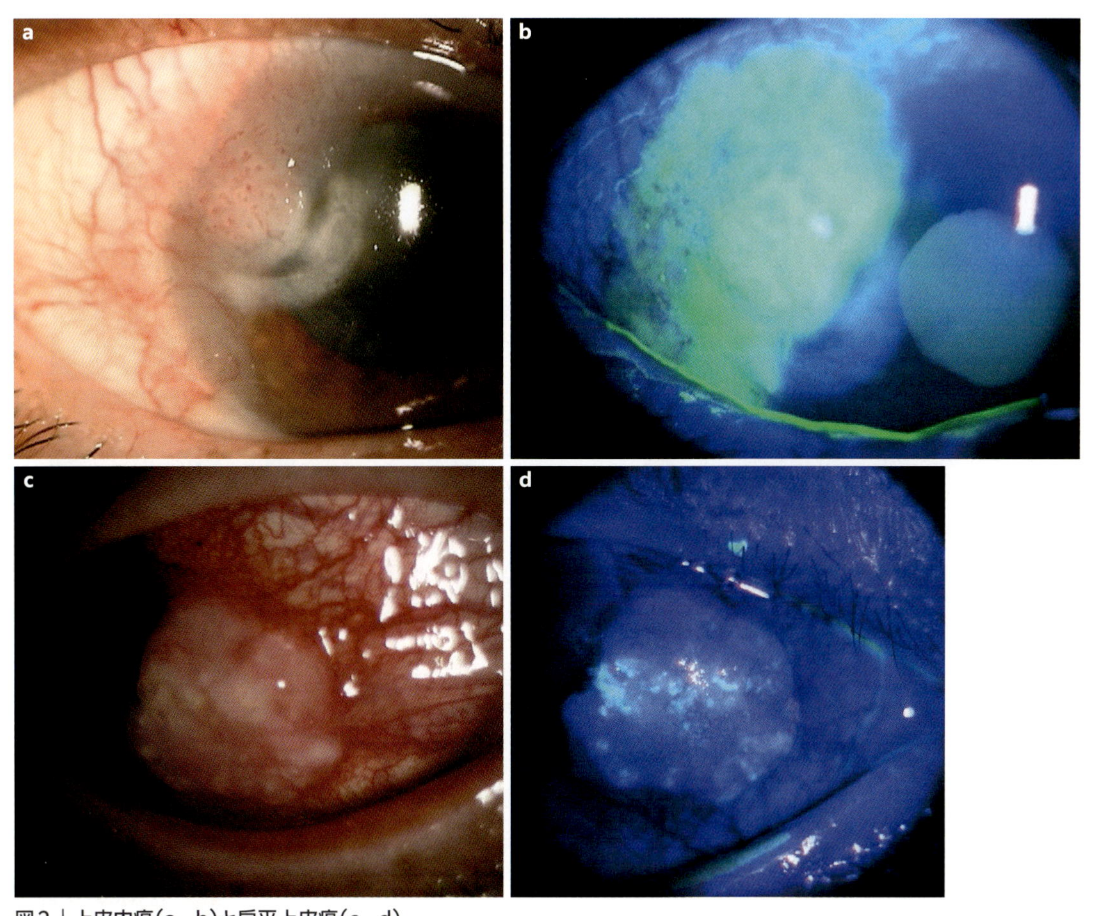

図2｜上皮内癌(a, b)と扁平上皮癌(c, d)
細隙灯顕微鏡所見(a, c)とフルオレセイン染色所見(b, d). **a** 球結膜から角膜輪部にかけて上皮内癌がみられる. **b** 上皮内癌ではフルオレセイン染色で組織が染色され，腫瘍の広がりを把握するのに有用である. **c** 球結膜に扁平上皮癌がみられ，著明な結膜充血を伴っている. **d** 扁平上皮癌ではフルオレセイン染色の染色性が不良である.

には比較的正常結膜との境界は明瞭なことがあり，腫瘍内部に点状の打ち上げ花火状新生血管が確認できる．一方で，上皮内癌は異形成，あるいは乳頭腫と判別がつかないこともある．上皮内癌が角膜輪部へ進展していることもあり，この部は正常との境界が不鮮明となる．フルオレセイン染色は角膜への進展範囲の把握に貢献する(図2a, b)．SCCでは腫瘍の隆起はさらに目立ち，腫瘍周囲に結膜充血を伴う．フルオレセイン染色はSCCでは染色不良となることがある(図2c, d)前眼部OCTでは，OSSNでは正常結膜から急峻な腫瘍の立ち上がりを示す所見がみられ，腫瘍内部は等輝度な充実性腫瘍が観察され(図3a, b)，臨床診断に貢献する[2]．確定診断は，腫瘍部の生検や切除検体による病理組織学的所見に基づいて行われる(図3c)．通常の上皮内癌，SCCであれば，少なくとも年1回は核医学検査などにより全身の評価を行う．アトピー性皮膚炎に発症したSCCでは腫瘍の増大速度は速く，初診時に既に球結膜から瞼結膜まで浸潤して発見されることもある(図4a)．術後の経過観察も密に行う必要がある．

III 治療

OSSNは病型にかかわらず，腫瘍全摘と有茎結膜弁移植・遊離結膜弁移植，羊膜移植による再建とともに，断端部の結膜への冷凍凝固が治療の基本となる．術後後療法として，使用可能な施設であれば，5-フルオロウラシルやマイトマイシンC点眼液を使用する．基本的に1日4回点眼を

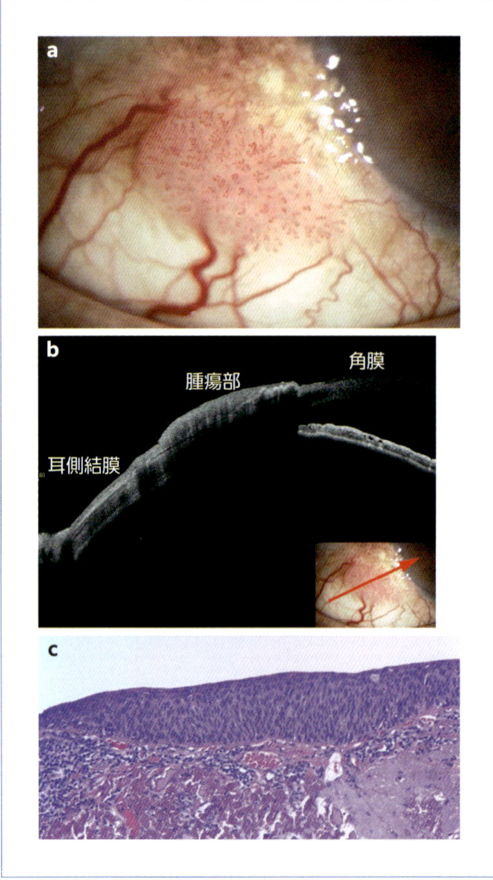

図3｜上皮内癌
a 細隙灯顕微鏡所見．球結膜に上皮内癌がみられる．b 腫瘍は前眼部OCTでは急峻な充実性の隆起として観察される．c 本症例の病理組織学的所見では，上皮内に扁平上皮由来の腫瘍細胞が増生している．

1週間行い，次の1週間を休薬とする過程を1クールとして，可能であれば2〜3クール行う．腫瘍の消失，寛解の確認に，腫瘍存在部に対して再生検による病理組織学的検査が有用である．腫瘍が再発し，局所切除が困難な病巣については，眼窩内容除去術を要する．腫瘍が再発を繰り返し，患者本人が眼球摘出を拒む場合には，放射線照射を検討する．

IV 予後

CINでは局所切除のみでは比較的局所再発を

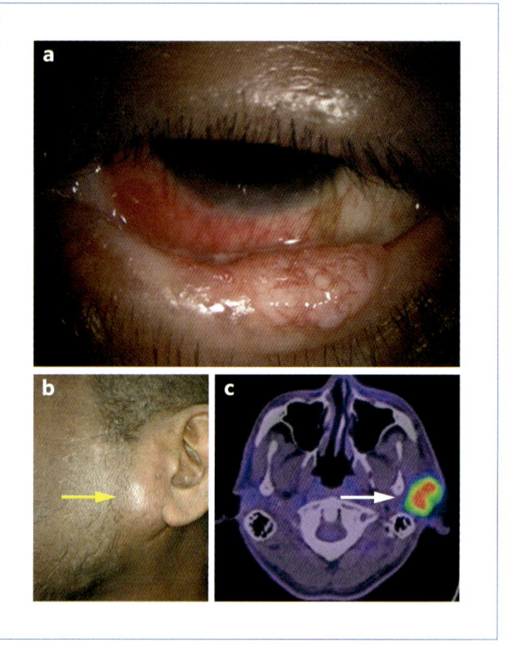

図4｜アトピー性皮膚炎患者に発生した結膜扁平上皮癌
a 細隙灯顕微鏡所見．眼球結膜から眼瞼結膜にかけて腫瘍が浸潤している．b 腫瘍切除術約半年後に顎下部に皮下腫瘤を触知する（矢印）．c PET-CTでは顎下部リンパ節転移を示唆する集積像がみられる（矢印）．

きたしやすい．抗腫瘍薬局所投与や放射線照射を併用することにより，局所再発率が低下する可能性がある[3]．診断や治療が遅延した症例，アトピー性皮膚炎や免疫抑制薬局所投与に伴うSCCは，急速な増大傾向を示し，耳前リンパ節転移，頸部リンパ節転移（図4b，c），肺転移などをきたし，生命に影響を及ぼす可能性がある．

文献

1）Kao AA, et al：Clinicopathologic correlation of ocular surface squamous neoplasms at Bascom Palmer Eye Institute: 2001 to 2010. Ophthalmology 119：1773-1776, 2012
2）Ota S, et al：A case of conjunctival intraepithelial neoplasia with spheroidal degeneration: a clinicopathological study. Int J Ophthalmol 15：1401-1403, 2022
3）田邉美香ほか：Ocular surface squamous neoplasiaの34症例．日眼会誌 118：425-432, 2014

Ⅱ. 各論 ▶ 4. 結膜腫瘍

7) 結膜悪性黒色腫

新潟大学眼科 大湊　絢

診断と治療のポイント

- 結膜の黒色病変, 厚みがあるか？　周りへの浸潤はどうか？
- 手術での一塊切除が原則

Ⅰ 概説

結膜悪性黒色腫はメラノサイト由来の悪性腫瘍であり，黒褐色の隆起性・結節性病変を呈することが特徴である．人種により発症頻度が異なることが知られており一般的に有色人種より白人のほうが発症率は高いといわれている．欧米では年間発症率は100万人あたり1人未満で[1]，有色人種ではさらに発症率が低くなる．非常にまれな疾患である．

結膜悪性黒色腫は原発性後天性メラノーシス(primary acquired melanosis：PAM)が発生母地となることが多い．PAMは壮年～高齢者の結膜に生じる厚みのない色素性病変である．PAMのうち特に病理組織学的に細胞異型を伴ったPAM with atypiaにおいて悪性黒色腫の発症リスクが高いことが知られている．結膜悪性黒色腫全体のうちPAM由来の症例が約7割，de novo発生が約2割，数%の症例では母斑を発生母地とする[2]．球結膜から発生することが多く，同部位から発生した悪性黒色腫では紫外線曝露によるDNA損傷を示唆する変異が検出されるという報告もある．結膜悪性黒色腫において紫外線曝露は潜在的発症リスクとされているがその詳しいメカニズムはわかっていない．

結膜悪性黒色腫の発生には，MAPK(mitogen-activated protein kinase)経路における遺伝子変異が重要な役割を果たしていると考えられている．主に欧米からの報告であるが最も頻度の高い遺伝子変異はBRAF遺伝子の変異であり結膜悪性黒色腫において約30%の症例で変異を認めるとされる．また，NRAS遺伝子変異は約20%の症例で認め，NRAS遺伝子変異陽性例では転移や死亡のリスクが高いという報告もある．BRAF遺伝子やNRAS遺伝子に変異が生じることで，細胞増殖・分化に関与するMAPK経路が異常に活性化され悪性黒色腫の発生につながると考えられている．細胞の成長や細胞周期に関与するPI3K/AKT/mTOR経路を制御するPTEN遺伝子，同経路を活性化するNF1遺伝子にも異常を生じることがある．眼内に生じるぶどう膜悪性黒色腫に関連する遺伝子変異(BAP1，SF3B1，GNAQ/11)と結膜悪性黒色腫との関連性は低いと考えられている[3]．

Ⅱ 症状・検査と診断

PAM，結膜悪性黒色腫とも球結膜の色素性病変として自覚し眼科を受診することが多い．PAMは褐色，悪性黒色腫は黒色に近い色調を呈する．悪性黒色腫は病変の厚みを増しながら周囲へ広がり，進行すると眼瞼縁や皮膚まで浸潤する．全体的に肥厚しながら周囲へ浸潤する症例もあれば，黒色の結節を生じる症例もある．結節性病変では暗赤色を呈することもある．通常，かゆみ

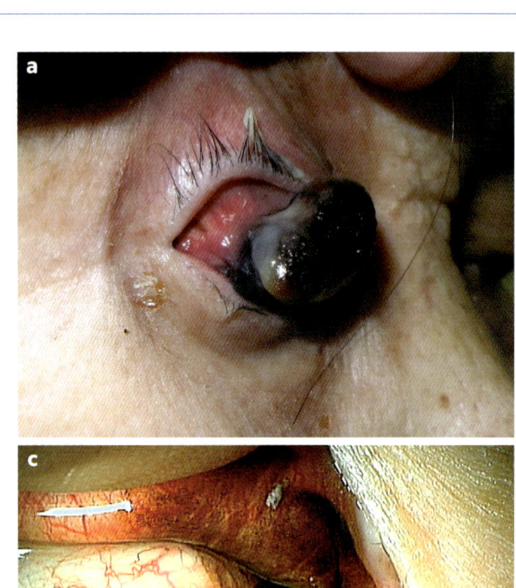
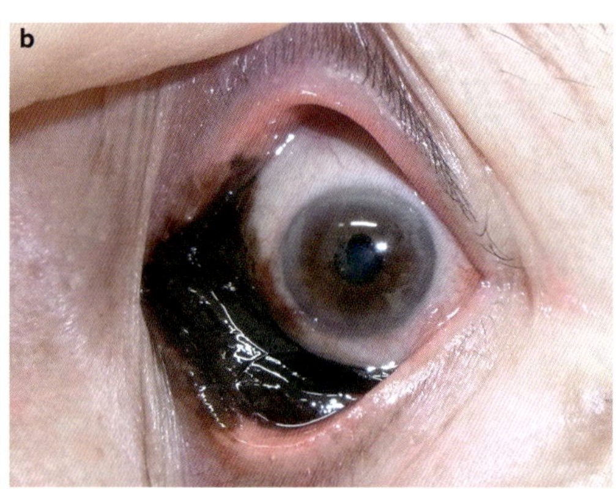
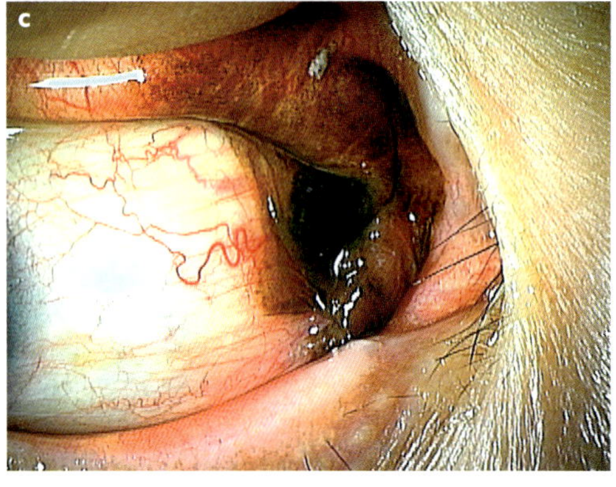

a 黒色結節を生じた症例．前部眼窩内容除去術を行った．b 眼瞼結膜，皮膚への浸潤を伴った症例．眼瞼全層を含めた切除を行い眼瞼の再建と羊膜による被覆を行った．c PAMから生じたと考えられる症例．PAMを含めた病変全切除と羊膜による被覆を行った．

図1｜結膜悪性黒色腫の概観

や痛みは伴わないが発生部位や大きさによっては異物感や流涙を生じる．結節性病変では出血を伴うこともある．

図1に示すような黒色の大きな結節を伴うもの，眼瞼縁や皮膚に浸潤を伴う黒色の結膜肥厚病変は視診で悪性黒色腫と診断して差し支えない．PAMから生じた初期の悪性黒色腫など視診で診断に迷うものに関しては生検で診断を確定する．生検を行う場合は生検前の病変全体写真および腫瘍のサイズを記録しておく．悪性黒色腫と診断が確定したら手術切除が第1選択となるが，腫瘍の眼窩内浸潤の有無や頸部リンパ節転移の有無について造影CTやPET-CTであらかじめ確認を行っておく．病理組織像では色素を有する異型細胞が増殖している像がみられる（図2）．免疫組織化学検査で腫瘍細胞はHMB-45，Melan-A，S-100が陽性となる．

結膜に生じる褐色・黒色病変の鑑別としては結膜母斑が挙げられる．母斑は境界明瞭な隆起で腫瘍内小嚢胞を伴う．また，「病変は昔からあって大きさはさほど変わっていない」というエピソードが問診から得られれば母斑である可能性が高い．

Ⅲ 治療

手術による病変の一塊切除が原則である．1～5mm程度の安全域をとって完全切除を目指す．病変の進展具合によっては結膜の切除にとどまらず眼瞼切除や眼球摘出，眼窩内容除去が必要になる．切除範囲に応じて必要な再建手術を切除と同時に，あるいは二期的に行う．球結膜の切除が広範になる場合は羊膜での被覆が有用である．眼瞼の再建は眼瞼悪性腫瘍の切除後再建に準じて再建術式を計画する．

切除不能例や転移例に関しては放射線照射や転移巣の外科的切除，全身化学療法などを検討

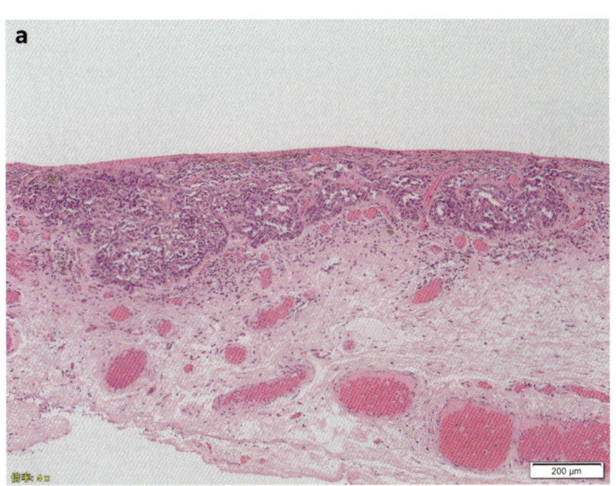

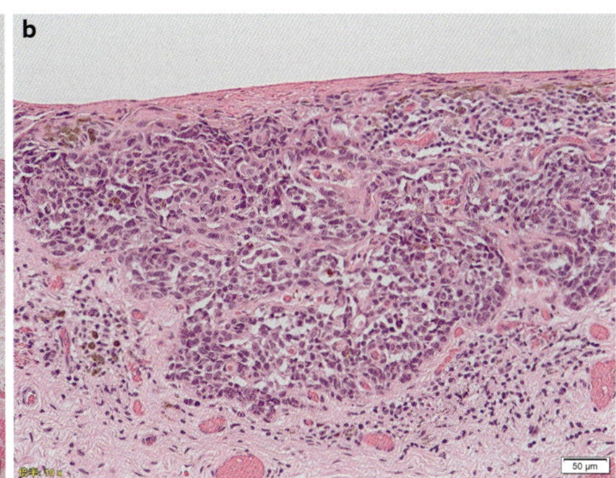

図2｜結膜悪性黒色腫の組織像（図1cの組織像）
色素と核異型を伴った腫瘍細胞が結膜上皮下で増殖している．**a** HE染色，40倍．**b** HE染色，100倍．

するが，有用な治療法に関してはいまだコンセンサスがない．近年，免疫チェックポイント阻害薬の有効性が注目されている．免疫チェックポイント阻害薬は腫瘍細胞に対するT細胞の攻撃性を促進する．抗CTLA-4抗体製剤であるイピリムマブと抗PD-1抗体製剤（ニボルマブやペムブロリズマブ）の併用が転移性結膜悪性黒色腫の治療に有用である可能性が示唆されている[4]．ただし2剤を組み合わせることによってT細胞の正常組織に対する反応性もより高まるため，治療関連の有害事象については慎重に観察する必要がある．

Ⅳ 予後

結膜悪性黒色腫の予後は，病変の厚みや浸潤の程度によって異なる．American Joint Committee on Cancer Classification（AJCC）によるT分類（T1：球結膜にとどまる，T2：眼瞼結膜や円蓋部に進展，T3：眼球や眼瞼に浸潤）に基づいた予後の検討ではT分類が高いほど再発率，転移率，原病死亡率が上昇する傾向にあると報告されている[5]．Shieldsらによる同報告では局所再発率はT1で30％，T2で43％，T3で49％，全身転移はそれぞれ9%，25%，23%，原病死は4%，12%，18%とされている．再発率，転移率とも他の疾患と比べると高い疾患であり術後の慎重な経過観察が重要である．リンパ節転移や他臓器転移の検索のため年に1回は画像検査を行うことが望ましい．

文献

1）McLaughlin CC, et al：Incidence of noncutaneous melanomas in the U.S. Cancer 103：1000-1007, 2005
2）Shields CL, et al：Conjunctival melanoma: Outcomes based on tumor origin in 382 consecutive cases. Ophthalmology 118：389-395, 2011
3）Chang E, et al：Genetic aspects of conjunctival melanoma: A Review. Genes 14：1668, 2023
4）Ho-Seok S, et al：Update on Immune Checkpoint Inhibitors for Conjunctival Melanoma. J Ophthalmic Vis Res 17：405-412, 2022
5）Shields CL, et al：Conjunctival Melanoma: Outcomes based on the American Joint Committee on Cancer Clinical Classification (8th Edition) of 425 Patients at a Single Ocular Oncology Center. Asia Pac J Ophthalmol (Phila) 10：146-151, 2020

Topics

結膜腫瘍に対する羊膜移植術

相馬中央病院眼科 古田 実

はじめに

視機能を温存した広範な角結膜悪性腫瘍切除術の適応は再建術の技量に依存する．羊膜移植術と角膜輪部移植術を併用することにより異常治癒過程が軽減され，安全に広範囲の腫瘍を切除することが可能となる．加えて，羊膜の透明性により創部の局所再発有無の確認が早期から可能であること，創傷治癒の促進により早期の術後点眼化学療法導入が可能であることも利点である．

角結膜悪性腫瘍の種類と切除範囲

▶扁平上皮癌

発生母地は結膜上皮の異形成や結膜上皮内新生物（conjunctival intraepithelial neoplasia：CIN），いわゆる上皮内癌であり，一連のスペクトラムを眼表面悪性新生物（ocular surface squamous neoplasia：OSSN）と呼ぶ[1]．軽度の異形成は良性病変として扱い，扁平上皮癌とCINを切除対象とする方針で考える．角膜上皮への浸潤，多中心性発症や飛び石状病変などが生じやすく，2～4mmのマージンをつけた広範な切除術と冷凍凝固術の併用が推奨されている[2,3]．

▶悪性黒色腫

発生母地の74%が異型性を伴う原発性後天性メラノーシス（primary acquired melanosis with atypia：PAM with atypia）で7%は母斑，ほかはde novoに生じる[4]．異形成（atypia）のあるPAMと悪性黒色腫の範囲を3～5mmのマージンをつけた切除術と切除断端の冷凍凝固術の併用が推奨されるが，PAMを背景に発症した病変の場合には，切除範囲の決定も難しく術後に点眼化学療法を追加する選択肢も考慮する[5]．

▶悪性リンパ腫

悪性リンパ腫は，結膜に原発する病変のほとんどが粘膜関連リンパ組織型節外性濾胞辺縁帯リンパ腫（extranodal marginal zone lymphoma of mucosa-associated lymphoid tissue type），いわゆるMALTリンパ腫で，まれに濾胞性リンパ腫，びまん性大細胞型B細胞性リンパ腫，マントル細胞リンパ腫が生じる[6]．結膜原発MALTリンパ腫で他の病変がない場合，再建術を使用しない範囲で全切除もしくは部分切除と冷凍凝固術の併用で病変の消退が可能なものであれば，放射線治療や化学療法は必ずしも行う必要はない[7,8]．

眼表面再建術

基本的に強膜を露出した状態では終了しないようにする．このため，結膜，保存角膜，羊膜を組み合わせて被覆する．

①症例によって異なるが，角膜輪部1/3象限までなら周囲の結膜を剝離して結膜弁により被覆することを考える．
②角膜上皮病変とともに角膜輪部を1/3象限以上切除した際には，角膜輪部移植の併用を考える．
③上記①②の方法でも結膜欠損が生じる場合には，羊膜移植の併用を考える．

実際の症例と手術デザイン例

▶症例1

図1の角結膜扁平上皮癌とCINの切除範囲は，角膜輪部の1/3象限から円蓋部結膜に及ぶ．術中迅速病理検査を行いながら全切除し，断端結膜と強膜浸潤のあった7～8時輪部に冷凍凝固術を施行した．羊膜移植術は通常の手技で行い，治療用ソフトコンタクトレンズを装用して手術を終了した．術後2ヵ月からマイトマイシンC点眼化学療法を4クール行った．

▶症例2

図2の角結膜扁平上皮癌とCINの切除範囲は，角膜輪部の3/4象限以上から涙丘，円蓋部結膜に及ぶ．術中迅速病理検査を行いながら全切除し，断端結膜と強膜浸潤のあった7～12時輪部に冷凍凝固術を施行した．露出強膜と結膜断端にマイトマイシンC処理を行った後に角膜輪部移植術と羊膜移植術を通常手技で行い，治療用ソフトコンタクトレンズを装用して手術を終了した．術後1.5ヵ月から5-FU点眼化学療

Topics

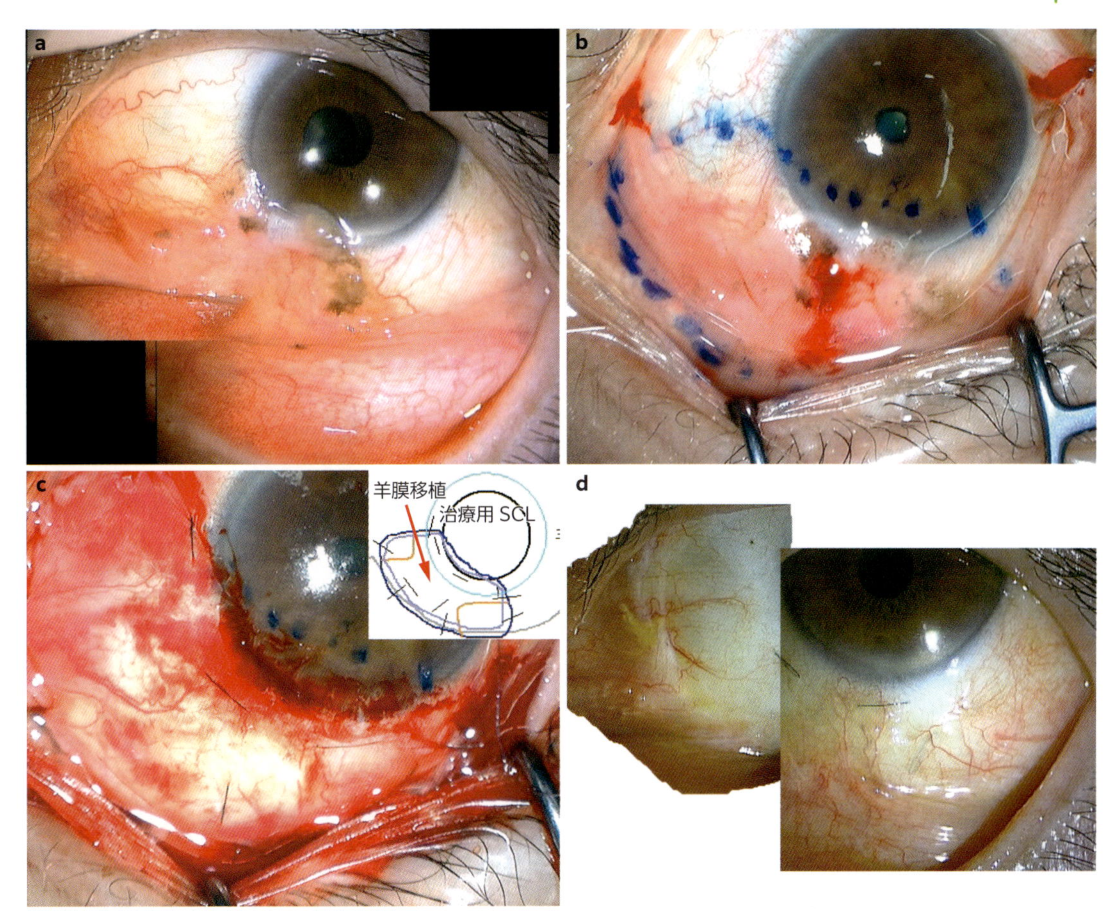

図1｜角結膜悪性腫瘍切除術に羊膜移植を併用した症例

a 初診時前眼部写真．6時から9時の角膜輪部から円蓋部に続く病変がある．b 術中写真．手術開始時．2～3mmの切除境界で腫瘍の切除範囲をマーキングした．c 術中写真．手術終了時．強膜露出部に羊膜移植を行い，角膜には治療用ソフトコンタクトレンズ（SCL）を装用した．d 術後1年の前眼部写真．腫瘍の再発はなく，結膜嚢は深く保たれている．

法を4クール行った．

おわりに

角結膜悪性腫瘍による眼内浸潤や眼窩内浸潤がある場合には眼球を残した根治手術療法は難しいが，羊膜移植術の普及により，角結膜悪性腫瘍切除術の適応拡大とより良い術後視機能の温存が得られるようになった．令和4年度診療報酬改訂において新規に保険収載された角結膜悪性腫瘍切除術K225-4は，術中播種と腫瘍残存を抑止につとめて全切除し，眼表面の再建まで行う術式である．しかしながら現状では併施術式が認められていないことが課題である．

文献

1) Krachmer JH, et al：Cornea: Fundamentals, Diagnosis and Management, 2nd ed, Elsevier Mosby, 2005
2) Palamar M, et al：Amniotic membrane transplantation in surgical management of ocular surface squamous neoplasias: long-term results. Eye (Lond) 28：1131-1135, 2014
3) Bowen RC, et al：Ocular surface squamous neoplasia: outcomes following primary excision with 2 mm margin and cryotherapy. Eye (Lond) 35：3102-3109, 2021
4) Shields CL, et al：Conjunctival melanoma outcomes based on tumor origin in 382 consecutive cases. Ophthalmology 118：389-395, 2011
5) Shields CL, et al：Management of conjunctival and corneal melanoma with surgical excision, amniotic membrane allograft, and topical chemotherapy. Am J Ophthalmol 132：576-578, 2001
6) McGrath LA, et al：Conjunctival Lymphoma. Eye (Lond) 37：837-848, 2023
7) Shields CL, et al：Conjunctival lymphoid tumors:

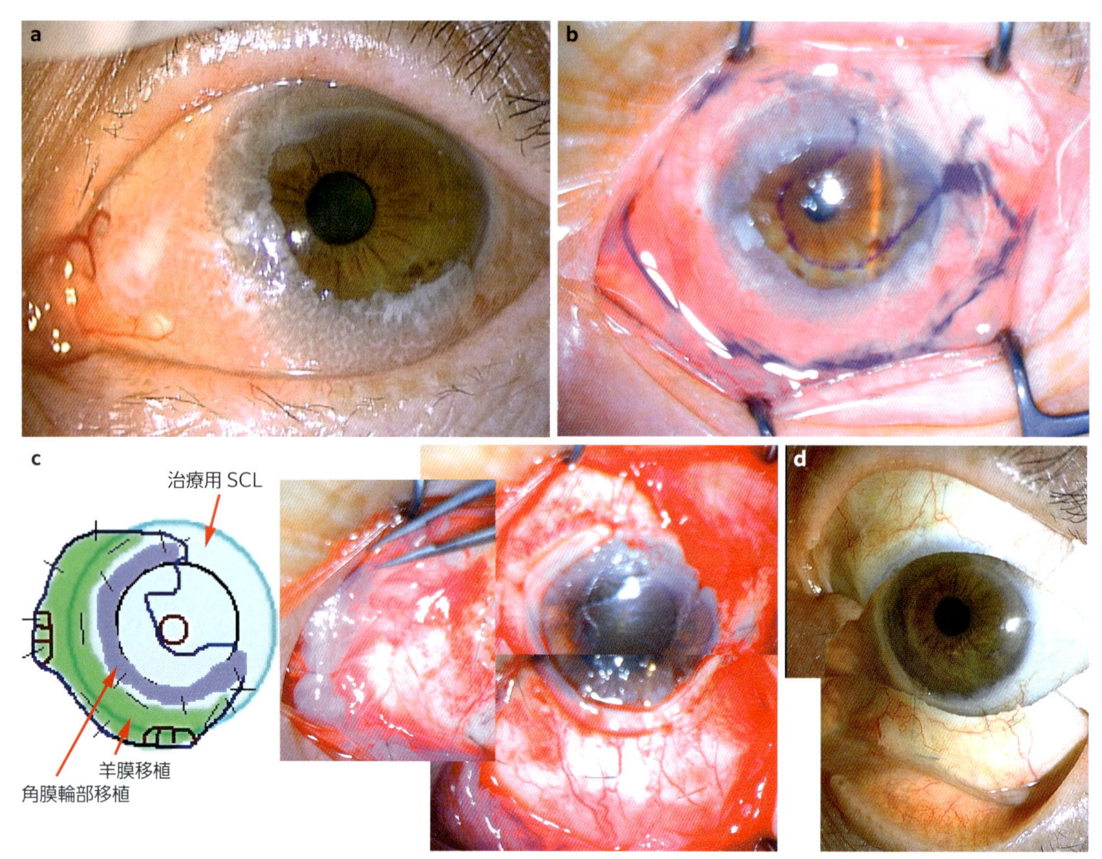

図2｜角結膜悪性腫瘍切除術に角膜輪部移植と羊膜移植を併用した症例

a 初診時前眼部写真．4時から12時までの角膜輪部を中心に，角膜から円蓋部結膜に続く病変がある．b 術中写真．手術開始時．2～3mmの切除境界で腫瘍の切除範囲をマーキングした．角膜輪部では強角膜への浸潤があり，一塊に切除した．c 術中写真．手術終了時．角膜輪部に輪部移植，強膜露出部に羊膜移植を行い，角膜には治療用ソフトコンタクトレンズ（SCL）を装用した．d 術後1年の前眼部写真．腫瘍の再発はなく，結膜嚢は深く保たれている．

clinical analysis of 117 cases and relationship to systemic lymphoma. Ophthalmology 108：979–984, 2001

8) 日本血液学会編：造血器腫瘍診療ガイドライン2018年版補訂版，第II章　リンパ腫，http://www.jshem.or.jp/gui-hemali/2_2.html#soron

II. 各論 ▶ 5. 薬剤の副作用

1）緑内障点眼と結膜炎

慶應義塾大学眼科　芝　大介

診断と治療のポイント

- 既に治療が安定した場合も含めアレルギー症状を詳細に問診する
- 球結膜の充血，瞼結膜や円蓋部結膜の所見に注意する
- 原因薬剤は中止するが，眼圧に問題があれば代替治療を考慮する

I　緑内障点眼と結膜炎

緑内障点眼による結膜炎は薬剤アレルギーによると原則みなせる．あらゆる緑内障点眼薬にアレルギーは存在し，その症状や経過も多彩である．ひとつの緑内障点眼製剤へのアレルギーといっても，主薬がアレルゲンとなる場合が多いが，防腐剤等の様々な添加剤がアレルゲンの可能性もある．ただし，強い結膜炎を発症するのはブリモニジンやリパスジルがほとんどである．診断に際しては，季節性のアレルギー性結膜炎等との鑑別も必要なことも多い．重症度も多様であり，休薬を余儀なくされる場合もあれば，許容範囲を探りながら該当薬を継続できる場合もある．

1. 交感神経α受容体作動薬

ジピベフリンなどの非特異的交感神経刺激薬は古くから緑内障点眼として用いられていたが，作用時間が短くアレルギー反応で濾胞性結膜炎を起こすことも広く知られており，現在使用されることはまれである．交感神経α_2受容体刺激薬の点眼薬は強力な房水産生抑制作用があり現在も広く用いられるが，このカテゴリーの薬剤の宿命で，結膜においてアレルギー反応を起こす．

選択的α_2刺激薬として最初に実用化されたアプラクロニジンは，海外では常用薬として用いられたが，同様に濾胞性結膜炎を起こす．我が国ではレーザー前後に使用を制限することにより，このタイプの薬剤の副作用が問題になることはまれである．

ブリモニジンはさらにアレルギーが少ない薬剤として開発された．しかし，実際にブリモニジン点眼へのアレルギーは4.7～25%と報告されており決して少なくはなかった．当初米国で承認されたブリモニジン点眼薬は2%の濃度であったが，塩化ベンザルコニウムを含有しない1.5%製剤に変更された．防腐剤の塩化ベンザルコニウムはアレルギーを悪化させると考えられている．

我が国では治験時に1.5%と1%を比較した治験の結果により，効果に差がみられなかったため，ブリモニジンの濃度の低い1%製剤が導入されている[1]．添加物は塩化ベンザルコニウムを含まない，米国の新しい製剤と同様である．充血，瘙痒，流涙等が自覚症状としてあるが，ほとんど自覚がない場合も少なくなく，重症度は幅広い．細隙灯所見は球結膜の充血と濾胞形成を伴った結膜炎であり，乳頭形成はないことが通例である(図1)．

海外において，アレルギー性結膜炎の頻度が2%ブリモニジン単剤より2%のブリモニジンとチモロールの配合剤のほうが低かったという報告がある[2]．我が国にも同じタイプの配合剤があり，こちらを選択したほうがアレルギー性結膜炎の発症

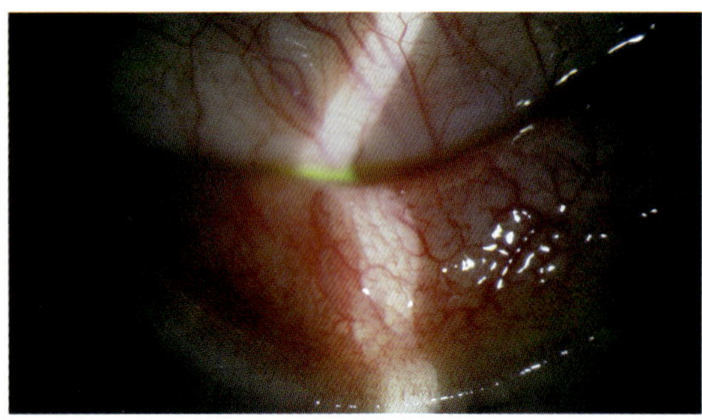
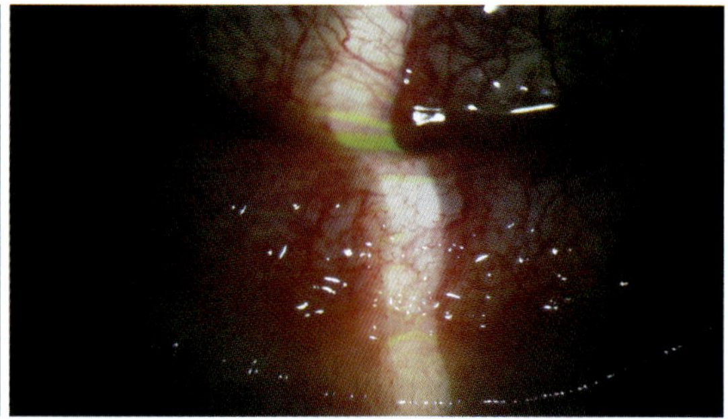

図1｜片眼のみブリモニジン点眼液によるアレルギー性結膜炎
左眼のみブリモニジン使用中である．ほかにはプロスタグランジンFP受容体作動薬，交感神経β遮断薬と炭酸脱水素酵素阻害薬の配合点眼を両眼に併用中である．左眼に特徴的な濾胞形成がみられる．大血管の拡張は左右ともにみられ大きな差がないが，細動静脈は左眼の拡張が著しい．単純な血管拡張というよりは局所の強い炎症反応による所見である．

を減少させられる可能性がある．

2. Rho-kinase阻害薬

我が国ではリパスジルが承認されており，欧米ではネタルスジルが承認され使用されている．いずれも点眼後に通常は一過性の結膜充血を生じる．リパスジル点眼液の結膜炎に関する市販後調査によると，処方開始後1年で5.2%，2年で7.8%に生じたと報告されている[3]．ネタルスジルに関しては長期試験ではconjunctivitis allergicとして診断されたのは2.4%にとどまっている[4]．しかし同試験では，lacrimation increased（7.6%），eye irritation（4.4%），conjunctival edema（3.2%）やeye discharge（1.6%）といった（アレルギー性）結膜炎と関連しそうな異常がリストアップされており，重複もあろうが結膜炎の合併頻度は低くはないようである．

結膜炎の症状と所見はブリモニジンに類似している．眼圧下降機序が全く異なるにもかかわらず，ブリモニジンとリパスジルとには交差感受性があると考えられており，いずれかにアレルギー反応を持つ患者は他者に対してもアレルギーを発症しやすい．筆者の経験では，交差感受性がある場合には直ちにアレルギー症状が生じることが多い．切り替えでアレルギー性結膜炎が軽減し忍容レベルに達することも，まれであるがなくはない．

II 症状と臨床経過

結膜炎に関連した訴えで来院した患者の場合，他のアレルゲンに対するアレルギー性結膜炎の可能性もあり，季節性の有無や点眼開始後の期間やコンタクトレンズ装用の有無等も必須の情報になる．緑内障治療薬を含む点眼薬使用状況の聴取が次に必要になる．定期通院中の緑内障患者の場合，充血や瘙痒の問診を欠かさずすること，視診や細隙灯で充血が軽度でもある場合は眼瞼を翻転し，瞼結膜や結膜嚢を観察する習慣をつけておくと見逃しが少ない．

ブリモニジンやリパスジルに対するアレルギーでは，点眼アレルギーが点眼開始後に直ちに生じるわけではない．また，長く使用している点眼だからといって緑内障点眼アレルギーが否定できない点に注意を要する．治験は長期試験でも点眼開始後1年であるが，永山らは国内のブリモニジン製剤への点眼アレルギー発症率が開始1年で15.7%だったのが，2年で27.1%までさらに上昇したと報告している[5]．特に近年は後発医薬品や配合剤となることで，継続して使用されることも多い．また，同様の理由で発売当初の商品名が消えていることも多く，実際に使用している薬剤をお薬手帳等により確認することが望ましい（**表1**）．リパスジルのアレルギー反応の経時変化に関しては市販後調査で詳しく報告されている[3]．

症状は充血，瘙痒，流涙，眼脂，眼痛，異物

感や眼表面の違和感などと多様であり，特定の症状から原因の特定に至ることは難しい．結膜充血が緑内障点眼薬に起因するとしても，アレルギー反応である場合もあればアレルギーでない副作用の場合もある．リパスジルやプロスタグランジンFP受容体作動薬による充血との鑑別が必要になる．リパスジルは強い充血が点眼後直ちに生じるが，点眼1～2時間後に充血はほぼ消失することが多い．プロスタグランジン関連薬では充血は比較的長く持続するが，比較的軽度であり，点眼開始後数日は充血が強いが徐々に軽減していく．ブリモニジンを使用している場合はその交感神経刺激作用を介して結膜の血管収縮が生じ充血を軽減するので，ブリモニジンによるアレルギーではないと患者本人は誤認している頻度が高く注意を要する．緑内障点眼薬の点入と充血との時間的関係の問診が有用である．点眼直後は充血がなく数時間経て充血が悪化するパターンはブリモニジンアレルギーに特徴的である．逆に点眼後直ちに充血が生じ持続する場合はリパスジルアレルギーのことが多いが，ブリモニジンを併用をしている場合はその血管収縮作用により異なる反応になる．ただしこれも点眼開始後数ヵ月以上を経て生じることが多い．

診断上の最初の鑑別点は，流行性角結膜炎等のウイルス性の結膜炎との鑑別である．数日以上症状が続き結膜所見も類似している．瘙痒が弱く流涙や眼痛がある場合はウイルス性結膜炎と診断されたり，逆に眼痛が弱い軽症の流行性結膜炎で被疑薬の使用がある場合，点眼アレルギーによる結膜炎と診断されかねない．前述の通り緑内障治療歴などの問診も重要である．なお疼痛が弱い場合，線維柱帯切除術後の濾過胞感染もこのカテゴリーに含まれる可能性がある．

自覚症状の問診，眼部の視診と細隙灯顕微鏡での観察で十分に診断可能である．観察される所見としては，結膜濾胞，充血，浮腫，上皮障害や眼脂等が挙げられる．これらが併存しているので様々な自覚症状のパターンが存在する．結膜濾胞は下の眼瞼結膜～円蓋部に通常は生じ，大きめなことが特徴とされる．フルオレセインを点入

表1｜ブリモニジン，リパスジルを含有する抗緑内障点眼薬

商品名	成分
アイファガン®点眼液0.1%	ブリモニジン
アイラミド®配合懸濁性点眼液	ブリモニジン，ブリンゾラミド
アイベータ®配合点眼液	ブリモニジン，チモロール
グラナテック®点眼液0.4%	リパスジル
グラアルファ®配合点眼液	リパスジル，ブリモニジン

すると観察が容易である．長期使用例では乳頭に近いような充実性の外見を呈することもある．結膜充血は患者が容易に自覚するレベルもあれば，瞼裂内の球結膜には目立たず，円蓋部や瞼結膜に限局している場合もある．下眼瞼の翻転は必ず行う必要がある．また散瞳中やブリモニジン点眼直後は球結膜の充血が目立たない(図2)．他のアレルギー性結膜炎を疑う場合は，上眼瞼も翻転して観察する必要がある．下眼瞼の濾胞が目立たず上眼瞼の乳頭所見がある場合は，他のアレルギー性結膜炎の可能性が高まる．

III 治療と予後

治療は原因薬剤の中止であるが，アレルギーの程度と眼圧や視神経障害といった緑内障の状態を考慮しながら行う．中止した薬剤がアレルギーの原因薬剤であれば数日で改善がみられるので，2,3週間程度の休薬で改善しない場合は，他の薬剤に起因すると考えたほうがよい．濾胞性結膜炎があり病歴からブリモニジンやリパスジルアレルギーが疑われる場合は，この2剤のみをまず中止すると迅速に結果が得られることが多い．緑内障に余裕がない場合は，他の作用機序の薬剤に変更する，同一作用機序の他の薬剤に変更する，異なる防腐剤の点眼に変更する，一部薬剤のみ中止する等の変更をしながら，原因薬剤の特定を試みる．いったん全ての緑内障点眼を休薬するのもよい．緑内障に余裕がある場合は，ベースライン眼圧の再確認もできる．緑内障に余裕がない場合は，アセタゾラミドの内服を併用すると休薬による眼圧上昇のダメージの軽減ができる．内服の副

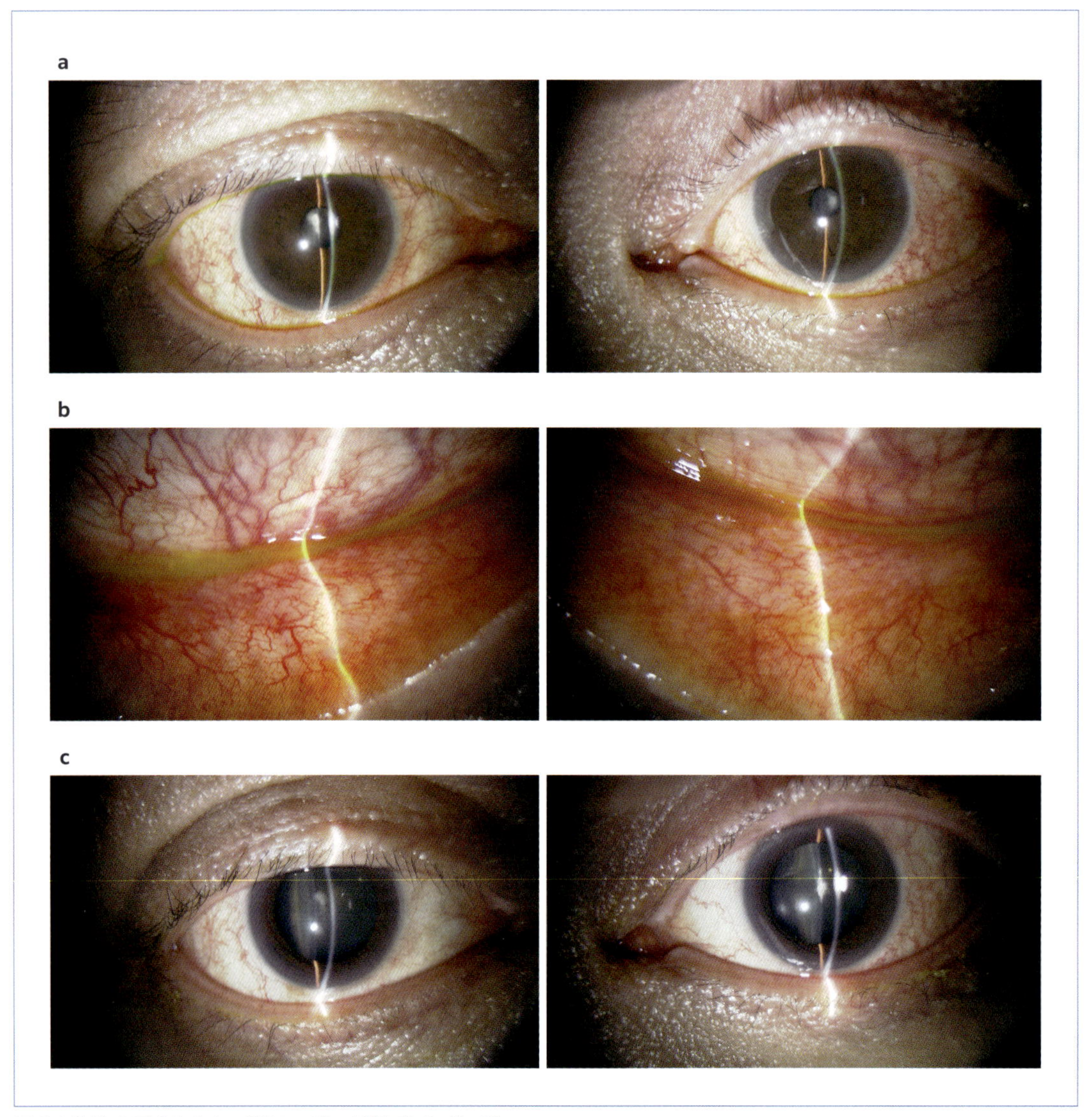

図2｜濾胞の目立たないブリモニジン点眼アレルギー例
a 点眼後4時間：両眼とも球結膜の充血が強い．下眼瞼を翻転して結膜炎を確認する必要がある．b 下方結膜：あらゆる血管の拡張は顕著であるが濾胞は目立たない．c 散瞳薬点眼1時間後：散瞳薬により充血が軽減している．ブリモニジン点眼後2時間くらいはこの程度まで球結膜の充血が目立たないはずである．

作用が強い場合は分割して1日1.5錠 分3などでも十分に眼圧が維持できることも多い．この場合，アレルギー薬剤の特定ができないので，再開も段階的に行うと原因薬剤が特定できるかもしれない．なお，全て点眼を中止して十分な期間を経ても自覚症状が軽減しない症例もあり，その場合は他の原因疾患を探索する必要がある．

治療上の懸念は休薬による眼圧上昇であるが，ブリモニジンに関してはアレルギー発症時点で効果が減弱しており，中止しても眼圧に変化はないことが複数報告されている[6, 7]．リパスジルに関しては，中止により代替薬がなく，作用機序の重複がないため，薬物による眼圧下降治療の継続が困難になる場合も散見される．点眼ではないが，リパスジルの代替治療として選択的レーザー線維柱帯形成術は作用機序も同様で理想的と考えらる．

白内障の手術適応があり安定した緑内障であれ

ば，白内障手術と眼内ドレーン等の流出路再建手術との同時手術により比較的安全に大幅な薬剤減少が得られる．不安定な緑内障であれば濾過手術も考慮する．濾過手術，とりわけ線維柱帯切除術ではさらに高い確率で緑内障点眼を中止することが可能になる．ためらわずに濾過手術を行えばプロスタグランジン関連眼窩症（prostaglandin-associated perioribitopathy：PAP）も含めて劇的な改善が得られることが多い．濾過手術の利点が大きいため手術への同意が得られやすい状況であり，最終的には視野障害の悪化を最も強力に抑制できる可能性が高い．

ブリモニジンを含有する緑内障点眼などのアレルギー性結膜炎が持続した場合，角膜への血管侵入から脂肪沈着による不可逆的な角膜混濁に至ることが報告されている．急速な経過をとる場合が多いので，強いアレルギー反応で角膜への血管侵入を伴う場合は，直ちに被疑薬を中止することが必要である．

文献

1）新家　眞ほか：ブリモニジン点眼液の原発開放隅角緑内障または高眼圧症を対象とした探索的試験．あたらしい眼科 29：1303-1311，2012
2）Sherwood MB, et al：Twice-daily 0.2% brimonidine-0.5% timolol fixed-combination therapy vs monotherapy with timolol or brimonidine in patients with glaucoma or ocular hypertension: a 12-month randomized trial. Arch Ophthalmol 124：1230-1238, 2006
3）Tanihara H, et al：Long-term intraocular pressure-lowering effects and adverse events of ripasudil in patients with glaucoma or ocular hypertension over 24 months. Adv Ther 39：1659-1677, 2022
4）Kahook MY, et al：Long-term safety and ocular hypotensive efficacy evaluation of netarsudil ophthalmic solution: Rho Kinase Elevated IOP Treatment Trial（ROCKET-2）. Am J Ophthalmol 200：130-137, 2019
5）永山幹夫ほか：ブリモニジン点眼によるアレルギー性結膜炎発症の頻度と傾向．臨眼 70：1135-1140，2016
6）Watts P, et al：Delayed hypersensitivity to brimonidine tartrate 0.2% associated with high intraocular pressure. Eye 16：132-135, 2002
7）Yeh PH, et al：Brimonidine related acute follicular conjunctivitis: Onset time and clinical presentations, a long-term follow-up. Medicine（Baltimore）100（29）：e26724, 2021

2) 薬剤による結膜炎

大阪大学眼科 相馬剛至
家室 怜

診断と治療のポイント

- 薬剤毒性とアレルギーの２つの病態が関与する
- まず疑うこと，そして詳細な問診により原因となる薬剤を見出すことが重要である
- 疑った場合には原因薬剤の中止を原則とする

Ⅰ 概説

薬剤による結膜炎は，急性または慢性の結膜炎において常に鑑別に挙げるべき病態である．点眼薬などの局所薬剤を使用した際に，薬剤の主剤，点眼薬に含まれる防腐剤を中心とした賦形剤が原因となって発症する．その病態を大別すると薬剤毒性と薬剤に対するアレルギーの2つがある．

薬剤毒性は多くの場合，繰り返し曝露されて生ずるが，初めて曝露されたときに起こることもある．機序は眼組織に対する直接的な細胞毒性作用と，眼表面環境への作用すなわち涙液の安定性や涙液産生の低下および知覚神経麻痺などによるものである．これらは炎症反応の有無を問わず，組織学的に好酸球浸潤を認めない点でアレルギー性結膜炎と区別される．結膜だけでなく薬剤毒性角膜障害を併発することもある．一方，アレルギーは薬剤に反復して曝露されることと十分な感作時間が必要で，本疾患における主なアレルギーの病型はⅠ型とⅣ型がある．Ⅰ型は即時型とも呼ばれ，IgE抗体の架橋を介して抗原に感作した肥満細胞の脱顆粒と，それに伴う好酸球の浸潤によってアレルギー性結膜炎として発症する．Ⅳ型は遅延型とも呼ばれ，抗原と反応した感作T細胞が放出するサイトカインを介した細胞障害によるもので，本疾患においては接触性皮膚炎として発症する．これら薬剤毒性とアレルギーの2つのほかに，特殊な病態として偽眼類天疱瘡がある．薬剤によって引き起こされる眼類天疱瘡様の変化で，特に緑内障点眼の長期使用が原因として多い．詳細な病態は不明だが薬剤毒性と自己免疫反応の両方が関与していると考えられている[1]．

薬剤毒性とアレルギーによる結膜炎は症状や所見に重複する部分が多いが，若干の差異もみられる．多くの場合，一方の病態のみで結膜炎を惹起するというわけでなく，両方の機序が同時に働きながら，どちらか優勢なほうが所見として顕在化すると考えられている[1]．いずれも原因薬剤を中止することに変わりはないが，薬剤性か否かの判断に悩む際にそれぞれの特性を把握しておくと診断がしやすくなる．

Ⅱ 症状・検査と診断

1. 問診

本疾患を疑った場合，原因薬剤を特定するために詳細な問診が不可欠である．角結膜障害を誘発し得る代表的な薬剤を表1[1〜3]に挙げるが，これら以外の薬剤も原因になり得ると考えて問診を行う．眼科治療薬の種類，使用頻度，使用期間，症状の発現した時期，市販点眼薬使用の有無，アレルギー歴の聴取を基本とし，化粧品，ヘアケ

ア用品，コンタクトレンズ保存液への曝露も原因となるので併せて確認しておく．さらに，点眼薬の管理方法についても確認しておいたほうがよい．これは極端な温度環境や期限切れによって劣化した薬剤が薬剤毒性やアレルギーの原因となり得るからである．

2. 症状

薬剤毒性，アレルギーともに自覚症状としては充血，異物感，流涙，眼脂，瘙痒感を訴える．このうち瘙痒感はアレルギーに特異的である．

3. 前眼部所見

アレルギーによる結膜炎では，びまん性の結膜充血や眼瞼結膜の乳頭状増殖を特徴とし，時に結膜浮腫や眼瞼浮腫を伴う．また，点眼薬が眼瞼に接触することで眼瞼の接触性皮膚炎を合併することがある．一方，薬剤毒性の結膜炎においても結膜充血や眼瞼結膜の乳頭状増殖がみられるが，それに加えて濾胞性結膜炎（toxic follicular conjunctivitis）がみられることがあり，特異性の高い所見とされる（図1）．濾胞は眼瞼結膜だけでなく球結膜に形成されることもある．また，薬剤毒性の場合は点眼液が滴下される影響で，所見の分布が下方に優位となりやすい．結膜だけでなくフルオレセイン染色によって薬剤毒性角膜症の併発を確認することも重要である．角膜上皮が障害された結果，点状表層角膜症，バリア機能低下による透過性の亢進，ハリケーン角膜症，epithelial crack line，遷延性角膜上皮欠損と所見が進行していく（図2）．

偽眼類天疱瘡は結膜嚢の短縮，瞼球癒着，結膜下組織の増生などの瘢痕性変化が認められる（図3）．進行すると角膜輪部機能不全に至り，角膜が結膜に被覆される．重症例では眼表面が角化する．眼瞼にも変化がみられ，眼瞼縁腫脹とマイボーム腺開口部周囲の血管拡張といったマイボーム腺機能不全の所見を認める．

4. 検査

薬剤毒性を証明する検査方法はないので，薬剤中止によって所見が改善したことを確認して診断する．濾胞性結膜炎を認める場合，ウイルス性結膜炎やクラミジア結膜炎が鑑別に挙がる．鑑別に悩む状況であれば抗原検査や眼脂の塗抹検鏡などを行う．対して薬剤へのアレルギーについては疑われる薬剤を曝露させて反応をみる方法がある．Ⅰ型アレルギーの検査としては皮下試験や結膜に対する薬剤の負荷試験，またⅣ型アレルギー反応に対しては24〜48時間後の接触性皮膚炎の発症をみるパッチ試験がある．

表1｜薬剤性角結膜炎の代表的原因薬剤

分類・薬剤
抗緑内障薬
プロスタグランジン製剤
β遮断薬
ブリモニジン
アプラクロニジン
ピロカルピン
アドレナリン
ドルゾラミド
抗ウイルス薬
アシクロビル
抗菌薬・抗真菌薬
アミノグリコシド系抗菌薬
バンコマイシン
ピマリシン
アムホテリシンB
非ステロイド性抗炎症薬（NSAID）
ブロムフェナク
ジクロフェナク
調節麻痺薬
アトロピン
防腐剤
塩化ベンザルコニウム（BAK）
眼表面麻酔薬
オキシブプロカイン
リドカイン
コンタクトレンズ保存液
multi purpose solution（MPS）

Ⅲ 治療

薬剤毒性による結膜炎を発症している場合，原因となる薬剤を中止することを原則とする．複数の薬剤を使用していて，どの薬剤が原因であるか不明の場合には併用薬剤も含めて中止するのが基本である．病状的に全ての薬剤を中止としづらい場合，直近で使い始めた薬剤や表1に挙げたような原因として疑わしい薬剤から中止する．特に防腐剤が疑われる場合，塩化ベンザルコニウム（BAK）フリーの製剤や防腐剤フリーの薬剤に変

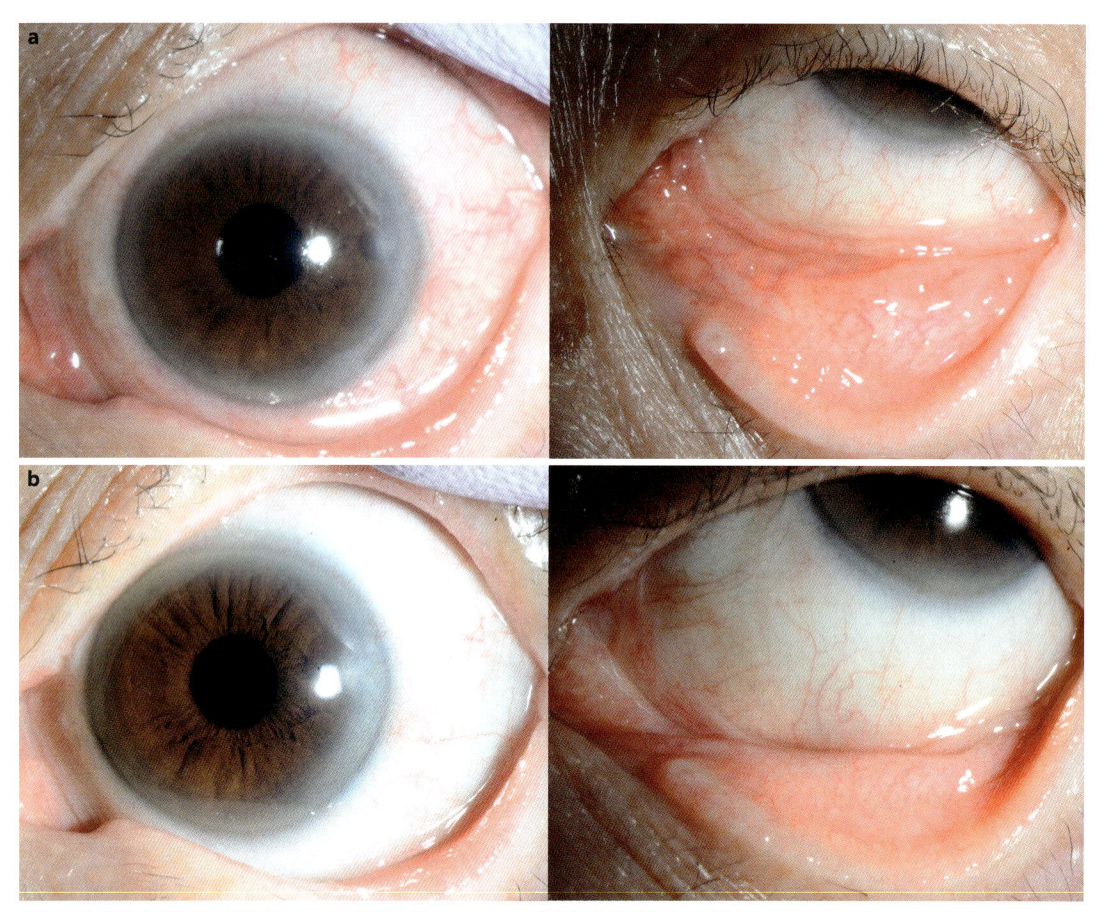

図1｜真菌性角膜炎の加療中にtoxic follicular conjunctivitisを発症した症例
a 発症時．眼球結膜充血，瞼結膜に濾胞形成を認める．ピマリシン眼軟膏とフルコナゾール点眼（自家調製）を使用していた．
b 治癒後．抗真菌薬終了によって結膜炎も治癒した．

更する．ただし，防腐剤フリー製剤であっても，反復曝露により細胞毒性を引き起こす可能性があり，最終的には全ての点眼薬を中止しないと結膜炎の所見が改善しないこともある．薬剤の中止もしくは変更と併せて防腐剤フリーの人工涙液を頻回点眼することでwash outを図る．炎症が持続する場合はステロイド点眼もしくはプレドニゾロン5～10mg程度の内服薬を併用することも選択肢となる．消炎にステロイド点眼を用いる場合，防腐剤フリーの製剤が推奨される．薬剤アレルギーによる結膜炎も薬剤の中止や代替薬への切り替えで対応する．

薬剤毒性，アレルギーのいずれも薬剤中止後に眼表面の所見が改善すれば薬剤を再開していく．その際，防腐剤フリーのもので再開していくほうが安全である．緑内障患者で他剤に切り替えても角結膜障害を繰り返す場合は，一時的にアセタゾラミド内服を用いて眼圧をコントロールしながら選択的レーザー線維柱帯形成術や緑内障手術を検討する．

偽眼類天疱瘡についても上記と同様の対応を行うが，炎症が遷延する場合にはステロイド薬あるいは免疫抑制薬の全身投与も行う．消炎後も瘢痕性変化は不可逆的であるため，必要に応じて外科的治療による眼表面の再建を図る．

Ⅳ 予後

薬剤による結膜炎は，原因薬剤の中止によって多くは改善する．再発を避けるために代替薬や眼処置および手術加療を組み合わせて，原疾患を適切にコントロールすることが重要である．

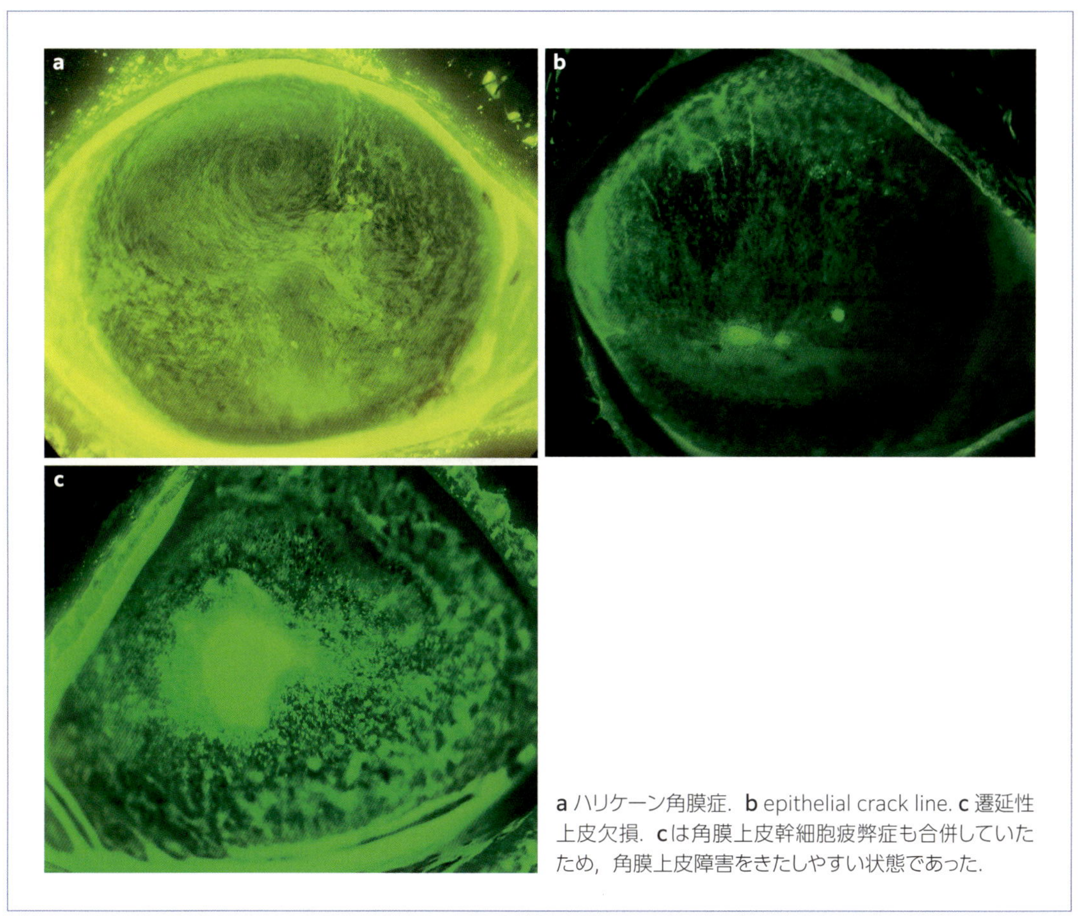

a ハリケーン角膜症．b epithelial crack line．c 遷延性上皮欠損．c は角膜上皮幹細胞疲弊症も合併していたため，角膜上皮障害をきたしやすい状態であった．

図2｜薬剤毒性角膜症

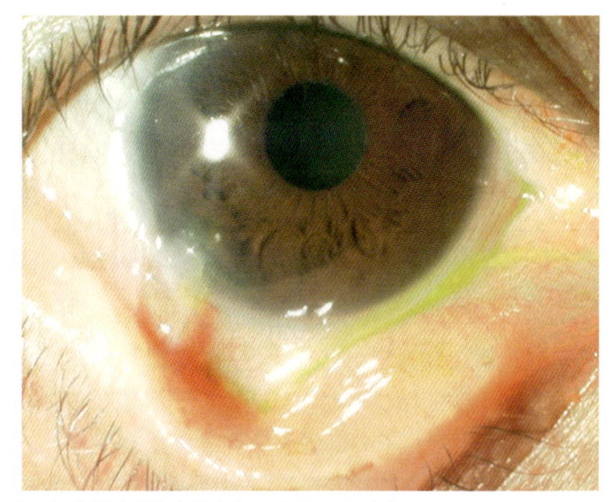

図3｜偽眼類天疱瘡と考えられた症例
瞼球癒着と結膜嚢短縮を認める．緑内障点眼を長期間使用していた．

文献

1）Charles D, et al：Toxic conjunctivitis. Cornea, 5th edition, Mannis MJ, et al, eds, Elsevier, 450-457, 2021
2）稲富　勉：薬剤毒性結膜炎（偽類天疱瘡を含む）．専門医のための眼科診療クオリファイ2 結膜炎オールラウンド，大橋裕一編，中山書店，東京，149-152，2010
3）Paley GL, et al：Toxic keratoconjunctivitis. Eye Contact Lens 44（Suppl 1）：S8-S15, 2018

Topics

IL-4/IL-13阻害による結膜炎

高知大学眼科　福田　憲

アレルギー疾患には2型炎症が重要

多くのアレルギー疾患において，Th2細胞やILC2細胞などによる2型炎症が病態の中心で，これらの細胞から分泌されるIL-4，IL-5，IL-13などの2型サイトカインが重要な炎症性メディエーターである．現在アレルギー疾患に対して2型サイトカインを抑制する種々の生物学的製剤（IL-5抗体，IL-5受容体抗体，IL-4受容体α抗体，IL-13抗体製剤など）が治療に用いられている．難治性の春季カタル・アトピー性角結膜炎患者の巨大乳頭のtranscriptome解析においても，サイトカイン系ではIL-4とIL-13の発現が上位2つに位置し，これらのサイトカインが巨大乳頭や角膜病変の形成に関与すると考えられている．

IL-4受容体は，IL-4受容体α鎖とIL-2Rγc鎖からなるI型受容体と，IL-4受容体α鎖とIL-13受容体α1鎖からなるII型受容体から構成される（**図1**）．I型受容体にはIL-4が，II型受容体にはIL-4とIL-13が結合するため，IL-4とIL-13は類似した生物学的反応を示す．IL-4受容体α抗体であるデュピルマブ（デュピクセント®）は，ヒト型IL-4受容体α抗体で，IL-4とIL-13の両方の受容体への結合を抑制する．本邦においては2018年にアトピー性皮膚炎，2019年に気管支喘息，2020年に鼻茸を伴う慢性副鼻腔炎に承認された．

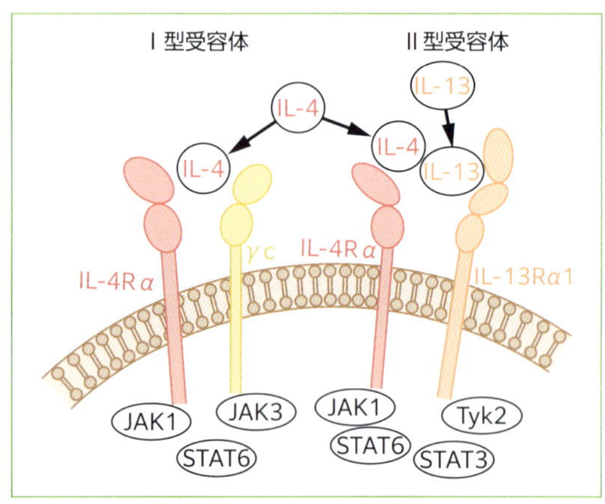

図1｜IL-4受容体
IL-4受容体は，IL-4受容体α鎖とIL-2Rγc鎖からなるI型受容体と，IL-4受容体α鎖とIL-13受容体α1鎖からなるII型受容体から構成される．I型受容体にはIL-4が，II型受容体にはIL-4とIL-13が結合する．

アトピー性皮膚炎に対するデュピルマブの治療中に結膜炎が発症

臨床治験の報告では，アトピー性皮膚炎患者に対する臨床治験ではプラセボに対してデュピルマブ投与群で副作用としての結膜炎の発症頻度が高いことが報告されたが，喘息や慢性副鼻腔炎に対する治験では結膜炎の増加は報告されなかった．上市後にデュピルマブによると考えられる結膜炎，ドライアイ，眼瞼炎，角膜炎などの眼表面疾患が数多く報告され，総称してデュピルマブ関連眼表面疾患と呼ばれている[1]．最も多いのは結膜炎で，その特徴としては濾胞性結膜炎や輪部の充血，眼球型の春季カタルに類似した輪部の腫脹やTrantas斑様の病変の形成などが挙げられる（**図2**）[2]．結膜炎の重症度は一般的に点眼などの局所治療（抗アレルギー点眼薬やドライアイ治療）で対応が可能な中等度までがほとんどで，デュピルマブの中止が必要となることは少ない．輪部の腫脹などがみられる比較的重症例においてもステロイド点眼薬や免疫抑制点眼薬で治療可能な症例が多い．ドライアイにおいては杯細胞およびムチンが減少して発症する機序を考えると，レバミピドやジクアホソルナトリウムなどの杯細胞・ムチンを増加させるものが適していると考えられる．

IL-13抗体でも結膜炎が発症

デュピルマブに加えて，IL-13のみを阻害する抗体製剤であるトラロキヌマブ（アドトラーザ®）が2022年に，レブリキズマブ（イブグリース®）が2024年にアトピー性皮膚炎に対し承認された．いずれの製剤の臨床治験でも結膜炎が報告されている．IL-4とIL-13の両方を阻害するデュピルマブに比してIL-13のみの阻害で結膜炎の発症頻度や症状に差違があるかは，市販後の報告での比較が必要である．

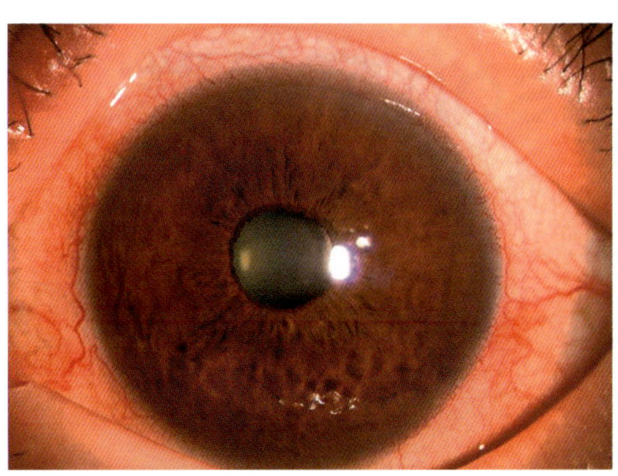

図2｜アトピー性皮膚炎患者におけるデュピルマブ投与中に生じた結膜炎
角膜輪部に充血がみられ，瘙痒感を訴える.　（文献2）より）

IL-4/13阻害薬は敵か味方か？

IL-4・IL-13は種々のアレルギー疾患においてその病態の中心と考えられ，実際に皮膚炎や喘息，鼻炎ではIL-4受容体α抗体で治療効果が出ている．なぜ眼だけに副作用として結膜炎が生じるのかの結論は得られていないが，涙液や結膜生検などの解析により徐々に情報が蓄積しつつある．デュピルマブを投与中の患者の涙液では対照者に比して，分泌型ムチンMUC5ACの濃度が有意に低下している．またデュピルマブによる結膜炎を生じた患者の結膜では，結膜の杯細胞の減少，上皮下へのインターフェロン-γ（IFN-γ）やIL-17などの1型サイトカインを産生するT細胞の浸潤，またデュピルマブを中止後には杯細胞が回復すること，などが示されている．2型サイトカインであるIL-4およびIL-13は結膜杯細胞の増殖やムチン産生の維持に重要であり，反対に1型サイトカインであるIFN-γは杯細胞をアポトーシスに誘導することが知られている．アトピー性角結膜炎では，健常者や春季カタルよりも涙液中のMUC5ACや結膜杯細胞が有意に減少していることが報告されており，もともと1型炎症が優位の可能性が考えられる．したがって，アトピー性皮膚炎患者にデュピルマブを投与することで，IL-4・IL-13経路が阻害され，さらに1型炎症（IFN-γ）へ偏移することで杯細胞・ムチンの減少によるドライアイが生じている可能性が推察される（**図3**）[3]．

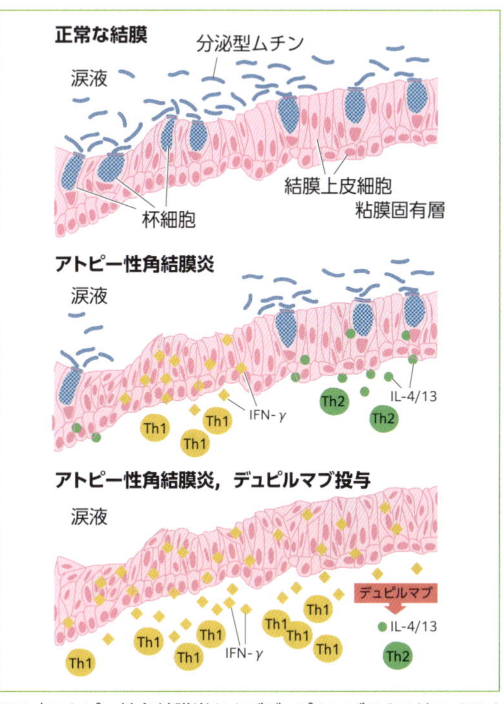

図3｜アトピー性角結膜炎およびデュピルマブによるドライアイにおける推察される病態
健常者に比してアトピー性角結膜炎ではTh1細胞優位な炎症により杯細胞および分泌型ムチンが減少している．さらにデュピルマブの投与によりIL-4・IL-13のシグナルが阻害されるとよりTh1炎症が優位になり，杯細胞の消退とムチンの減少が引き起こされると考えられる.
（文献3）より）

前述したように春季カタル・アトピー性角結膜炎での巨大乳頭ではIL-4/13が高発現しており，理論的にはデュピルマブによる治療で改善すると考えられる．実際に我々はデュピルマブ投与により巨大乳頭および角膜病変が改善した増殖性変化を伴う難治性のアトピー性角結膜炎の2症例を経験した[4]．その後，台湾よりアトピー性皮膚炎を伴う重症の春季カタルの症例で，デュピルマブ投与により改善した3症例が報告されている．これらの症例においては，その病態に2型炎症が重要な役割を果たしていたと考えられ，デュピルマブが新規治療薬となる可能性を示唆している．

今後はデュピルマブを投与してどのような症例で副作用としての結膜炎が生じるのか，あるいは眼炎症の治療効果がでるのか，言い換えると1型炎症なのか2型炎症が優位なのかを明らかにできるように，症例の蓄積とフェノタイプの解析が必要である．

文献

1) Nahum Y, et al：Br J Ophthalmol 104：776-779, 2020
2) 福田　憲ほか：臨床免疫・アレルギー科 76：160-164, 2021
3) Fukuda K, et al：Allergol Int 72：234-244, 2022
4) Fukuda K, et al：J Allergy Clin Immunol Pract 8：1152-1155, 2020

Ⅱ. 各論 ▶ 6. 難治性眼表面疾患

1) Stevens-Johnson症候群

金沢大学眼科 横川英明
小林 顕

診断と治療のポイント

- 原因薬物（抗菌薬, 解熱鎮痛薬, 抗痙攣薬など）の服用後に, 両眼の結膜炎症状と全身症状（発熱, 口唇びらん, 皮膚病変）を生じる
- 急性期において早期（発症後１週間以内）に全身ステロイドパルス療法を開始する. 同様に早期に眼局所ステロイド治療を開始する
- 慢性期の眼後遺症に対して, 眼表面を安定化し保護する治療を行う

I 概説

Stevens-Johnson症候群（SJS），およびその重症型である中毒性表皮壊死症（toxic epidermal necrolysis：TEN）は，免疫学的な変化で皮膚粘膜の病変を生じ，生命を脅かす疾患である．表皮剥離が皮膚面積の10％以上に及ぶものがTENとされる．SJS/TENの約半数で眼に合併症を生じ，重症ドライアイや失明などの重篤な後遺症をきたす．原因薬物として，抗菌薬，解熱鎮痛薬，抗痙攣薬などがある．眼粘膜病変を生じる場合，解熱鎮痛薬が原因のことが多い．遺伝的背景の関与が指摘されている．

II 症状・検査と診断

1. 急性期

原因薬物（抗菌薬, 解熱鎮痛薬, 抗痙攣薬など）を服用後に，免疫学的な反応が起こり，突然の高熱や全身倦怠感とともに，皮膚や粘膜（口唇・口腔，眼，外陰部など）に紅斑・びらん・水疱が多発する．一見正常に見える皮膚に軽度の圧力を加えると，容易に表皮が剥離して，びらんを生じる（Nikolsky現象）（図1）．眼病変としては，結膜充血，角結膜上皮欠損，偽膜形成などが認められる（図2）．急性期SJS/TENにおける眼病変の重症度分類が提唱されている[1]（表1）．

急性期には，眼類天疱瘡，造血幹細胞移植後の移植片対宿主病（graft versus host desease：GVHD），流行性角結膜炎などが鑑別となるが，皮膚科で皮膚粘膜所見からSJS/TENの診断がつけられて眼科に紹介されることが多い．

2. 慢性期

発症後4週程度で皮膚病変は鎮静化してくる．慢性期SJS/TENの眼後遺症として，涙点閉鎖，睫毛乱生，眼瞼縁の角化，マイボーム腺の脱落，瞼球癒着，重症ドライアイをきたす（図3）．最終的に遷延性角膜上皮欠損からの角膜穿孔や，角膜上皮幹細胞疲弊症をきたすこともある（図4）．慢性期は他の瘢痕性角結膜上皮疾患（眼類天疱瘡，偽眼類天疱瘡，GVHD，眼化学外傷の瘢痕）と類似した所見を呈するため，問診等による鑑別が必要である．

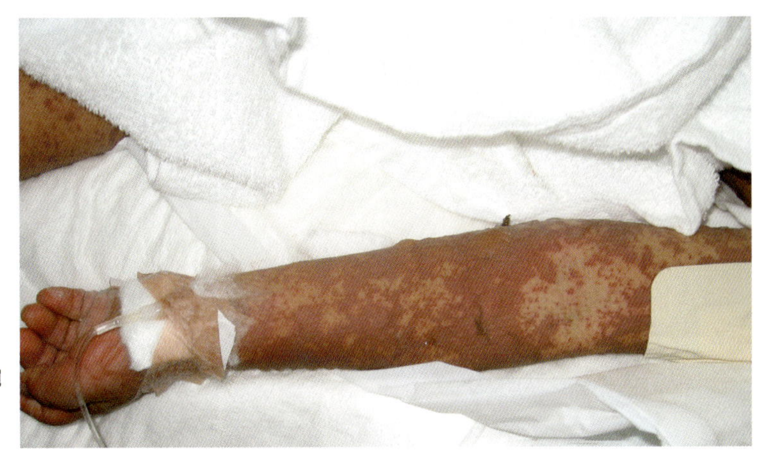

図1｜急性期SJS/TENにおける腕の皮膚所見
Nikolsky現象が陽性である.

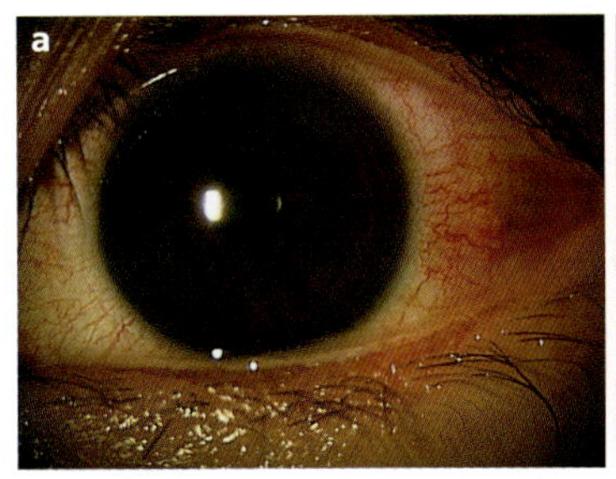

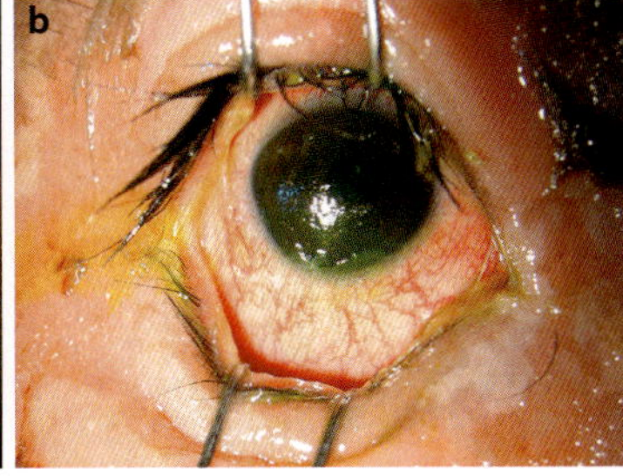

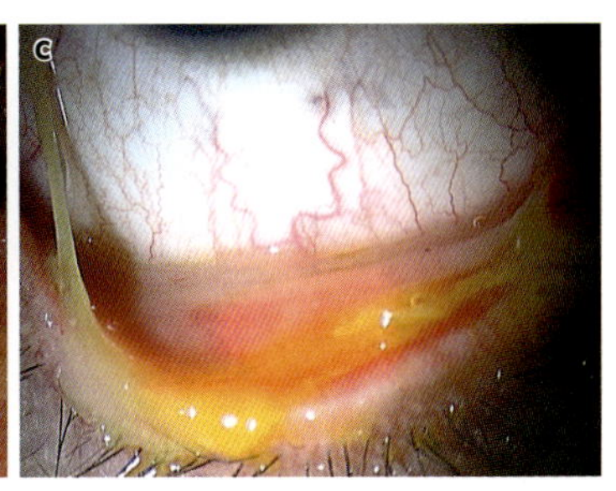

図2｜急性期SJS/TENにおける眼病変
a 結膜充血. b 角膜上皮欠損および偽膜形成. c 偽膜形成.

III 治療

1. 急性期

急性期SJS/TENにおいて集中治療室への入院を要することがある. 皮膚科と共同で, 早期(発症後1週間以内)にステロイドパルス療法を開始する. また眼局所には, 早期に0.1%ベタメタゾン点眼や眼軟膏の頻回(1日6～10回)投与を開始して, 感染予防に抗菌薬点眼を併用する. 発症からのステロイドの開始時期が, 視力予後に大きく影響する. 角膜上皮欠損例では治療用ソフトコンタクトレンズの装用も有効である. 重症例での羊膜被覆術の併用も報告されている[2].

2. 慢性期

慢性期SJS/TENに対しては, 眼表面を安定化し保護する治療を行う. 兎眼, 眼瞼内反, 眼瞼外反があれば, その手術治療を考慮する. 睫毛乱生があればその抜去を行う. 重症ドライアイに対して, 防腐剤フリーの人工涙液点眼や防腐剤フリーのヒアルロン酸点眼を行う. 眼表面炎症に対してフルオロメトロン点眼で炎症を抑制する. 涙点が開存している場合は焼灼閉鎖を行う. なお, 既に涙点が癒着閉鎖していることがある. 治療用ソフトコンタクトレンズまたは輪部支持型ハードコンタクトレンズを用いて, 眼瞼縁や睫毛によるマイクロトラウマから角膜を保護する. このように眼表面を保護する治療を行うことにより, 遷延性角膜上皮欠損からの角膜穿孔や, 角膜上皮幹細胞疲弊症(図4)に至るのを可能な限り予防する.

表1｜急性期SJS/TENにおける眼病変の重症度分類

グレード	眼所見
0(なし)	眼病変なし
1(軽症)	結膜充血
2(重症)	角結膜上皮欠損 または 偽膜形成
3(最重症)	角結膜上皮欠損 および 偽膜形成

(文献1)より改変)

最近では, 角膜上皮幹細胞疲弊症に対して,

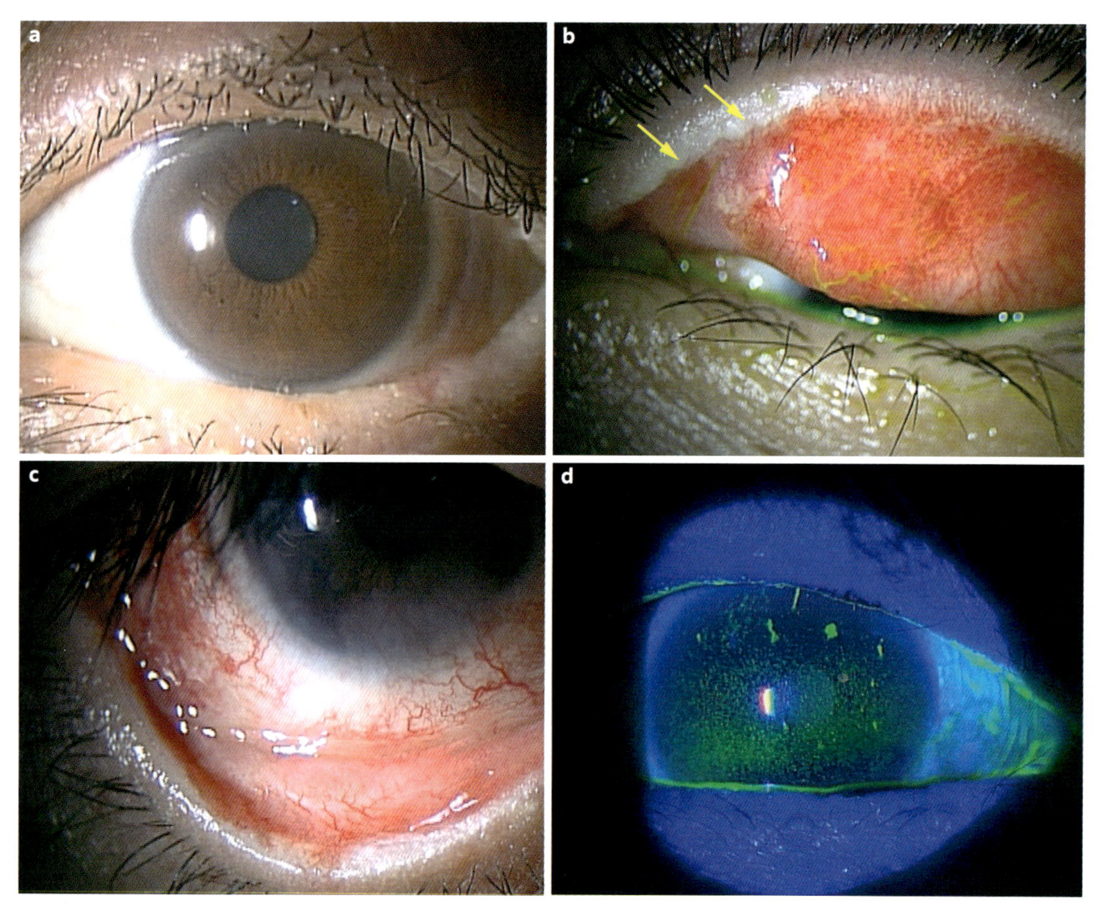

図3｜慢性期SJS/TENにおける眼後遺症
a 多数の細かい睫毛乱生．b 瞼縁の角化（矢印）と瞼結膜の瘢痕．c マイボーム腺機能不全でマイボーム腺開口部が認められない．d 重症ドライアイのためフルオレセイン染色にて点状表層角膜症や糸状物を認める．

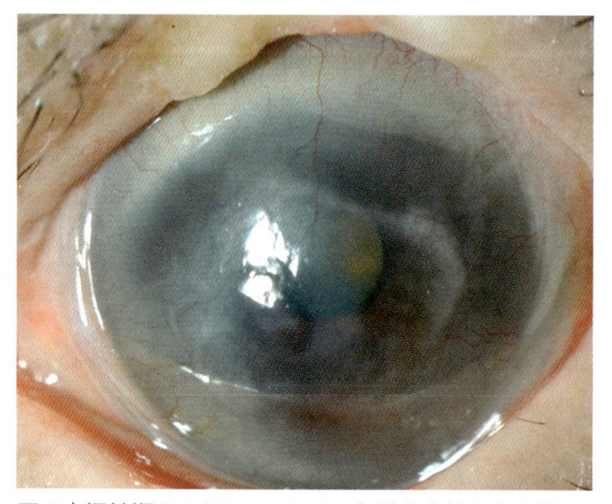

図4｜慢性期SJS/TENにおける角膜上皮幹細胞疲弊症
角膜の周辺部から血管が侵入しており，角膜中央部の菲薄化を認める．その他，瞼縁の不整や瞼球癒着を認める．

ヒト羊膜基質使用自己口腔粘膜由来上皮細胞シート（癒着軽減目的）や自己口腔粘膜由来上皮細胞シートが承認されている．その他，アロ角膜輪部幹細胞移植，歯根部利用人工角膜の報告もある．

文献

1) Sotozono C, et al：Predictive factors associated with acute ocular involvement in Stevens-Johnson syndrome and toxic epidermal necrolysis. Am J Ophthalmol 160：228-237, 2015
2) Kobayashi A, et al：Amniotic membrane transplantation in acute phase of toxic epidermal necrolysis with severe corneal involvement. Ophthalmology 113：126-132, 2006

Ⅱ. 各論 ▶ 6. 難治性眼表面疾患

2）眼類天疱瘡

国際医療福祉大学眼科　臼井智彦

診断と治療のポイント

- 眼類天疱瘡は，結膜炎を繰り返す結果，結膜上皮下の線維化・結膜囊短縮・瞼球癒着を生じ，角膜上皮幹細胞疲弊症や眼表面上皮の角化を呈する難治性疾患である
- 結膜瘢痕の進行により，主涙腺，副涙腺が閉塞するため著明なドライアイを呈する
- 眼瞼では睫毛乱生やマイボーム腺機能不全をきたす
- 確定診断は結膜生検における免疫グロブリン，補体，自己抗体の沈着であるが，陰性のことも多く，多くは上記臨床所見から診断される
- 保存的治療がメインであり，ステロイド点眼による局所の消炎，ドライアイや眼瞼のメンテナンスを行う
- 急性増悪期や周術期では免疫抑制薬などの全身投与も行う
- 瘢痕化した角膜上皮幹細胞疲弊症に対しては，自己培養口腔粘膜移植による眼表面再建を行う

Ⅰ　概説

眼類天疱瘡(ocular cicatricial pemphigoid：OCP)は粘膜類天疱瘡(mucous membrane pemphigoid：MMP)の眼球型(ocular MMP)と考えられており，粘膜や皮膚の基底膜に自己抗体が沈着することを特徴とする慢性進行性の角結膜瘢痕性疾患である．発症率に関する正確な疫学データは存在しないが，まれな疾患であり，60歳代の高齢者に好発し，男性より女性に多いとされる．OCPでは繰り返す慢性結膜炎から結膜の瘢痕化や結膜囊の短縮が生じ，その後瞼球癒着や角膜上皮幹細胞疲弊症(limbal stem cell deficiency：LSCD)へと進行する経過をたどり，最終的には失明に至る難治性疾患である．

OCPの病態生理や病因はいまだほとんどわかっていない．ただし，何らかの遺伝的素因があり，それに対して環境要因を含めた外的要因のセカンドヒットによって発症する自己免疫疾患と考えられている．そして粘膜上皮基底膜に免疫グロブリンや補体の沈着を認めることから，Ⅱ型アレルギー反応と考えられている．遺伝素因としては，HLA-DR，HLA-DQw3，HLA-DQβ1 0301などの関与が示唆されており，外的要因としては，微生物感染や薬物を含めた化学物質(pseudo OCP)が考えられている．

Ⅱ　症状・検査と診断

眼症状として，充血，眼瞼痙攣，流涙，羞明，視力低下がみられる．異物感や眼痛，瘙痒感などドライアイに関連した症状もよくみられる．OCPの初期症状に特異的な所見はないため，初期の結膜炎をOCPと捉えていないケースが多いと考えられる(図1)．Morelらはocular MMPの診断に至った多くがFoster分類(後述)のstageⅢ以降だったことを報告している[1]．よって原因の説明できない慢性再発性の結膜炎や，瘢痕や睫毛乱生を伴う治療抵抗性のドライアイの場合はOCPを疑う必要がある．眼瞼には睫毛乱生・マイボーム腺機能不全(meibomian gland dysfunction：

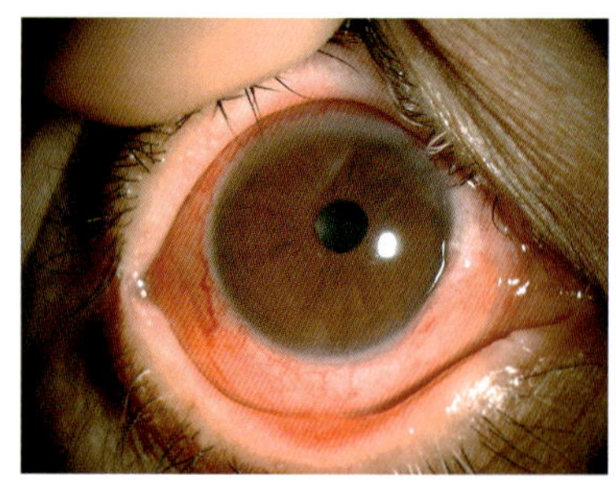
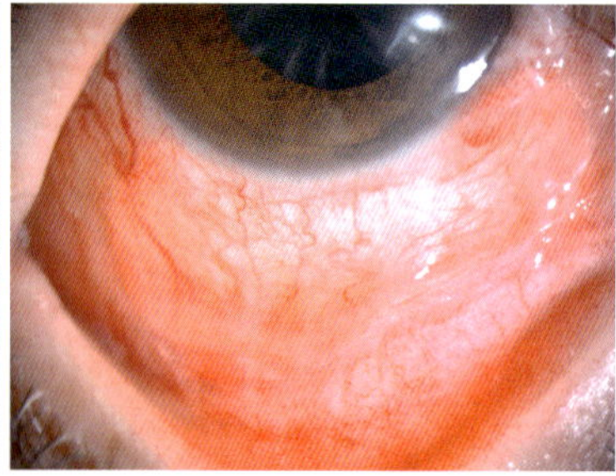

図1 | 初期のOCT（Foster分類 stage Ⅰ～Ⅱ）
ただの結膜炎に見えるが（左），下眼瞼を引き下げると，結膜瘢痕と結膜嚢の短縮が始まっている（右）.
この状態でなるべくOCPを疑い治療を行いたい.

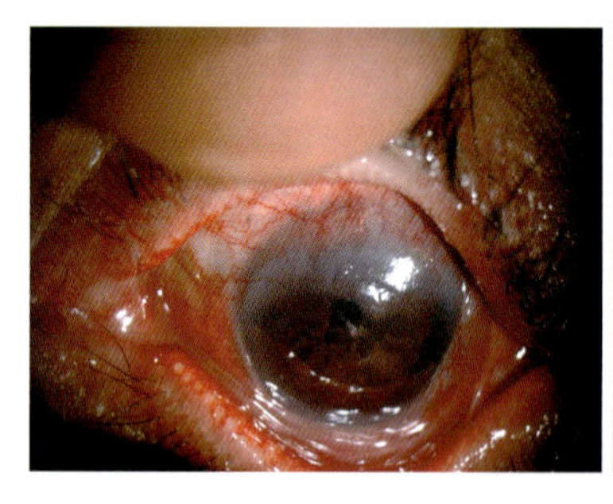
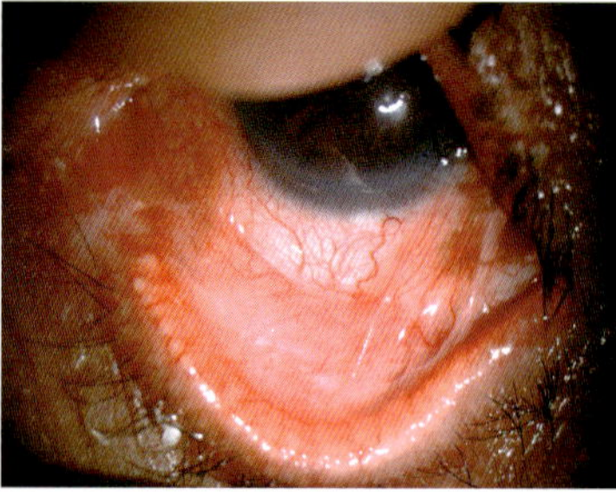

図2 | Foster分類 stage Ⅲ
眼瞼の変化が顕著であり，上方から血管新生（左），下方は結膜嚢短縮と著明な瞼球癒着（右）がみられる.

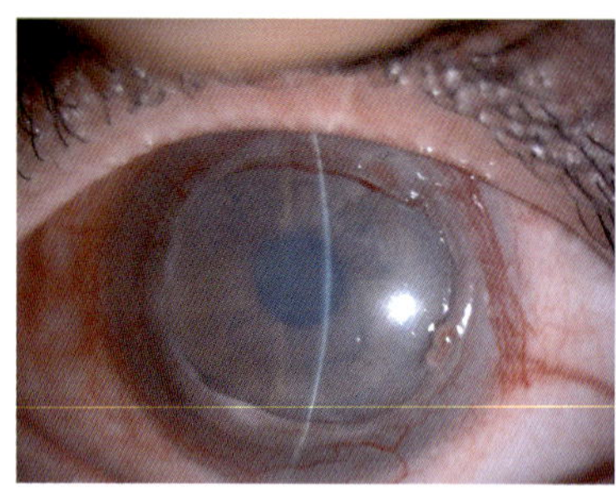
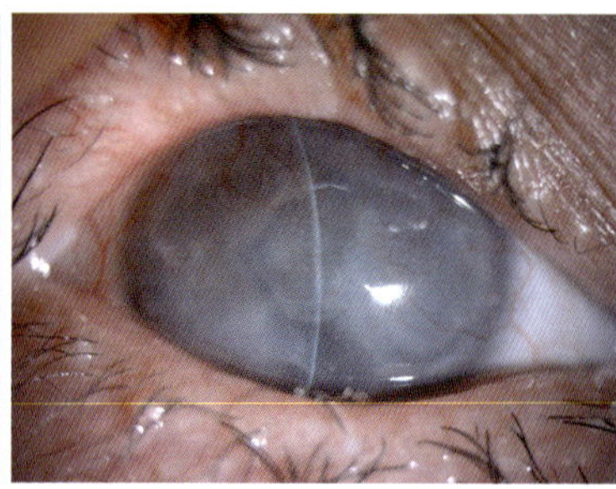

図3 | 進行したOCP（Foster分類 stage Ⅳ）
LSCDにより全周から血管新生が生じ，中央は遷延性上皮欠損となっている（左）．角膜全体が血管組織で被覆されている（右）.
（画像提供：国際医療福祉大学眼科 難波広幸先生）

MGD）・マイボーム腺炎・眼瞼炎などを認める．結膜では，繰り返す慢性結膜炎の結果，結膜上皮下の線維化・結膜嚢短縮・瞼球癒着を生じ（図1，2），さらに進行するとLSCDや角結膜の角化を呈するようになる（図3）．結膜嚢の変化は上眼瞼より下眼瞼のほうが早期に出現するとされる（図1）．結膜瘢痕の進行により，主涙腺，副涙腺が閉塞するため涙液分泌機能は低下し，また結膜炎による杯細胞消失はムチン分泌低下をきたす．眼瞼への影響からMGDも生じ，これらからOCPでは重症のドライアイを呈することとなる.

OCPの確定診断は結膜生検である．組織学的に，結膜では粘膜瘢痕病変，慢性炎症，結膜上皮の扁平上皮化生，杯細胞消失，肥満細胞の浸潤などが顕著にみられる．蛍光抗体法で結膜上皮基底膜に免疫グロブリン（IgG，IgA，IgM）や補体（C3）の線状の沈着を認め，これらの存在により確定診断となる．しかし生検による陽性率は低く，そのため診断は主に臨床所見からなされるケースが多い．近年，結膜生検の陽性率は病変部位よりむしろ病変周辺部位のほうが高かったことが報告され，結膜生検施行の際には病変部位から隣接部位にかけて広く検体採取することが望まれる[2]．また再生検によって陽性率が上がることも報告されており，確定診断のために複数回の生検を考慮に入れてよいと考えられる[3].

OCPにはいくつかの病期分類がある．最も使われているのはFoster分類であり，臨床所見により4期に分類している（表1）．また下眼瞼の結膜嚢は通常11mm以上あるとされるが，Mondino and Brown分類では下眼瞼結膜の短縮の程度により4期に分類している（表2）.

OCPの鑑別診断は瘢痕性結膜炎を生じる疾患となる．自己免疫疾患としては，Stevens-Johnson症候群，GVHD，サルコイドーシス，SLE，Sjögren症候群，多発性肉芽腫性血管炎など，またアトピー，リグニアス結膜炎，酒皶などの結膜眼瞼皮膚疾患，クラミジア，淋菌などの感染性疾患，化学外傷，熱傷，放射線などの外傷性疾患と鑑別を要する．

Ⅲ　治療

OCPは難治性疾患であり，確立した治療法があるわけではない．できる限り瘢痕化を生じる前に治療を開始したいが（図1），前述のように初期にOCPと診断されることは少ないため，実際はある程度進行してからOCPと診断され治療を開始されることが多い．落ち着いている状態であれば，ステロイド点眼液の局所投与による消炎，人工涙液・ドライアイ点眼薬・涙点プラグなどのドライアイマネージメント，睫毛乱生やMGDに対する眼瞼の管理を行う．急性増悪期では局所治療のみでは寛解が得られないことも多く，ジアフェニルスルホンやステロイド内服，シクロホスファミドやメトトレキサートなどの免疫抑制薬の全身投与を行う．またOCP患者では白内障手術などを契機に増悪することもあり，周術期においても全身投与を考慮する．

進行したOCPでは瞼球癒着，LSCDなどから重篤な視機能障害をきたす．全層角膜移植は禁忌であり，進行したOCP患者の視機能回復はほぼ不可能であったが，近年自己の口腔粘膜から重層化した上皮シートを移植（cultivated oral mucosal epithelial sheet transplantation：COMET）することにより，癒着の解除や角膜表面の再建が可能となった．このCOMETでLSCDによる角膜上の瘢痕組織を口腔粘膜で置き換え，さらに角膜移植を行うことで視機能の改善も期待できる．これら再生医療等製品による眼表面再建の詳細は別項〔Ⅱ-6-4）瞼球癒着に対する外科的治療〕を参照されたい．

表1｜Foster分類

stage Ⅰ	涙液減少や結膜下の線維化を伴う慢性結膜炎
stage Ⅱ	結膜嚢短縮を伴う瘢痕化
stage Ⅲ	瞼球癒着・上皮下瘢痕・眼瞼内反
stage Ⅳ	重症ドライアイと遷延性上皮欠損・角膜潰瘍・角膜血管新生を伴う角結膜角化

表2｜Mondino and Brown分類

stage Ⅰ	25％未満の結膜嚢短縮
stage Ⅱ	25～50％の結膜嚢短縮
stage Ⅲ	50～75％の結膜嚢短縮
stage Ⅳ	75％以上の結膜嚢短縮

文献

1）Morel M, et al：Single center retrospective study of patients with ocular mucous membrane pemphigoid (MMP). Ocul Immunol Inflamm 30：256-261, 2022
2）Coco G, et al：Conjunctival biopsy site in mucous membrane pemphigoid. Am J Ophthalmol 216：1-6, 2020
3）You JY, et al：Characterization of progressive cicatrizing conjunctivitis with negative immunofluorescence staining. Am J Ophthalmol 209：3-9, 2020

II. 各論 ▶ 6. 難治性眼表面疾患

3) 移植片対宿主病(GVHD)

慶應義塾大学眼科 **清水映輔**

診断と治療のポイント

- 眼GVHDは造血幹細胞移植の合併症であり, 重症ドライアイをきたす
- 早期診断と, 正確な重症度の把握が必要
- 急速に進行すると角膜穿孔をきたし予後不良であるため, 強い消炎, 免疫抑制をためらわずに実施する

I 概説

造血幹細胞移植は, 血液悪性腫瘍に対する根治治療の一つである. 移植後の合併症として移植片対宿主病(graft-versus-host disease : GVHD)が知られている[1]. GVHDは, 提供された造血幹細胞に含まれるドナー細胞が, レシピエント組織を攻撃することによって引き起こされる. GVHDは伝統的に, 発症時期によって急性と慢性の2つの形態に分類されてきた. 急性GVHDは移植後100日以内に発症し, 主に皮膚・肝臓・腸管などに症状を呈する. 一方, 慢性GVHDは移植後100日以降に発症し, 眼をはじめとして皮膚・口腔・肺・肝臓など多岐にわたる臓器に合併症を引き起こすとされてきた. 近年, GVHDの病態解明が進むにつれ, この急性・慢性という分類は必ずしも適切ではないことが明らかになってきた. 急性GVHD症状が100日以降まで遷延したり, 慢性GVHDの症状が100日以内に出現したりすることが報告され「late-onset acute GVHD」や「overlap syndrome[2]」といった新たな病型概念が提唱されるようになった.

こうした変遷のなかで, 眼GVHDは慢性GVHDの代表的な症状の一つとして位置付けられてきた. 眼GVHDでは, 涙腺や結膜が傷害されることにより, 重症ドライアイを呈することが特徴的である. Stevens-Johnson症候群などの重症ドライアイと比較しても, 眼GVHDによるドライアイは極めて難治性で, 患者のquality of life (QOL)を大きく損なう[1].

II 症状・検査と診断

眼GVHDの診断にあたっては, 自覚症状や検査所見を適切に評価することが求められる. まず, 眼GVHDを疑ううえで重要なのは, 患者の既往歴である. 眼GVHDは造血幹細胞移植を受けた患者にのみ発症するため, 移植の有無を確認することが大前提となる. 加えて, 移植に関連する様々な要因が眼GVHDの発症リスクに影響を与えることが知られている. 例えば, ドナーとレシピエントの血縁関係, ドナーの年齢や性別, 移植前処置のレジメン, 移植後の全身GVHDの有無などである. これらの情報を詳細に聴取することが, 眼GVHDを念頭に置くうえで重要なポイントとなる.

また, 眼GVHDはその重症度を適切に評価することが治療方針を決定するうえで欠かせない. 小川ら[3]が2013年に提唱した「国際眼GVHDの診断・重症度分類」は有用なツールである. 本分類では, 4種類の臨床所見をスコア化し, その合計点数と全身GVHDの有無に基づいて, 診断と重症度判定を行う. 具体的には, Schirmer試験, 角膜上皮障害スコア, 自覚症状スコア(OSDI :

表1｜眼GVHDの重症度分類

点数	Schirmer試験（mm）	角膜上皮障害スコア	自覚症状スコア	結膜充血
0	＞15	0	＜13	なし
1	11～15	＜2	13～22	軽度/中等度
2	6～10	2～3	23～32	重度
3	≦5	≧4	≧33	—

表2｜眼GVHDの重症度スコアと診断

	眼GVHD　なし	眼GVHD　疑い	眼GVHD　診断
全身GVHDなし	0～5点	6～7点	≧8点
全身GVHDあり	0～3点	4～5点	≧6点

Ocular Surface Disease Index），結膜充血の4項目を，それぞれ0～3点で評価し，合計0～11点でスコア化する（結膜充血のみ2点満点）．そして全身GVHDの有無別に，診断基準と重症度判定基準を設定している（**表1，2**）．例えば，全身GVHDを有する患者では，合計スコアが4点以上で眼GVHD疑い，6点以上で中等症以上の眼GVHDと診断される．一方，全身GVHDを有さない患者では，合計スコアがそれぞれ6点以上，8点以上とカットオフ値が2点ずつ高くなる．本国際診断基準の妥当性は，複数の研究で検証されている．例えば，重症度スコアが高いほど角膜収差が増悪し，視機能が低下することが報告されており[4]，本分類が患者の視機能予後を反映する指標として有効であることを示唆している．また，2022年には平塚ら[5]によって改定案が提唱され，新たに涙液層破壊時間の評価を加えることの重要性が指摘されている．

眼GVHDの症状としては，重症ドライアイに伴う眼の痛みや異物感，視力低下などが代表的である．しかし，自覚症状に乏しい例も少なくないため，定期的な受診を通じて，早期に病態を捉えることが重要であり，慶應義塾大学病院のドライアイ外来では，造血幹細胞移植後の症例は3ヵ月に1回の頻度で定期検診を実施している．

また，患者の主治医は血液内科医であり，眼GVHDの診療にあたる眼科医は眼GVHDの状態や変化を主治医に報告し，密な連携をとる必要がある．

Ⅲ　治療・予後

眼GVHDの治療は予防と発症後の介入に大別される．予防としては，造血幹細胞移植前のドライアイの状態を適切に評価することが重要である．前述の診断基準に基づいて，ベースラインの状態を把握しておく．また，移植症例は入院して治療を受けるため，病室の温度や湿度といった環境因子にも配慮が必要である．主治医である移植内科や血液内科の医師と緊密に連携し，適切な環境構築を行うことが肝要である．移植後は，2年間の経過で約半数の症例が眼GVHDを発症したと報告され，少なくとも移植後2年間は，3ヵ月に1回の頻度でフォローアップを行い，眼GVHDの発症の有無を注意深く評価することが必要である．特に，結膜線維化や偽膜，瞼球癒着，角膜糸状物など，混合型GVHDを示唆する所見の有無に留意すべきである．

治療としては，眼GVHDを発症した場合，免疫抑制が治療の中心となる．全身GVHDの状況にもよるが，局所の免疫抑制は必須である．ドライアイに対する一般的な治療に加え，ステロイド点眼が第1選択となるが，適応外使用ではあるもののタクロリムスやシクロスポリンなどの免疫抑制薬も使用され，人工涙液や血清点眼の使用も推奨される．また，涙液量を保つ目的で，涙点プラグや涙点焼灼といった処置も選択肢の一つとなる．重症例では，角膜上皮欠損が遷延化することがある．このような場合には，治療用コンタクトレ

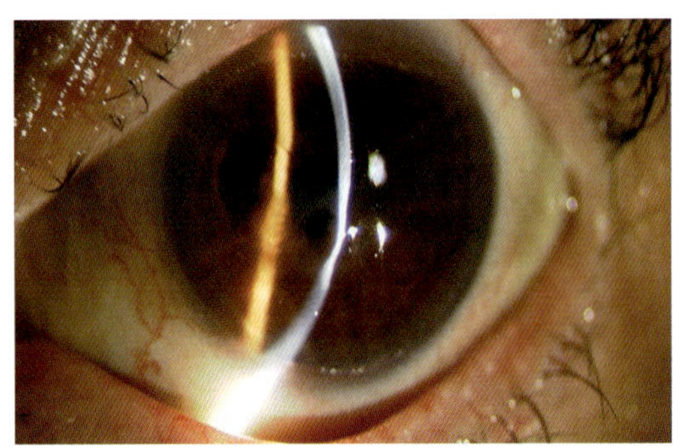

図1｜眼GVHDによる角膜穿孔後の症例（スリット画像）

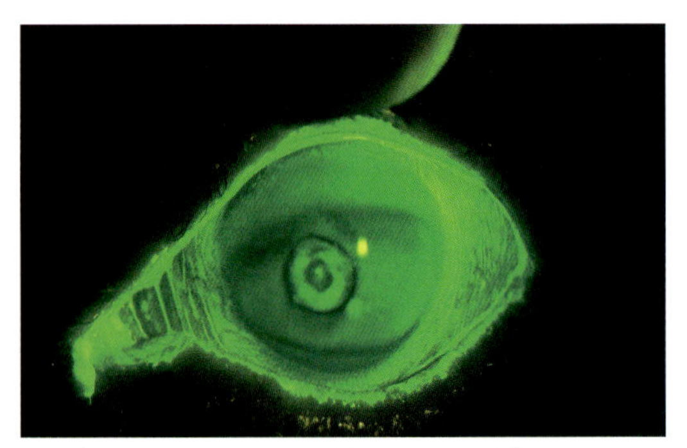

図2｜眼GVHDによる角膜穿孔後の症例（フルオレセイン染色像）

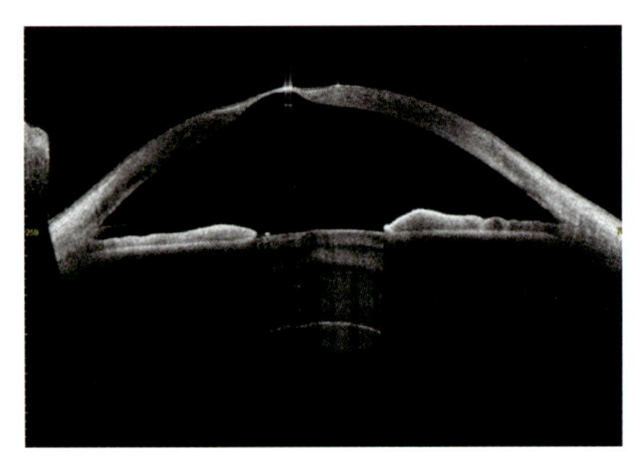

図3｜眼GVHDによる角膜穿孔後の症例（前眼部OCT像）

ンズの使用や羊膜移植などの外科的介入も必要となり，角膜瘢痕化により高度の不正乱視をきたした症例では，ハードコンタクトレンズや強膜レンズの使用により，視機能の改善を図ること可能である．

眼GVHDの予後は，早期診断と適切な治療介入によって大きく左右され，重症化すると角膜混濁や瘢痕化をきたし，不可逆的な視機能低下を招くおそれがある．一方で，軽症例では適切な治療によって良好なQOLを維持することが可能である．ただし，治療の中止や減量により再燃をきたすことも少なくはないため，長期的な経過観察と，全身状態に応じた柔軟な治療戦略が求められる．筆者は移植後6年間無症状で，6年目に眼GVHDによる角膜穿孔が発症した症例を経験している（図1～3）．

眼GVHDは，造血幹細胞移植の長期生存者が増加するにつれ，ますます重要な課題となっている．眼科医は血液内科医らと緊密に連携し，患者のQOL向上のために適切な診断と治療を継続することが求められる．

文献

1）清水映輔ほか：シェーグレン症候群と移植片対宿主病（GVHD）．OCULISTA 73：1-8, 2019
2）Hayashi S, et al：The overlap syndrome: A case report of chronic graft-versus-host disease after the development of a pseudomembrane. Cornea 40：1188-1192, 2021
3）Ogawa Y, et al：International Chronic Ocular Graft-vs-Host-Disease（GVHD）Consensus Group: proposed diagnostic criteria for chronic GVHD（Part I）. Sci Rep 3：3419, 2013
4）Shimizu E, et al：Corneal higher-order aberrations in eyes with chronic ocular graft-versus-host disease. Ocul Surf 18：98-107, 2020
5）Hiratsuka R, et al：A single institute validation study comparing the international chronic ocular graft-versus-host disease consensus group diagnostic criteria with clinical parameters. Ocul Surf 12-14, 2022

Ⅱ. 各論 ▶ 6. 難治性眼表面疾患

4）瞼球癒着に対する外科的治療

京都府立医科大学眼科　**北澤耕司**

診断と治療のポイント

- 羊膜移植は抗炎症作用と上皮の進展促進効果があり，難治性の眼表面疾患に対して有効である
- 羊膜移植だけで十分な効果が得られない場合，培養口腔粘膜上皮シートの移植が効果的である

Ⅰ　瞼球癒着

眼表面は，角膜，結膜，涙液により維持されており，角膜の透明性は視覚機能の維持に重要である．上皮幹細胞から角膜上皮細胞が常に供給されることにより，角膜上皮が障害を受けても健常な上皮層が維持されている．しかし，難治性眼表面疾患である，Stevens-Johnson症候群，眼類天疱瘡，熱化学外傷といった最重症眼表面疾患では角膜輪部を含む眼表面の著明な障害により角膜上皮幹細胞が枯渇してしまう．これを総称して角膜上皮幹細胞疲弊症と呼ぶ．重度の角膜上皮幹細胞疲弊症では，角膜が混濁するだけではなく，上皮の供給源が追いつかないため，上皮のターンオーバーや創傷治癒過程において，時に結膜嚢短縮や眼瞼が角膜や結膜に癒着する瞼球癒着を併発する．また，角膜上皮幹細胞疲弊症以外でも，例えば，結膜腫瘍に対して広範囲に結膜切除を行うことで上皮の供給が部分的に不足するため，瞼球癒着を併発することがある（図1）．治療には，原疾患の治療に加えて，眼表面上皮の進展促進や炎症・瘢痕抑制を目的とした羊膜移植や，近年，再生医療等製品として承認された羊膜を基質とした培養口腔粘膜上皮シートである「サクラシー®」がある．

Ⅱ　瞼球癒着に対する羊膜を用いた外科的治療

炎症が遷延することと，その時に眼表面上皮の進展が遅い場合に，瞼球癒着が生じる．また遷延する慢性炎症によりいったん上皮化しても上皮がターンオーバーすることで枯渇してしまい，上皮欠損の修復過程で瞼球癒着が生じることもある．Tsengらが家兎眼を用いて眼表面再建における羊膜移植の効果を報告し[1]，その後Tsubotaら[2]，Shimazakiら[3]により，Stevens-Johnson症候群や眼類天疱瘡といった高度の瞼球癒着を有する疾患の眼表面再建において，羊膜移植の有効性が報告された．羊膜は，抗炎症や上皮の進展を促進することがこれまでに数多く報告されている．2014年（平成26年）から保険診療報酬請求が可能となり，Stevens-Johnson症候群，眼類天疱瘡，熱化学外傷，再発翼状片，角膜上皮欠損（角膜移植によるものを含む），角膜穿孔，瞼球癒着，結膜腫瘍などに対して羊膜移植が実施されている．

羊膜は全身合併症のない健康な妊婦から提供していただき，B型・C型肝炎ウイルス（HBV，HCV），エイズウイルス（HIV），ヒトT細胞白血症ウイルスI型（HTLV-I），梅毒，淋菌，クラミジアが全て陰性であることを確認したうえで使用する．羊膜移植の術式には，①基質の供給（上皮

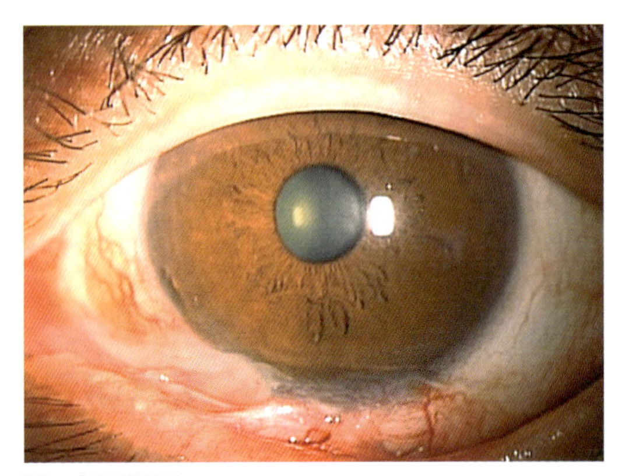

図1｜瞼球癒着
結膜扁平上皮癌に対して，広範囲に結膜切除を行った結果，腫瘍の再発は認めないものの術後の瞼球癒着を併発した．

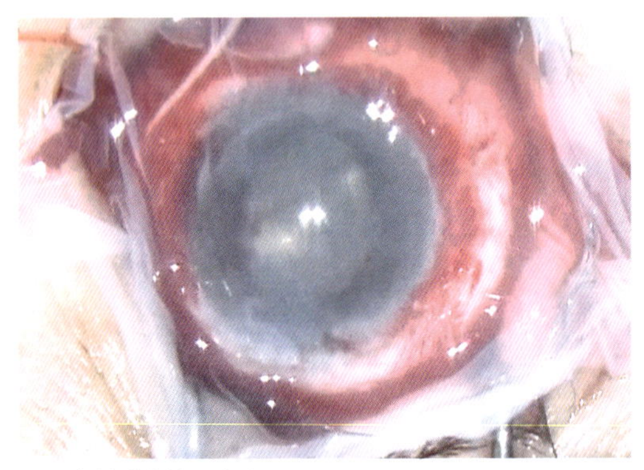

図2｜羊膜移植の実際
全周瞼球癒着があった眼類天疱瘡の患者に対し，瞼球癒着を解除した後，羊膜を術野に展開し，その全体の大きさと状態を確認する．

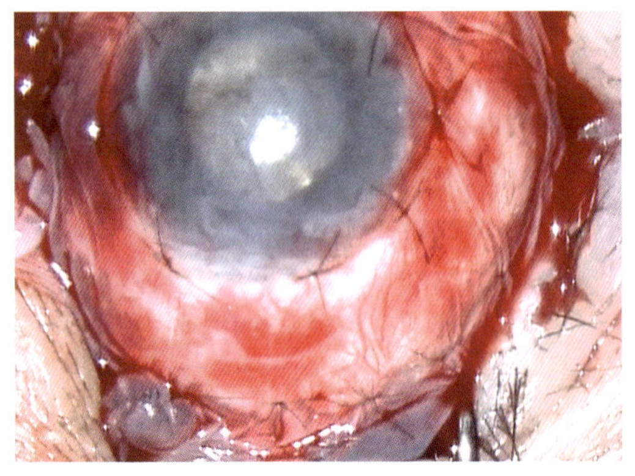

図3｜羊膜移植の実際
羊膜を10-0ナイロンで，たるみが生じないように強膜に縫着する．

進展の足場)，②上皮欠損の被覆，③組織欠損部の充填がある．花田ら[4)]は角結膜の再建に羊膜移植を施行した95眼を検討し，基質目的での使用が約8割程度と最も多く，残りが被覆，充填と報告している．また，原田ら[5)]が報告した単一施設での21年間664眼に対して行った羊膜移植の検討においても同様に，翼状片や難治性眼表面疾患，腫瘍性疾患のほとんどで羊膜を基質として使用している．瞼球癒着の再発予防において早期の上皮化と消炎が最も重要で，羊膜移植は効果的である．

羊膜移植を行うときは，冷凍保存された羊膜を室温で自然解凍後，生理食塩水または眼内灌流液で3回ほど洗浄し，保存液をしっかり洗い流した後使用する．その後，羊膜を術野に広げ，その全体の大きさと状態を確認する(図2)．上皮進展の基質として羊膜を使用する場合は，絨毛膜側を下(強膜側)にし，羊水側を上にするため，術野に羊膜を展開したときに，手術用スポンジを羊膜に触れて上下を確認する(スポンジに容易に接着する側が絨毛膜側)．その後，10-0ナイロンを使用して羊膜にたるみが生じないように強膜に縫着する(図3)．縫合糸は術後10日から2週間で抜糸する．

Ⅲ 培養口腔粘膜上皮シートを用いた外科的治療

羊膜移植を行っても瞼球癒着が改善しないのであれば，細胞の供給源が足りていないことを示唆する．限局したものであれば，自家の結膜移植なども一手である．近年，口腔粘膜上皮を羊膜上[6)]または温度応答性培養皿[7)]上で培養した口腔粘膜上皮細胞シートは，重度の両眼性の角膜上皮幹細胞疲弊症患者に対して，眼表面を安定化させることが報告されている．培養口腔粘膜上皮シートの再生医療等製品は現時点では日本でのみ承認されていて，羊膜を基質とした「サクラシー®」，温度応答性培養皿を用いた「オキュラル®」がそれぞれ承認され，実際に販売されている．オキュラル®が視力改善目的で承認が下りているのに対し，サクラシー®は癒着改善目的であることが特徴である．さらにサクラシー®は羊膜を基質とした再生医療等製品であることから，瞼球癒着の改善にも適している．

培養口腔粘膜上皮移植が，これまで治らなかった重度のドライアイを伴う角膜上皮幹細胞疲弊症の眼表面においても，最良矯正視力を改善させることが長期臨床データからも明らかになっている[8〜10]（図4，5）．さらに，培養口腔粘膜上皮移植後，残存する自家口腔粘膜上皮が眼表面の維持に役立つため，術後に眼表面が安定した段階で，通常の全層角膜移植術または深層角膜移植術を追加することで，より良好な視力結果が得られる．さらに，培養口腔粘膜上皮シートは視力回復に加え，角膜上皮を補い非角化粘膜上皮として眼表面に存在するため，術後長期にわたり，その後の瘢痕形成，瞼球癒着や結膜嚢短縮から眼表面を保護する．このことは，単に角膜上皮幹細胞の補充療法としてだけでなく，眼表面の安定化につながり，長期的にも良好な結果をもたらすことにつながる．

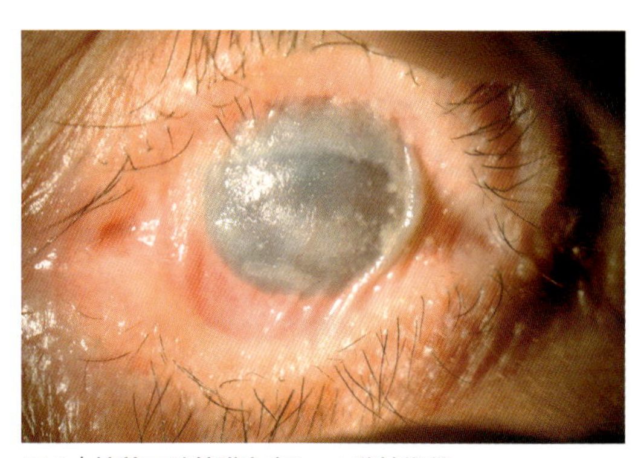

図4｜培養口腔粘膜上皮シート移植術前
粘膜類天疱瘡により眼表面に強い瞼球癒着および角膜混濁を認める．

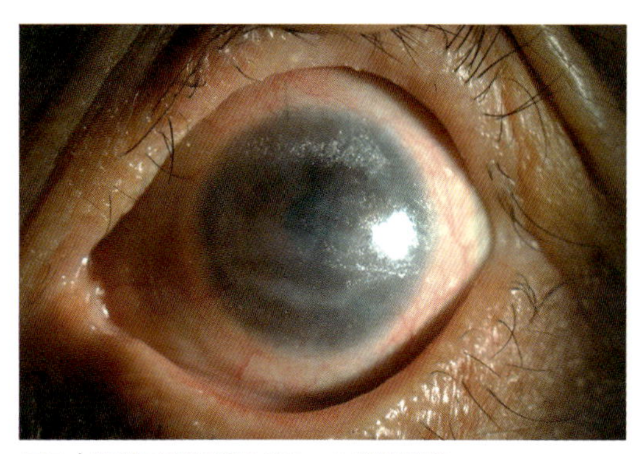

図5｜培養口腔粘膜上皮シート移植術後
羊膜を基質とした培養口腔粘膜上皮細胞シートを用いて眼表面を再建することで瞼球癒着は解除され，角膜の透明性も改善した．

文献

1）Tseng SC, et al：Amniotic membrane transplantation for conjunctival surface reconstruction. Am J Ophthalmol 124：765-774, 1997
2）Tsubota K, et al：Surgical reconstruction of the ocular surface in advanced ocular cicatricial pemphigoid and Stevens-Johnson syndrome. Am J Ophthalmol 122：38-52, 1996
3）Shimazaki J, et al：Amniotic membrane transplantation for ocular surface reconstruction in patients with chemical and thermal burns. Ophthalmology 104：2068-2076, 1997
4）花田一臣：角結膜の再建に羊膜移植を施行した95眼―用途の分類と効果の検討．日眼会誌 121：359-365，2017
5）原田康平ほか：羊膜移植21年間の推移．日眼会誌 125：895-901，2021
6）Nakamura T, et al：Transplantation of cultivated autologous oral mucosal epithelial cells in patients with severe ocular surface disorders. Br J Ophthalmol 88：1280-1284, 2004
7）Nishida K, et al：Corneal reconstruction with tissue-engineered cell sheets composed of autologous oral mucosal epithelium. N Engl J Med 351：1187-1196, 2004
8）Nakamura T, et al：Long-term results of autologous cultivated oral mucosal epithelial transplantation in the scar phase of severe ocular surface disorders. Br J Ophthalmol 95：942-946, 2011
9）Komai S, et al：Long-term outcome of cultivated oral mucosal epithelial transplantation for fornix reconstruction in chronic cicatrising diseases. Br J Ophthalmol 106：1355-1362, 2022
10）Aziza Y, et al：Strategic combination of cultivated oral mucosal epithelial transplantation and postoperative limbal-rigid contact lens-wear for end-stage ocular surface disease: a retrospective cohort study. Br J Ophthalmol 2023 Nov 2: bjo-2023-323617

Ⅱ. 各論 ▶ 7. その他

1）結膜下出血

東京慈恵会医科大学眼科 田 聖花

診断と治療のポイント

- とくに原因や誘因なく生じることが多い
- とくに加療を要しない

Ⅰ 概説

結膜下出血は，球結膜に走る微小血管が何らかの要因で破綻し，結膜下で出血が広がった状態をいう（図1）．刷毛で描いたような，あるいは面状の赤みを呈する特徴的な所見から，結膜充血とは容易に鑑別される．

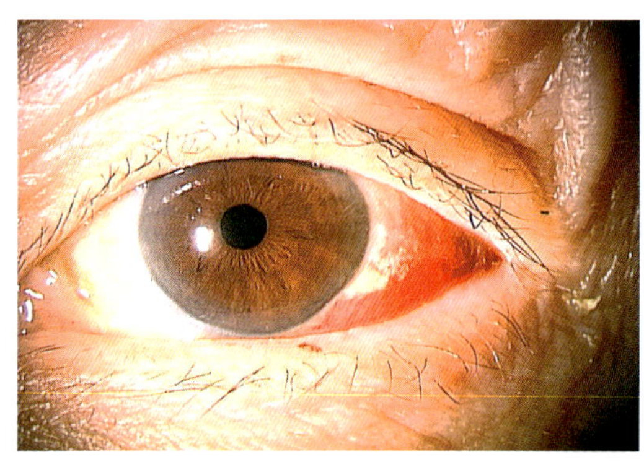

図1｜典型的な結膜下出血

Ⅱ 症状・検査と診断

結膜には眼球運動に沿うよう生理的な緩みがあり，可動性があるため，血管も引っ張られて破綻し，出血するものと考えられる．そのため，多くの場合は原因や特別な誘因なく生じるが，鼻をかんだり，嘔吐や重量作業など強くいきんだときに起こることもある．アスピリンなどの抗凝固薬を内服していると生じやすいという報告もある．また，全身疾患に伴うものも少ないながら存在する．繰り返す場合は，結膜弛緩症（図2）や結膜嚢胞によることもある（図3）．ソフトコンタクトレンズ装用者で，レンズのエッジに沿った結膜下出血を認めることもある．図1のように，瞼裂斑を回避して広がることも多く，結膜下出血を契機に，「白目にできものがある・できた」と訴えることがある．

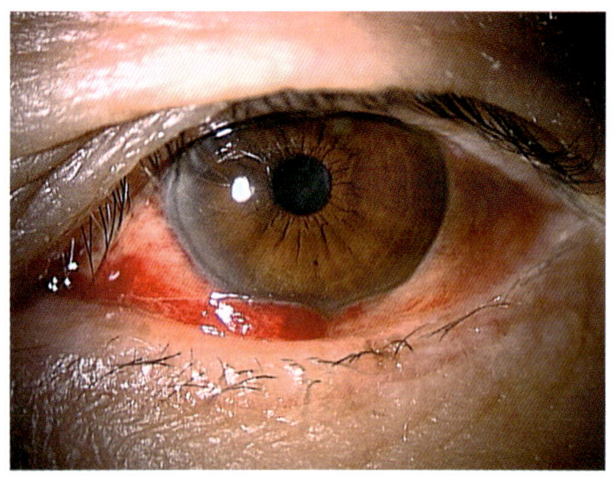

図2｜結膜弛緩症の中に貯留がみられた結膜下出血

角膜の上下左右，全象限で生じ得る．生理的結膜下出血はほとんどの場合片眼性であるが，いきみ・力みによる場合は両眼性のことが多い．出血量が多い場合は，血腫を形成することもある．丈の高い血腫が形成されている場合，隣接する角膜にdellenが生じることがある．疼痛が強い場合は，フルオレセイン染色を行い，角膜所見もよく観察する．

ほとんどの場合無症状であり，受診機転は，鏡

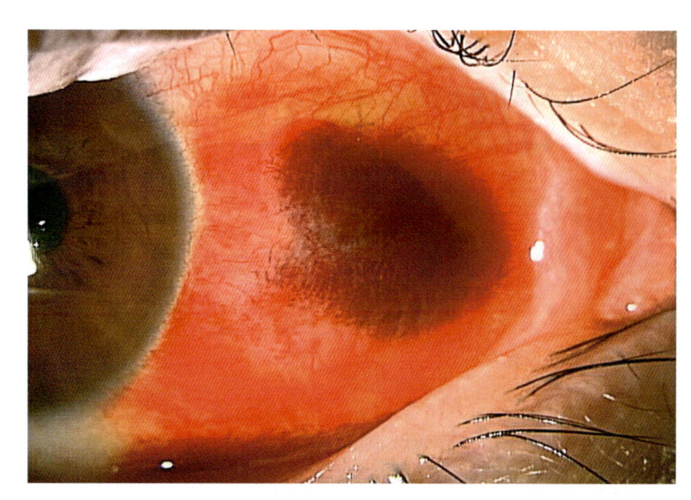

図3｜結膜嚢胞内にみられた結膜下出血

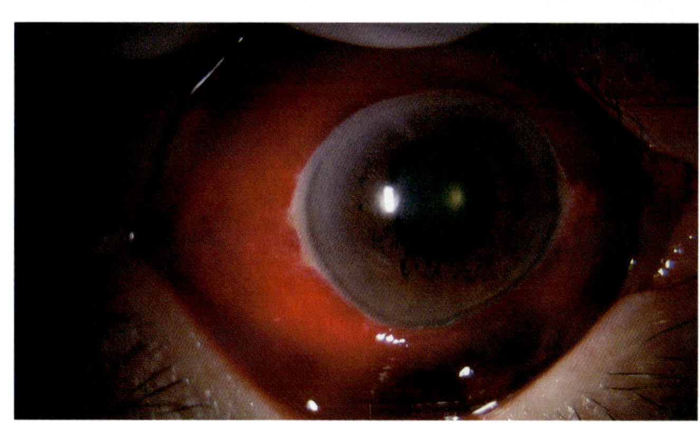

図4｜全周性の結膜下出血

を見て気がついた，他人に指摘された，などが多いが，軽度の疼痛を感じることもある．

Ⅲ 治療

出血そのものは自然消退するため，特に治療を要しない．結膜の出血吸収速度は遅く，完全消退まで数日を要し，全周性に広がっている場合(図4)は，2週間程度かかることもある．血腫を形成している場合は，異物感も強く，dellenを認めたり，整容的な不満があったりすることもあるため，穿刺して排出処置を行ってもよい．

結膜下出血はその「見た目」から，患者の持つ重症感や焦燥感が強いことが多く，実際の病態との乖離が大きい．医療者の理解度で説明しても，なかなかわかってもらえないことがあり，不信感を持たれることすらある．日常臨床でよく遭遇する疾患であるため，丁寧な説明を心がけるようにしたい．簡単な説明書やリーフレットなどを渡すのも有効である．

2）結膜弛緩症

国際医療福祉大学眼科 **難波広幸**

診断と治療のポイント

- 摩擦による異物感，涙液メニスカスの遮断による流涙，繰り返す結膜下出血など
- フルオレセイン染色下で弛緩結膜の皺襞を観察する
- ドライアイに準じた治療を行い，奏効しない場合は外科的治療を検討する

Ⅰ 概説

結膜弛緩症とは，主に高齢者にみられる，球結膜の弛緩による皺襞状変化を指す（図1）．60歳以上の98%でみられるとの報告もあり，無症状で治療を要さない症例も多い．一方で，眼不快感を訴える症例は治療の適応となる．

病理学的には結膜とテノン嚢を含む結膜下組織が上強膜から剝離していて，結膜下に弾性組織の断裂像を認めることから，結膜そのものよりも結合組織の弛緩が本態と考えられている．また下眼瞼の瞼板から約3mm下方に起始部がある眼瞼腱膜（capsulopalpebral fascia：CPF）の弛緩が加わり，円蓋部結膜が挙上している例が多い（図2）．再発翼状片での結膜囊短縮が示すように，原則的に結膜が伸長することは少ない．このため広範な結膜剝離を伴う高度の結膜弛緩症では，円蓋部の挙上が加わっていると考えるべきである．実際，筆者が結膜切除法（後述）を行う際，円蓋部を縫合固定すると切除するべき余剰結膜がほとんどないことも多い．通常，結膜弛緩症は下方の結膜弛緩を指すことが多いが，上方球結膜にも弛緩は発生し得る．この場合，臨床的には上輪部角結膜炎として表出する．

病因としては，日々の瞬目や眼球運動によって，機械的な力が作用し続けることで結膜下組織が断

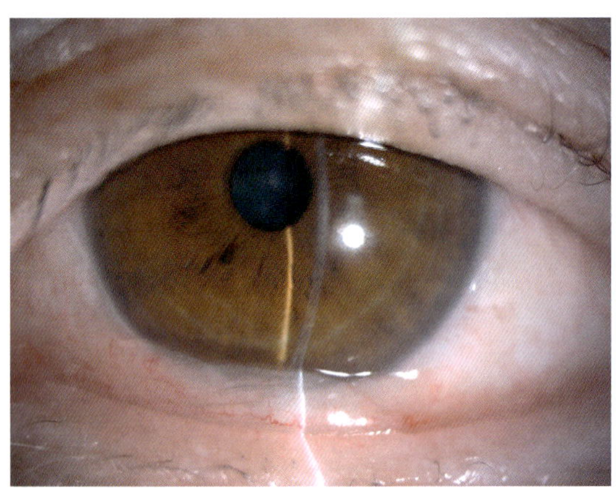
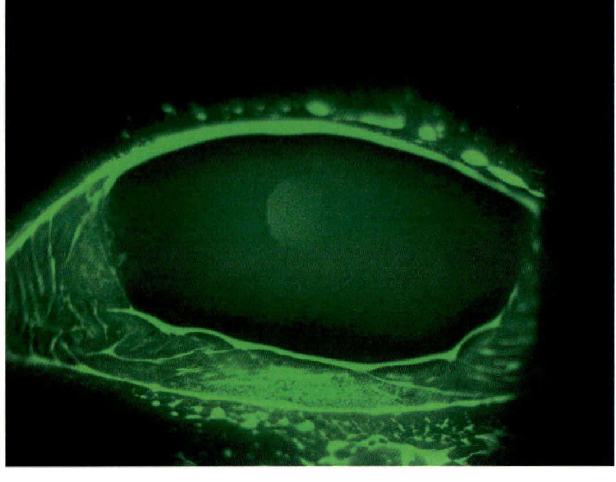

図1｜高度の結膜弛緩症
フルオレセイン染色を行うと観察しやすい．下方の涙液メニスカスが占拠されている．

裂する機械説と，炎症性サイトカインによりマトリックスメタロプロテイナーゼの発現が亢進することで膠原線維・弾性線維が変性する炎症説が提唱されている．ドライアイやコンタクトレンズ装用，眼瞼疾患などとの関連は機械説を支持するが，膠原病症例での高度の結膜弛緩を考慮すると炎症説も否定できない．

II 症状・検査と診断

症状は個人差が大きいが，弛緩した下方球結膜は涙液メニスカスを占拠することにより，眼表面の涙液貯留量・安定性を減少させる．眼瞼-球結膜間の摩擦が亢進することで異物感を生じ，球結膜下出血の頻度が上昇する．また涙点への涙液の移動を妨げるため涙液クリアランスが低下し，流涙のみならず眼表面炎症の遷延や薬剤性障害の一因ともなる．診断はフルオレセイン染色を用いると弛緩結膜，涙液メニスカスの途絶が容易に観察できる．わかりづらい場合は努力閉瞼をすることで，Bell現象が誘発されて眼球が上転し，下方の結膜弛緩が引き出されるため，診断しやすくなる．

上方結膜の弛緩の評価では，やはりフルオレセイン染色を使用し，上眼瞼の上から上方結膜を押し下げるようにすると皺襞を観察しやすい．上輪部角結膜炎は上方結膜の弛緩・機械的摩擦によって生じ，異物感・灼熱感を主徴とする．ブルーフリーフィルターを用いると結膜上皮障害を観察しやすく，特徴的な上方結膜障害を確認できる（図3）．

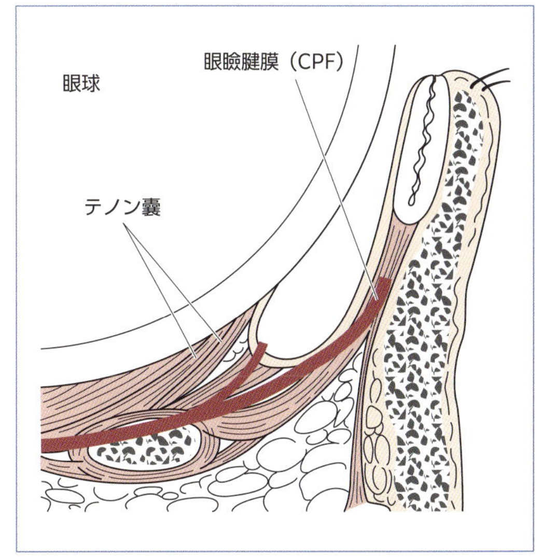

図2｜眼瞼腱膜（CPF）
下眼瞼の瞼板下方に起始部が位置する．結膜円蓋部も牽引しているため，弛緩することで円蓋部結膜が挙上し，結膜嚢が短縮する．

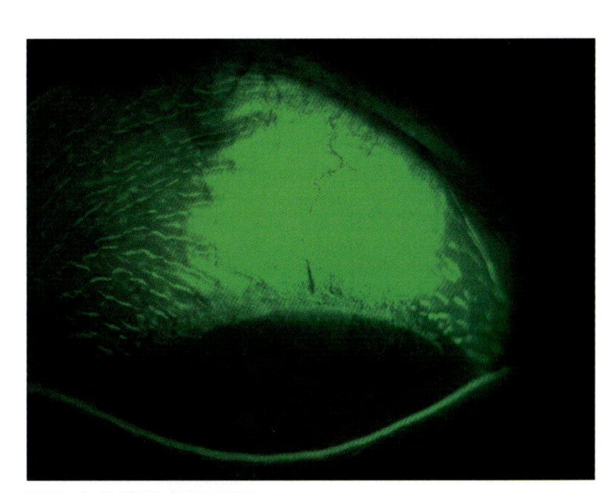

図3｜上輪部角結膜炎
上方の球結膜と眼瞼との摩擦により，上皮障害が発生する．フルオレセイン染色下でブルーフリーフィルターを用いて観察すると，上方結膜の点状上皮障害が明瞭となる．

III 治療

結膜弛緩症そのものに適応が認められている点眼薬・内服薬は存在しない．内科的治療としてはドライアイに準じた対症的治療が主となる．異物感に対しては通常のドライアイと同様に治療を開始するが，摩擦軽減効果を有するレバミピド点眼の優先度は相対的に高くなる．また涙液安定性の低下，摩擦は軽度の炎症を引き起こすため，低濃度ステロイドも併用することが多い（0.1％フルオロメトロン1日2回程度）．涙液貯留は乏しいにもかかわらず流涙を訴える例では，弛緩した結膜の接触を涙液と誤認していることもある．実際には涙液は流出していないが，本人は「流れる前に拭いている」という認識である．この場合も上記の点眼治療が有効であることが多い．

点眼が奏効しない場合は手術が適応となる．概説したように，結膜弛緩症の病態は結合組織の強膜からの剥離（結膜可動性の増強）であり，CPFの弛緩（円蓋部の挙上）が加わり，余剰結膜がさらに拡大する．外科的治療を行う際はこの2点を意識して，術式を選択する．主な手術法に

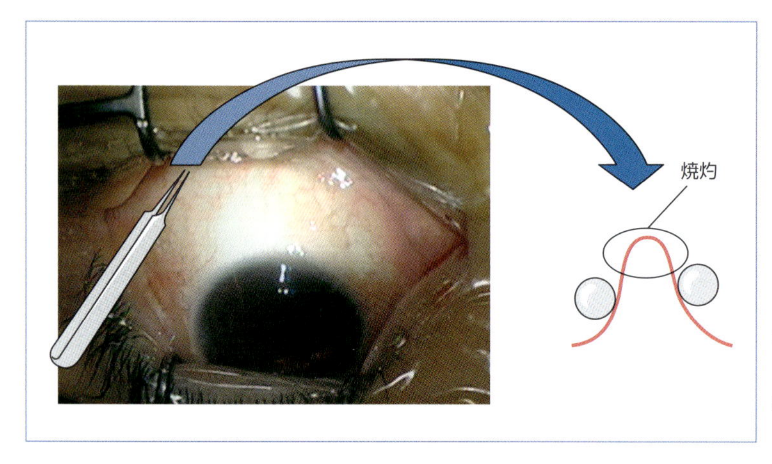

図4｜結膜の熱凝固
弛緩した球結膜を無鈎鑷子で把持し，バイポーラやパクレンなどで焼灼することで弛緩結膜を収縮させる.

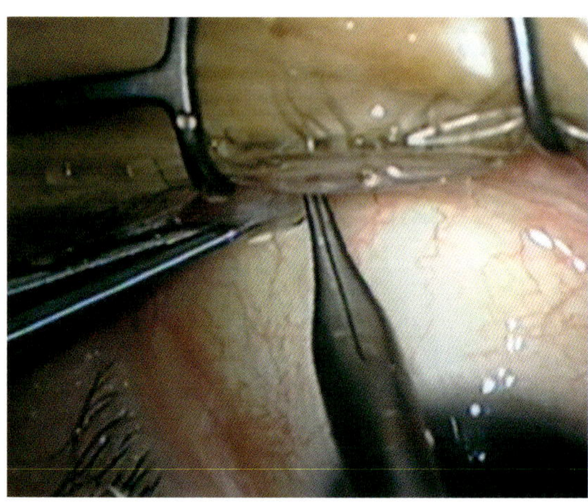
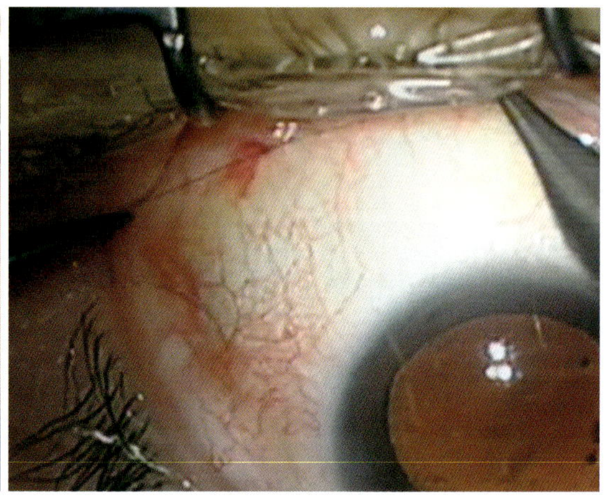

図5｜結膜の強膜への縫着
円蓋部結膜から強膜へ通糸し，縫合固定することで結膜円蓋部を再建する．簡便に行うことができるが，強膜穿孔には注意する．使用する縫合糸は8-0のシルク糸や吸収糸，10-0ナイロンなど術者によってバリエーションがある.

は①弛緩結膜の熱凝固，②円蓋部結膜の強膜への縫着，③弛緩結膜の切除などの方法がある．眼瞼の手術に習熟している場合は，④円蓋部結膜から眼瞼への通糸も有効である.

①結膜の熱凝固[1)]

無鈎鑷子で把持した結膜を，バイポーラやパクレン等で焼灼する．結膜下のリンパ管拡張や組織弛緩が強い例には不向きであるのと，結膜下に介入しないため再発リスクが比較的高いことが欠点である．しかし簡便で所要時間が短いのが利点で，再処置のストレスが少ない(図4).

②円蓋部結膜の強膜への縫着[2)]

結膜-強膜を固定することで結膜を伸展し，結膜嚢を形成する．円蓋部挙上に対応した術式だが，固定が縫着部の数ヵ所のみであるため，角膜輪部側に弛緩結膜が残存することがある．これも簡便であり再処置しやすいが，強膜穿孔には留意する(図5).

③結膜切除法[3)]

余剰結膜の切除も行うが，むしろ結膜下組織の切除と，それに伴う結膜-強膜間の癒着形成が主眼である．広範囲に接着を強化できるため再発は少ないが，手術の手間も多く，術後の炎症も強い(図6)．筆者は手術時に②も併施し，結膜嚢を形成している.

④円蓋部結膜から眼瞼への通糸[4)]

下眼瞼内反症の治療を兼ねる．内反を伴う例で，眼瞼の手術に慣れた術者は選択肢に挙げられる．②と同様に，円蓋部挙上の矯正を主眼に

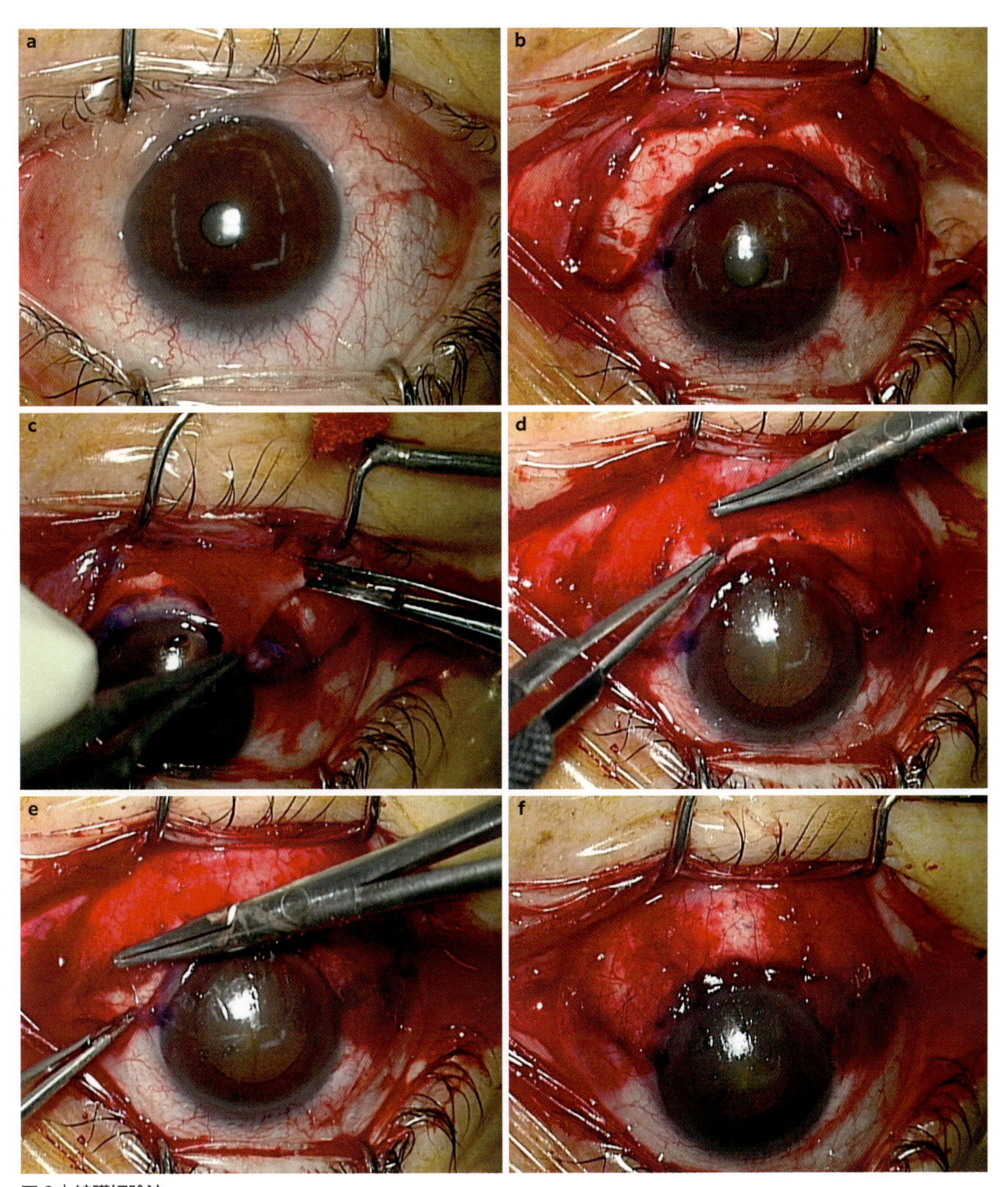

図6｜結膜切除法
a 手術開始時．b 輪部から2mmの距離で，下方結膜を3時～9時方向で弧状に切開し，子午線方向の切開により耳側，下方，鼻側の3ブロックに分割する．c 続いてテノン嚢や拡張したリンパ管など結膜下組織を切除し，余剰結膜を切除する．筆者は余剰結膜の切除前に結膜円蓋部を強膜に縫着している．このように円蓋部を再建すると，余剰結膜がほとんどないことも多い．d 下方ブロック，続いて e 耳側，鼻側ブロックの結膜断端を輪部側結膜に縫合する．涙液メニスカスを再建するためには，半月襞が涙点より耳側に位置している場合，これも切除する必要がある．f 手術終了時．この術式では結膜と強膜が直接癒着するため再発は少ないが，やや煩雑で術後の炎症も強い．術後は0.1％ベタメタゾン点眼などの強めのステロイド点眼の使用が推奨される．

置いた手術だが，固定が縫着部の数ヵ所のみとなるため，弛緩結膜が残存する可能性がある(図7)．

これらの手術を重症度や，耐術能を含めた症例のニーズに応じて選択する．再発が少ない③切除法は術後の炎症，異物感も強い．このため軽

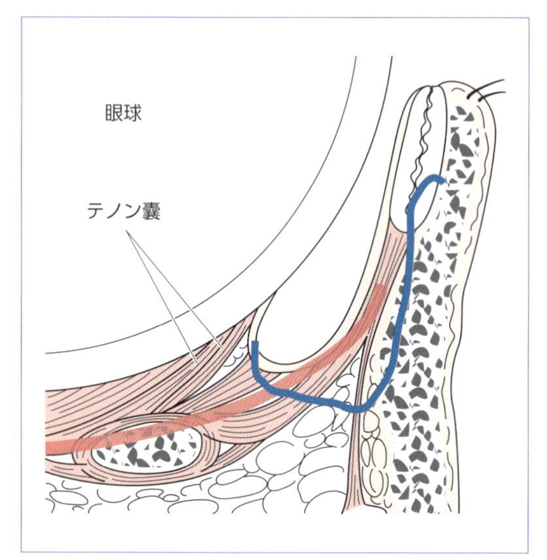

図7｜円蓋部結膜から眼瞼への通糸

結膜弛緩，眼瞼内反の原因となるCPFを前方に牽引して固定する目的で行う．6-0程度，非吸収性糸の両端針で，円蓋部結膜からCPFをすくうように眼瞼へ通糸，瞼板を通して皮下で縫合固定する（青色の線）．皮膚側は切開のみ行う報告，余剰皮膚を切除する報告があるが，内反の程度により選択してよいと思われる．

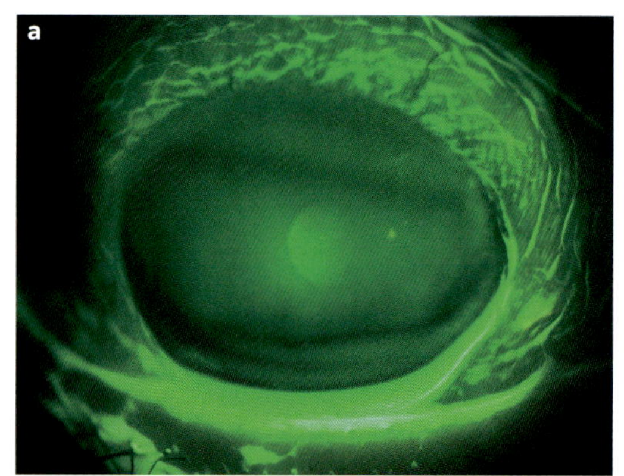

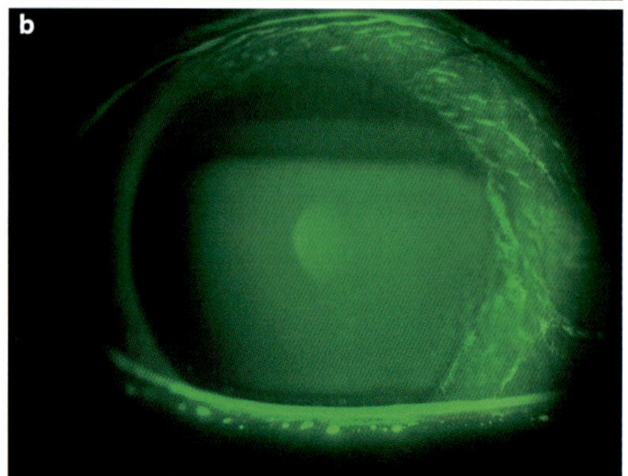

図8｜結膜弛緩手術後（結膜切除法）

a 術前は高度の結膜弛緩により下方の涙液メニスカスが遮断され，異所性のメニスカスが形成されている．**b** 術後は結膜の弛緩が解消し，涙液メニスカスが再建されている．

症例では術後異物感が少なく，再処置しやすい①熱凝固や②結膜縫着などの方法も一考であろう．しかし広範に結膜の剝離がみられる重症例では，面で結膜-強膜を癒着させる③切除法が望ましい（図8）．

上輪部角結膜炎への治療としては，やはり摩擦の軽減を目的にレバミピド点眼を含むドライアイ点眼，低濃度ステロイド点眼，涙点プラグなどが使用される．外科的には円蓋部結膜の縫着，結膜切除法などが行われる．縫着は下方の場合と同様に行う．切除する場合はブロックに分割せず，弛緩結膜のみ弧状に切除し縫合するが，結膜下組織が厚く分布している場合には，それも適宜引き出して切除する[3, 5]．

文献

1) Haefliger IO, et al：Superficial conjunctiva cauterization to reduce moderate conjunctivochalasis. Klin Monbl Augenheilkd 224：237-239, 2007
2) Otaka I, et al：A new surgical technique for management of conjunctivochalasis. Am J Ophthalmol 129：385-387, 2000
3) 横井則彦：結膜弛緩症手術．あたらしい眼科 29：919-925，2012
4) 小笠原幹英ほか：結膜弛緩症を伴った加齢下眼瞼内反症に対する経球結膜眼瞼通糸埋没法手術．臨眼 72：633-640，2018
5) 山田昌和：眼瞼・結膜セミナー 19．上輪部角結膜炎（SLK）．あたらしい眼科 33：1461-1462，2016

Ⅱ. 各論 ▶ 7. その他

3）結膜結石

京都府立医科大学眼科 **福岡秀記**

診断と治療のポイント

- 結膜結石はほぼ再発するため，問診により結膜結石除去の既往を聴取できることも多い
- 結膜結石の存在の確認に加えてフルオレセイン染色による観察により結膜結石が上皮下に限局しているか，上皮から出ているかの診断が治療方針決定に重要である
- 上眼瞼部の異物感を訴える際は，必ず上眼瞼を翻転し結膜結石の発見と診断に努める

Ⅰ 概説

結膜結石は，通常高齢者や慢性炎症を伴う結膜炎によくみられる黄色から白色の病変である[1, 2)]．上皮細胞の変性物質，ムチン，タンパク質の集簇とされているが明らかではない．杯細胞が多数存在する部位に生じるとされ，眼瞼結膜側にみられ，単一で存在することはなく多数認められることがほとんどである．

Ⅱ 症状・検査と診断

結膜結石の症状は，異物感や疼痛である．結膜結石のサイズが小さい，結膜下に限局する，下眼瞼結膜にある場合は無症状であることも多い（図1）．結膜結石はほぼ再発するため結膜結石除去の既往を聴取可能な場合も多い．結膜結石の存在場所に一致する角結膜の擦過傷やびらんを認めた際は除去治療の適応である．慢性炎症を伴う結膜炎としてトラコーマや春季カタル，重症アトピー性結膜炎，マイボーム腺疾患と関連がある[3, 4)]とされている．細隙灯顕微鏡で存在を確認する．症状がある際は必ず上眼瞼を翻転し結膜結石がないかの確認が必要である（図2）．フルオレセイン染色を行い陽性であれば結膜上皮上に出てきているもの，陰性であれば結膜上皮下に存在すると判断する．診断は細隙灯顕微鏡で可能である．鑑別疾患として，結膜異物，表皮封入嚢胞，リンパ濾胞が挙げられる．

Ⅲ 治療

無症状であれば通常治療は不必要である．前述のように結膜結石の存在場所に一致する角結膜の擦過傷やびらんを認めた際は除去治療の適応である．結膜上皮下にあり傷がなく異物感がある場合，点眼麻酔により症状が治るようであれば治療を検討する．

治療は，オキシブプロカイン点眼やリドカイン点入などにより局所麻酔したのち（開瞼器はつけず）該当結膜結石を先の細い鑷子で除去するか，27や30ゲージの針で上皮を切開し摘出する．結膜結石は，「結石」の名称とは異なり触ると崩れ柔らかい触感である．施術後は，感染予防のため必要に応じて抗菌薬の点眼を処方する．

Ⅳ 予後

前述のように結膜結石は単一で存在することはなく，多数もしくは極小のものを含めると無数に存在することがほとんどである．症状を引き起こしている結膜結石を除去してもほぼ再発する可能性について事前に説明することが重要である．その

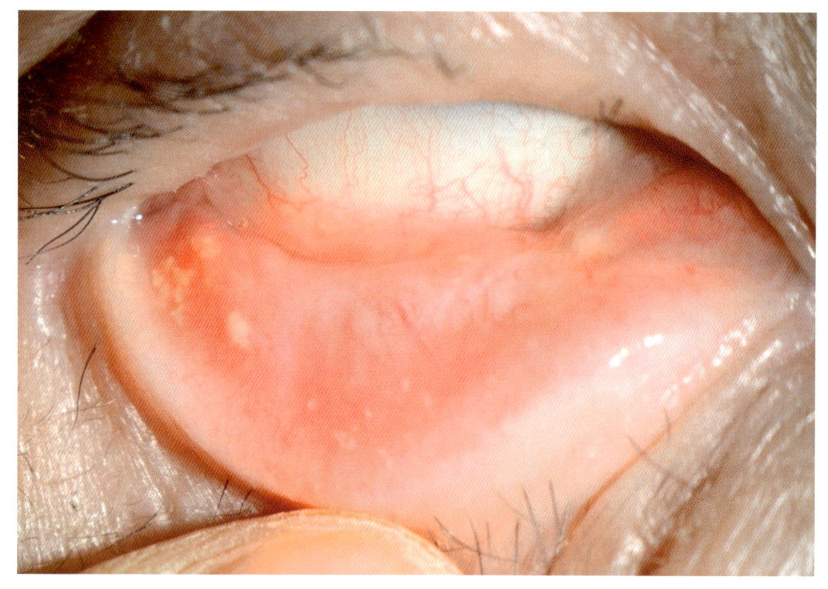

図1｜結膜結石
スリット写真．右下眼瞼の集簇する結膜結石を認めるが全て結膜下であり症状なく経過観察となった．

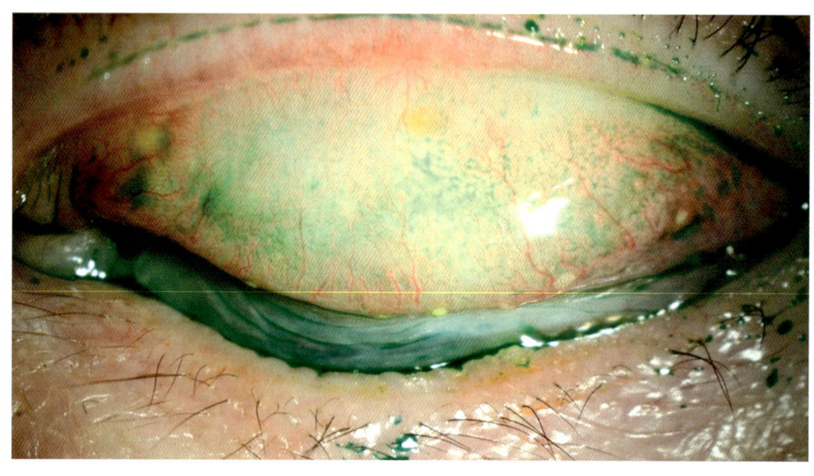

図2｜結膜結石
スリット写真．左上眼瞼の翻転により結膜上皮から出ている結膜結石を認める．結石除去を行った．

ため再度同様の症状を感じたら速やかに医療機関を受診することを勧める．

文献

1) Duke-Elder S：Diseases of the outer eye: conjunctiva. System of Ophthalmology, vol 8, pt 1, CV Mosby, St Louis, 585-586, 1965
2) Kowal VO, et al：Conjunctival concretions. Am J Ophthalmol 114：640-641, 1992
3) Chin GN, et al：Ultrastructural and histochemical studies of conjunctival concretions. Arch Ophthalmol 98：720-724, 1980
4) Chang SW, et al：Conjunctival concretions. Polarized microscopic, histopathologic, and ultrastructural studies. Arch Ophthalmol 108：405-407, 1990

Ⅱ. 各論 ▶ 7. その他

4）上輪部角結膜炎

東京歯科大学市川総合病院眼科　冨田大輔

診断と治療のポイント

- 角膜輪部上方の所見をみれば，診断するのは比較的容易である．しかし，見逃されていることも多く，しっかりと確認することが大事である
- 症状のあるSLKには，点眼治療から段階的に進めていく

Ⅰ　概説

上輪部角結膜炎（superior limbic keratoconjunctivitis：SLK）とは，1963年にTheodoreによって報告された上輪部の結膜および角膜の上方部を病変とする慢性炎症の角化性疾患である．女性に多く（70～80%），中年（30～60歳）に多いとされている．人種や地域，嗜好性などとの関連は報告されていない[1]．

組織学的には，輪部付近の結膜において，上皮の肥厚，扁平上皮化生，杯細胞の消失を認める．SLK患者はドライアイ，甲状腺疾患を合併することがあり（図1），甲状腺ホルモンや甲状腺関連自己抗体を測定することも重要である[2]．SLKは上方の結膜弛緩症を合併していることがあり，そういった症例では上方球結膜が強膜から剝離している．これが機械的な刺激の一因となり，さらに涙液の均等な分布が妨げられ，上皮障害が出現する．一般に，重症例であるほど輪部付近の隆起が厚く，糸状角膜炎の頻度が高い．

また，眼瞼に対する手術後に，SLKに類似した症状・所見を認めることがある．これは術後に眼瞼がきつく眼球に接することにより，結膜との摩擦が亢進し，結膜弛緩症症状が悪化するためと考えられている．

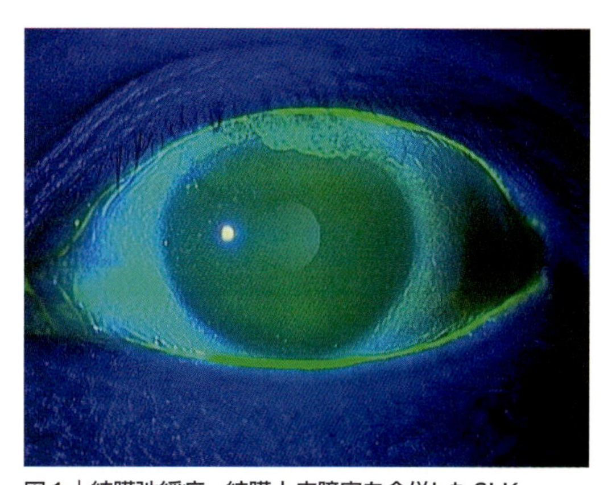

図1｜結膜弛緩症，結膜上皮障害を合併したSLK

Ⅱ　症状・検査と診断

中年の女性に多く，持続性の眼刺激感，異物感，灼熱感を主訴とする．患者の半数以上が両側性である．細隙灯顕微鏡検査では，上眼瞼に覆われている上方の球結膜と上眼瞼結膜に限局した充血，上輪部結膜の皺を伴う肥厚，上眼瞼結膜の乳頭増殖を特徴とする．糸状角膜炎を認めることが時々あるが，その場合には異物感や眼瞼痙攣などの症状が急激に悪化することがある．また，症状は数日から数ヵ月で寛解期と再発期を繰り返す慢性的な経過をとり，自然治癒することもある．細隙灯顕微鏡検査では，ローズベンガルやフルオレセイン，リサミングリーン染色では，上輪部球

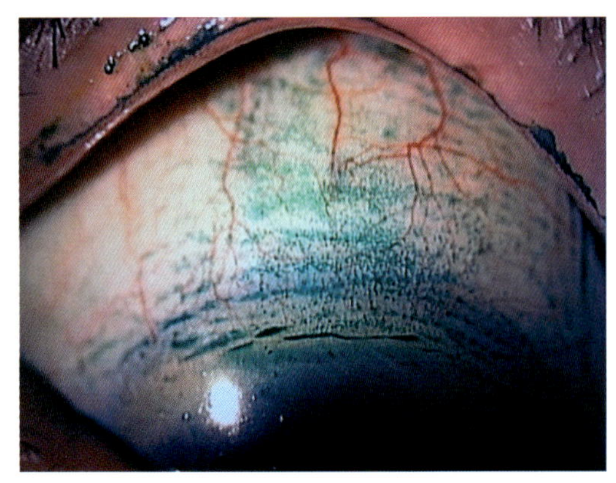

図2｜SLKのリサミングリーン染色所見

表1｜SLKの鑑別診断

疾患名	鑑別のポイント
アレルギー性結膜炎	症状・瞼結膜の状態を確認する
ドライアイ	結膜上皮障害の状態を確認．時々，併発することもある
結膜異物	線状の上皮障害の存在や，瞼結膜の異物を見つけた場合に強く疑う

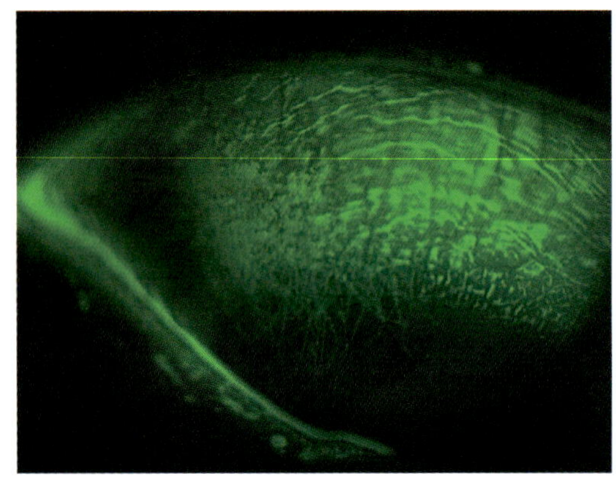

図3｜上眼瞼異物
上下の擦過傷が目立つ．

結膜が緑色に染色される（図2）．しばしば上皮障害部位は充血し，結膜上皮の角化傾向によってやや白っぽく鈍い反射を呈する．飛入・混入による異物も臨床の場でしばしば遭遇する．鑑別疾患としては，結膜異物がある（表1，図3）．鉄粉は頻度が高いが，洗顔料に含まれるスクラブ粒子や虫などの場合もある．重瞼術の縫合糸露出によるものも散見される．

III 治療

SLKの治療適応は症状によって決まる．無症候性SLKの場合には治療の適応はない．症状があった場合には，下記に示すような内科的治療や外科的治療が適応となる．また，SLKは慢性的な病態であるが，治療しなくても，時間の経過とともに自然寛解することもある．治療が奏効しても，自然寛解を得ても，再発する可能性は残るので，治療方針に関しては患者としっかりと話をして選ぶ必要がある．

1. 薬物療法

結膜弛緩症の根治的な薬物治療法はないが，いくつかの点眼薬においてSLKの治療報告がある．薬物療法の主な目的は，機械的摩擦と眼表面の刺激・炎症を軽減させることである．そのためには，眼表面の潤滑と涙液機能を改善させることが治療内容となる．そうすることで，結膜の炎症が改善すると，結膜下に炎症性の癒着が起こり，弛緩結膜と強膜との剥離が消失することで，瞬目時の摩擦が軽減し，症状・所見の改善を得る．

具体的には，ドライアイ症状には防腐剤無添加人工涙液の頻回点眼，結膜の肥厚や充血などがあれば，ステロイド点眼薬を併用する．摩擦亢進の軽減という観点では，レバミピド懸濁点眼液はある程度の効果は期待できる．

それでも効果が得られなければ，上下涙点に対する涙点プラグ挿入術にもある程度の効果は期待できる．涙点プラグを挿入し，上眼瞼と眼表面とが作る涙三角が増加することで，症状の改善が認められている．

しかし，こういった治療ではあまり効果がないような難治例に対しては，薬物治療よりも手術加療を選択したほうがよい場合がある．

ちなみに，保護用ソフトコンタクトレンズ装用に関しては，症状の改善を認めることもあるが，その状態を維持するためにはコンタクトレンズを装用し続ける必要があり，あくまでも対症療法である．

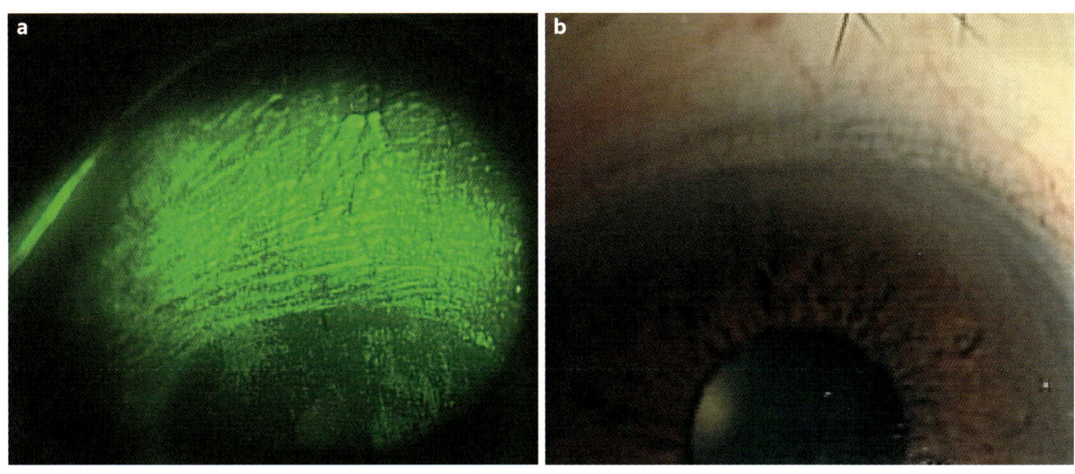

図4｜手術前
a フルオレセイン染色．上方結膜の襞状変化がわかる．

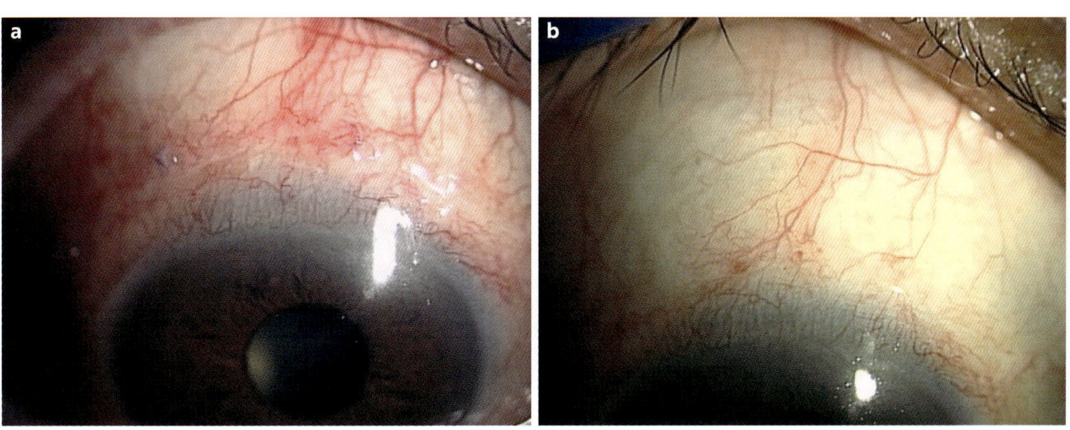

図5｜手術後
a 2週間後，縫合糸は残るが，余剰結膜もなく，軽度の充血を認める．この後に抜糸した．**b** 1ヵ月後，抜糸後速やかに充血は改善し，上皮障害・症状も改善した．

2. 手術療法

手術加療は，局所麻酔にて施行する．SLKは結膜が強膜から剥離しているために起こっているので，結膜下のテノン嚢を除去して，上方球結膜を直接強膜に癒着させることで，症状・所見の改善がもたらされる．そのため，手術としては，上方の結膜弛緩症に対する術式と変わりないが，本質的には余剰結膜の除去ではなく，結膜と強膜を炎症性に癒着させることで治療する方法である．そして，この方法は眼瞼手術後に生じたSLK様の症状の改善も期待できる（図4，5）．

IV 予後

SLKの長期予後は良好である．多くの患者は治療後に症状が消失または改善するが，甲状腺疾患に関連した場合など，基礎疾患によっては再発することもある．

文献

1) Lee D-H, et al：Superior limbic keratoconjunctivitis: Update on pathophysiology and management. Ocul Surf 28：144-152, 2023
2) Lahoti S, et al：Superior limbic keratoconjunctivitis: a comprehensive review. Surv Ophthalmol 67：331-341, 2022

Ⅱ. 各論 ▶ 7. その他

5）眼窩脂肪ヘルニア

東邦大学眼科 落 彩花

診断と治療のポイント

- 臨床的診断となるが，疑わしい場合は画像検査が有効である
- 治療は外科的治療のみであり，切除術（excision）と再配置術（repositioning）に分かれるが，有効性に差異はない

Ⅰ 概説

眼窩脂肪ヘルニア（眼窩脂肪脱）とは，眼瞼の結膜下または皮下に眼窩内の脂肪が脱出する良性疾患である．診断は触診，病歴，病変の特徴などの臨床的所見に基づいて行われる．無症状のことが多いため，治療は整容面目的の外科的なアプローチのみとなる．

眼窩内の脂肪は筋円錐の内側と外側に存在する．筋円錐の内側と外側は直筋とその間の筋間膜によって隔てられており，この筋間膜は眼球の筋付着部でテノン嚢と癒合する．筋円錐外の眼窩脂肪は眼窩隔膜によって皮下組織と隔てられている．

テノン嚢の筋間膜との癒合部が，加齢性変化，外傷，手術などによって脆弱化し筋円錐内の脂肪が眼球結膜下へ脱出することを結膜下眼窩脂肪ヘルニアと呼ぶ（図1）．眼窩隔膜が加齢性の変化によって脆弱化し，眼瞼皮下へ筋円錐外の脂肪が前方突出することを眼瞼の眼窩脂肪ヘルニアと呼び，特に下眼瞼に生じたものをbaggy eyelidと呼ぶ．本項では結膜下眼窩脂肪ヘルニアについて述べる．

Ⅱ 症状・検査と診断

結膜下眼窩脂肪ヘルニアは加齢に伴い増加する．男性で発生率が高く，両側性で，ほとんどの症例で耳上側に発生し，まれに鼻上側に発生する．座位の状態で上眼瞼を挙上し，下方視させることで観察がしやすくなり，血管をほとんど含まない黄色の平滑な柔らかい可動性のある隆起性病変として認められるため，涙腺疾患とは区別が可能である．通常は無症状だが，流涙や異物感，圧迫感を自覚することがある．鑑別診断は，年齢と臨床症状が重要となる．皮膚脂肪腫やデルモイド嚢胞のような良性疾患は出生時もしくは生後数年以内に発見される．高齢者では，悪性リンパ腫，脂肪肉腫，多形脂肪腫のような悪性疾患と誤診されることが多いが，それらでは進行が結膜下眼窩脂肪ヘルニアと比較して急速である．疑わしい場合は，画像診断が有用であり，結膜下眼窩脂肪ヘルニアは筋円錐内の脂肪と連続した均一な組

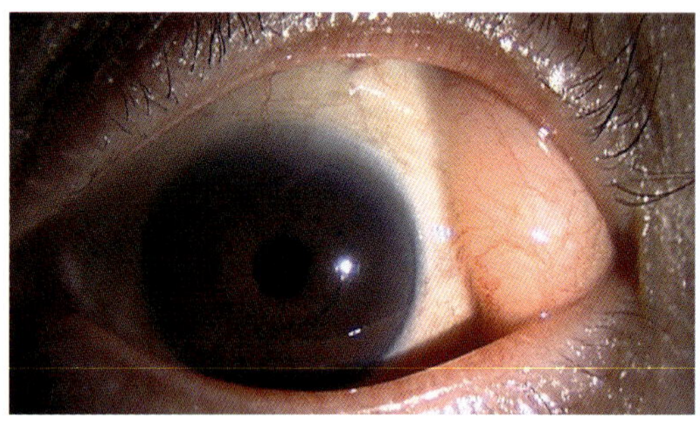

図1｜結膜下眼窩脂肪ヘルニア
座位の状態で上眼瞼を挙上し，下方視させることで観察がしやすくなる．血管をほとんど含まない黄色の平滑な柔らかい可動性のある隆起性病変として認められる．

織として認められ，CTでは低吸収，MRIでは連続する筋円錐内の脂肪組織と同様の信号強度を示す．その他の画像的特徴としては，石灰化が認められないことや造影効果がないことが挙げられる．病理学的所見としては，Lochkern細胞（核内空胞を有する脂肪細胞）やfloret細胞（花輪様の多核巨細胞）を認め，両者とも免疫組織学的にCD34受容体を発現している．

Ⅲ 治療

治療は外科的なアプローチのみである．手術の適応は，症状がある場合，診断が疑わしい場合，または整容面目的となる．術後合併症としては，感染症，球後出血，過度な侵襲による涙腺の機能低下，涙腺の導管の切除，外眼筋の障害に伴う複視，眼窩脂肪ヘルニアの再発等がある．

術式は，切除術（excision）と再配置術（repositioning）に分かれる．切除術は，脱出した脂肪を引き出して切除する方法である．再配置術は，脂肪を切除せず後方へ押し戻して眼窩内へ再配置し，脱出部の結膜を縫合糸で強膜に固定することで脂肪の再脱出を防ぐ方法である．

切除術は，病変部上の結膜とテノン囊を数mm程度切開して行い，吸収性縫合糸で切開部を閉鎖させる方法と，縫合糸は使用せず切開部を開放したまま終了する方法がある．前述したように，脂肪の脱出は，テノン囊の筋間膜との癒合部が脆弱化することが原因である．このため，閉鎖させたほうが解剖学的には理に適っているように思われるが，どちらの方法も治療効果があるとされており，無縫合のほうがより患者からの術後の異物感の訴えが少ないと考えられる．

再配置術は，結膜とテノン囊を数mm程度切開し，そこから筋鉤を挿入して直接的に脂肪を眼窩内へ再配置させ，フィブリン糊で閉鎖させる方法と，切開は加えず，結膜上からヘラなどで間接的に脂肪を眼窩内へ再配置させ，縫合糸で堤防を作成するように結膜を強膜に固定する方法がある．後者で使用する縫合糸は吸収性のものを使用することで局所的に炎症を惹起させ，結膜が強膜に強固に癒着することで，脱出量の多い脂肪ヘルニアに対しても有効である．

経結膜切開による切除術の術中写真を示し，解説する．

①オキシブプロカイン塩酸塩（ベノキシール®）の点眼麻酔を行った後，牽引糸をかけ眼球を病変部の対側へ牽引し，術野をしっかりと確保する（図2）．脂肪上の結膜下に1％エピレナミン入りリドカインアドレナリン（1％E入りキシロカイン®）を注射する（図3）．

②脂肪上の結膜を20mm程度円周方向に切開し，テノン囊を露出させる（図4）．テノン囊を少しずつ鈍的に切開していき，脂肪が露出したらそこをきっかけにして脂肪の側面が視認できるまでテノン囊を展開していく（図5）．脂肪を優しく牽引しながら，脂肪内に1％エピレナミン入りリドカインアドレナリン（1％E入りキシロカイン®）を注射する．

③脂肪と接触しているテノン囊を脂肪から鈍的に外していきながら脂肪を引き出す．無理に引き出すと出血の原因になるので注意する．引き出した脂肪のみをモスキートで挟みしっかりロックしていることを確認した後に，脂肪を切除する（図6）．

④モスキートのロックは解除せず，切除面をバイポーラで念入りに凝固する（図7）．凝固が不足するとモスキートのロックを解除した際に組織内の血管から出血したまま眼窩内へ脂肪が引き込まれていくこともあり，その場合は止血困難となり，後に大量の球後出血を引き起こす可能性がある．

⑤吸収性縫合糸で強膜にテノン囊を固定し，結膜同士を端々縫合で閉鎖する（図8，9）．

Ⅳ 予後

いずれの外科的アプローチも再発率は非常に低く有効性は示されている．

参考文献

1）Secondi R, et al：Subconjunctival orbital fat prolapse: An update on diagnosis and management. Semin Ophthalmol 34：69-73, 2019
2）野田実香：結膜下眼窩脂肪脱．臨眼 60：1570-1575, 2006

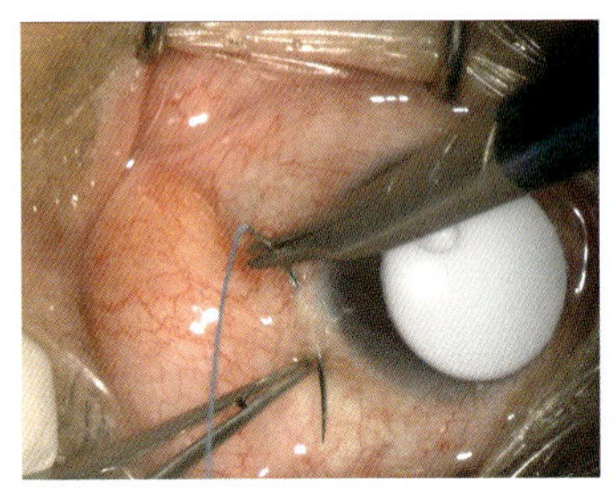

図2｜牽引糸をかける
結膜上から強膜に通糸し，病変部の対側へ牽引して術野をしっかりと確保する.

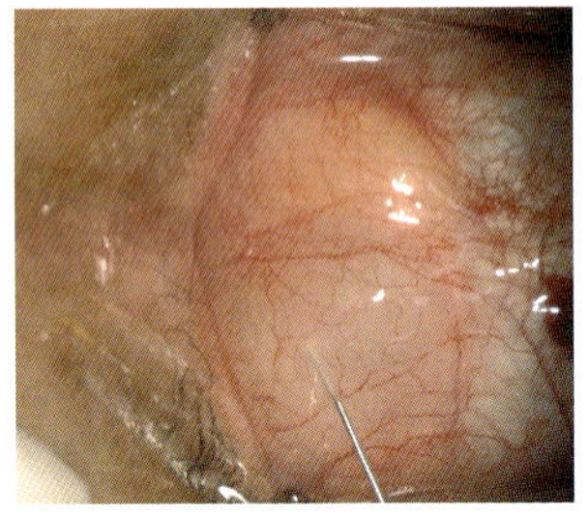

図3｜結膜下に麻酔をする
脂肪上の結膜下に1%エピレナミン入りリドカインアドレナリン(1%E入りキシロカイン®)を注射する.

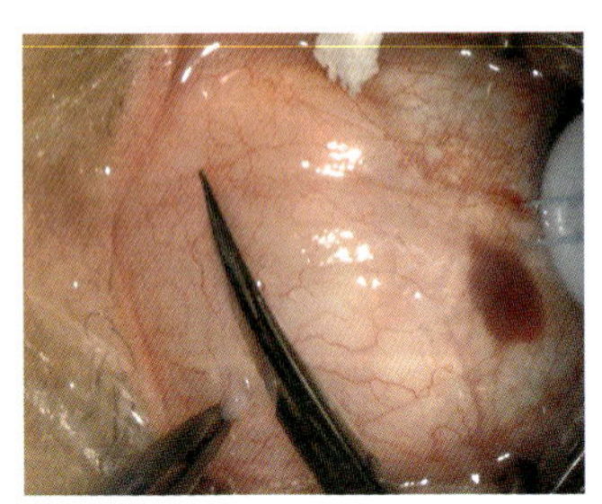

図4｜結膜を切開する
脂肪上の結膜を20mm程度円周方向に切開し，テノン嚢を露出させる.

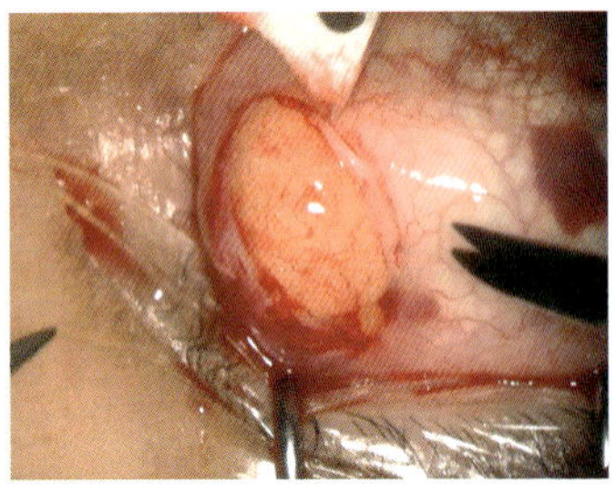

図5｜テノン嚢を切開し，脂肪を露出させる
テノン嚢を少しずつ鋭的に切開していき，脂肪が露出したらそこをきっかけにして脂肪の側面が視認できるまでテノン嚢を展開していく.

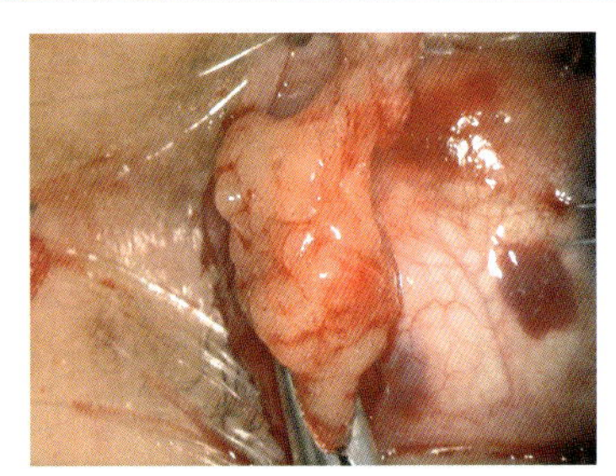

図6｜脂肪をモスキートで挟み，切除する
脂肪と接触しているテノン嚢を脂肪から鈍的に外していきながら脂肪を引き出し，脂肪のみをモスキートで挟みしっかりロックしていることを確認した後に，脂肪を切除する.

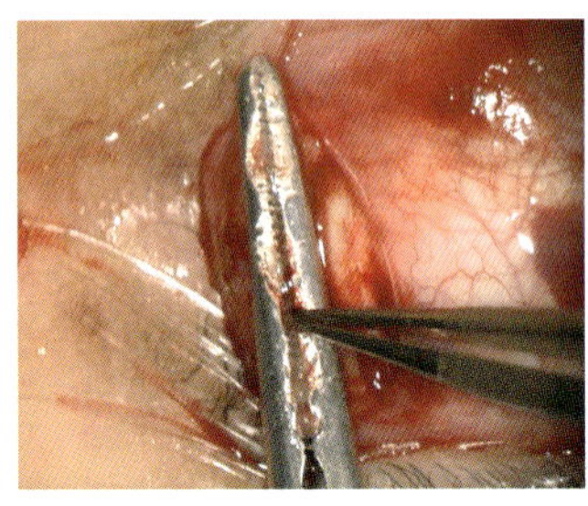

図7｜脂肪の切断面を凝固する
モスキートのロックは解除せず，切除面をバイポーラで念入りに凝固する.

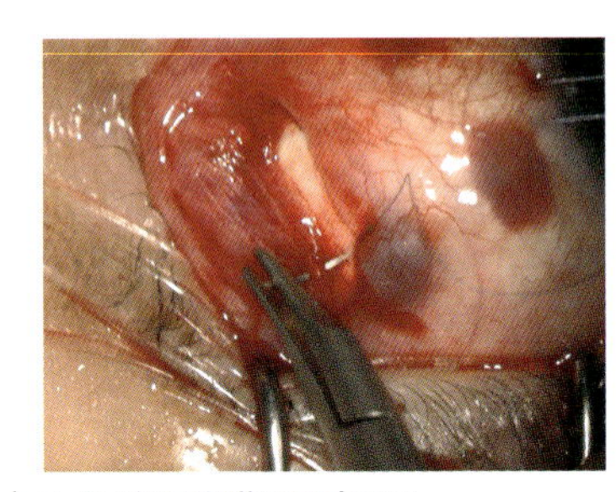

図8｜テノン嚢を強膜に固定する
吸収性縫合糸で強膜にテノン嚢を固定する.

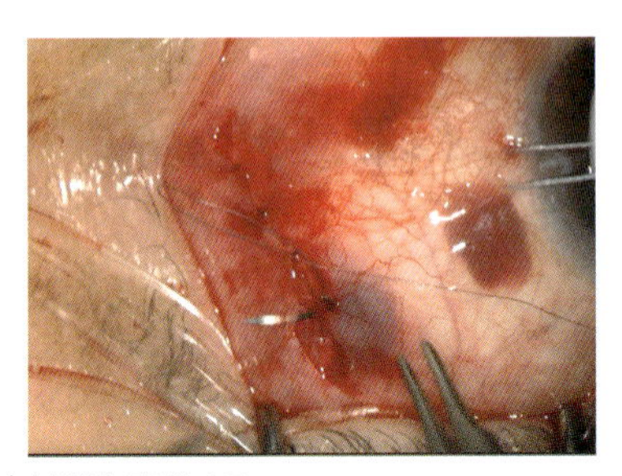

図9｜結膜を閉創する
吸収性縫合糸で結膜同士を端々縫合で閉鎖する.

II. 各論 ▶ 7. その他

6）瞼裂斑炎

高知大学眼科　角　環

診断と治療のポイント

- 瞼裂斑は加齢性変化に伴い生じる結膜の隆起性病変
- 瞼裂斑に一致した充血や炎症が瞼裂斑炎
- 結膜隆起による異所性メニスカス，摩擦亢進によるdelle(n)やドライアイに注意する

I 概説

瞼裂斑に一致した炎症が瞼裂斑炎である．瞼裂斑は，加齢とともにその頻度は増加し，眼裂部の眼球結膜の水平線上に生じる隆起物である．瞼裂斑は加齢性変化の一つのため，ゆっくりと増大していくが悪性の心配はない．瞼裂斑の存在イコール瞼裂斑炎ではないが，瞼裂斑自体の隆起が強い症例では瞼裂斑炎が生じやすい．瞼裂斑炎で生じる炎症は比較的軽微であるため，低濃度のステロイド点眼で改善する．コンタクトレンズ(CL)の長期使用者などでは瞼裂斑がより発生しやすく，角結膜上皮障害も起こりやすい．そのため，瞼裂斑のあるCL使用者では非使用者よりも瞼裂斑炎が生じやすい．瞼裂斑を手術で切除することは基本しないが，瞼裂斑炎を繰り返す，保存的治療に抵抗する，隆起が顕著で，瞬目に伴い異物感が強く感じる，美容的に問題になる場合などは切除手術を行う．

II 症状・検査と診断

瞼裂斑は，角膜を底辺とする三角形や楕円形，不整形をした結膜の肥厚で角膜輪部に近接，隣接する眼球結膜に認められる白色，黄白色や黄褐色の隆起性の増殖組織である．角膜の鼻側に好発するが耳側にも生じ，時に色素沈着を認める

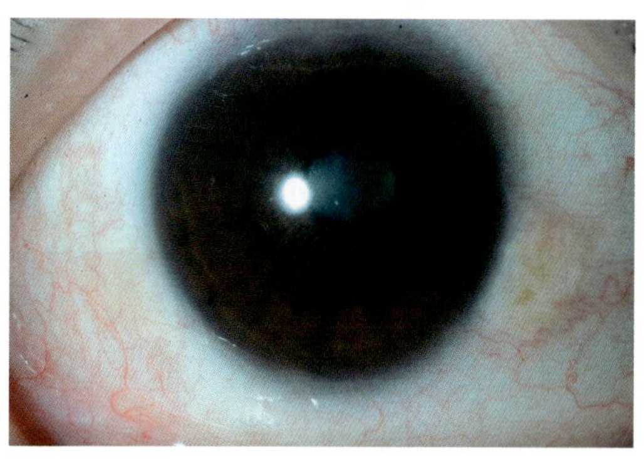

図1｜瞼裂斑
鼻側に認める，わずかに色素沈着を認める白色の瞼裂斑．

(図1，2)．瞼裂斑の増殖は緩慢であるが，加齢とともに拡大し，罹患率も上昇する．患者自身が視認できるという点では，最も目立つ加齢性変化の一つである．性別や人種に関連はない．輪部バリア機能の障害を伴わないため，角膜上に増殖組織は侵入しない．角膜への血管侵入もないことが，翼状片との大きな違いである．悪性像も認めない．瞼裂斑周囲の充血や血管侵入等が起こり，瞼裂斑の隆起が強くなり，瞼裂斑自体が結節性に炎症，腫脹する状態が瞼裂斑炎(図3)である．隆起の中央部に炎症が起こり，その周囲が充血するため，異物感，違和感，疼痛などの自覚症状が生じる．フルオレセイン染色では，隆起部に加え，瞼裂斑全体が染色される(図3)．瞼裂斑炎の鑑別として結膜フリクテンが重要であるが，結膜

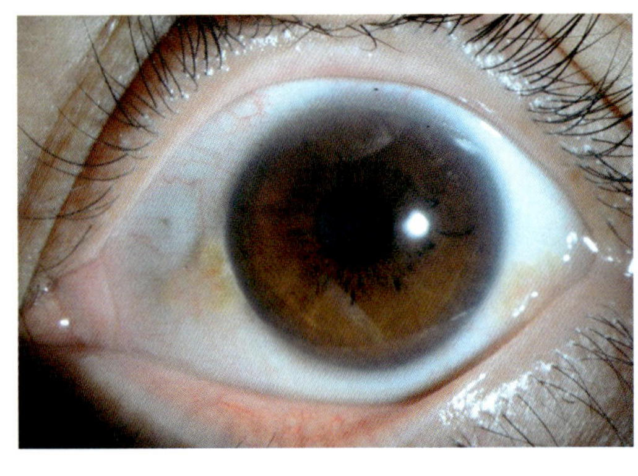
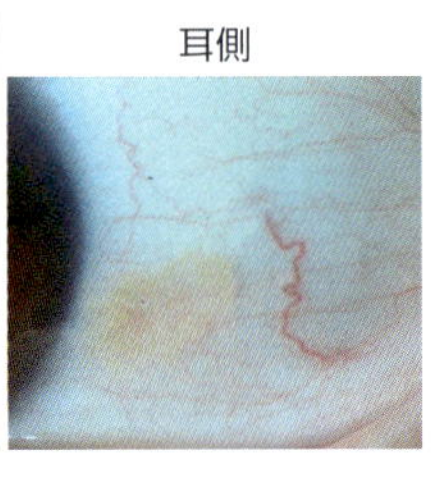

図2｜瞼裂斑
鼻側と耳側に認める黄褐色の瞼裂斑.

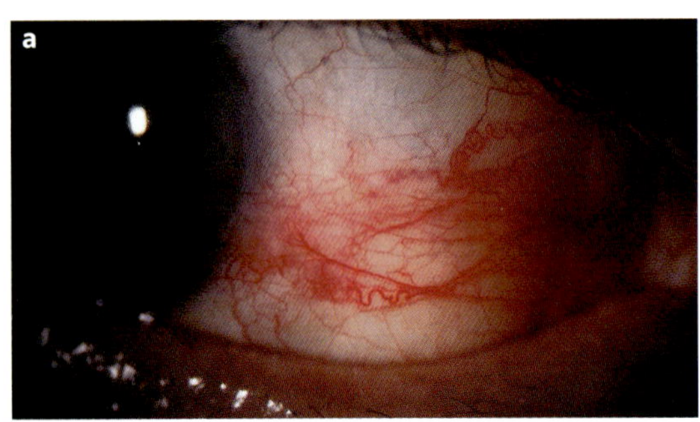

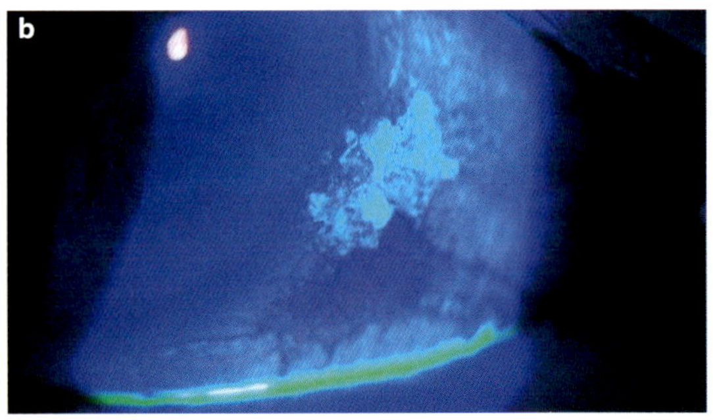

図3｜瞼裂斑炎
a 充血を伴う瞼裂斑炎. b 瞼裂斑全体がフルオレセイン染色で染色される.

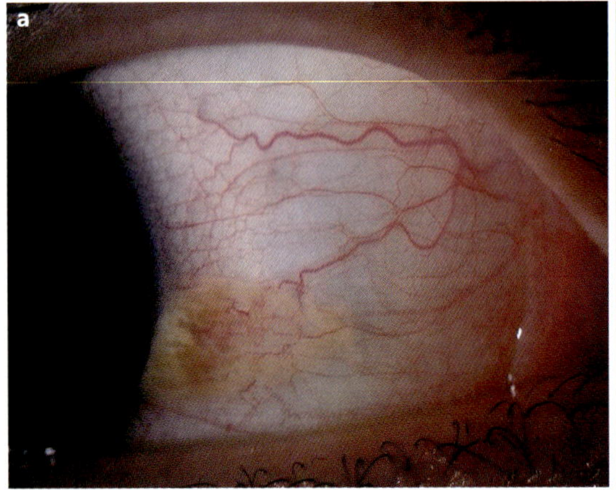

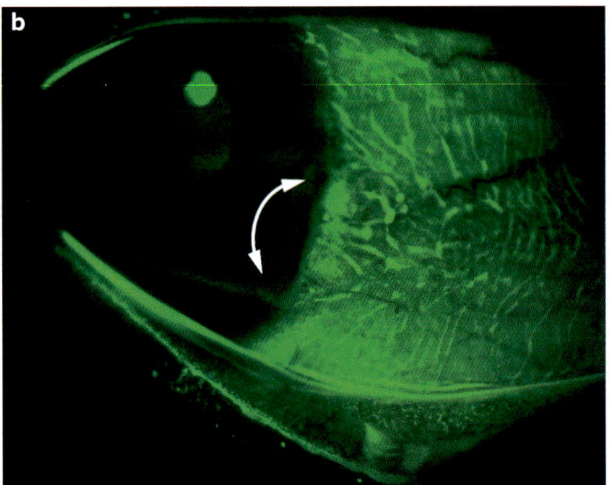

図4｜meniscus-induced thinning
b 瞼裂斑による異所性メニスカスによるmeniscus-induced thinning(両向き矢印部).

フリクテンは隆起部の頂点のみが染色される点が違いである. 隆起が高い瞼裂斑では隆起性の病変の壁面には異所性メニスカスが形成される. 異所性に形成されたメニスカスの隣接部はmeniscus-induced thinning(液体の菲薄化した領域)が起こり, 涙液層が菲薄化する(図4). 菲薄化した涙液は安定性が悪いため, 容易に角膜上皮障害を引き起こす. 時に角膜縁に皿状陥凹(dellen)が生じることもある.

病理組織学的には, 瞼裂斑では結膜上皮の肥厚および角化や杯細胞の消失, 結膜上皮下の膠原線維の弾性線維様変性や硝子様変性物質の沈着を認める. 紫外線曝露, 酸化ストレスの亢進や活性酸素の増大に伴い, コラーゲンやエラスチンなどのタンパク質は糖化あるいはラセミ化といった修飾を受けることによって, 異常凝集物の塊であるタンパク糖化最終産物（advanced glycation end product：AGE）およびD型アミノ酸を豊富に含んだタンパク質が沈着するという報告[1, 2]がある．AGEは分解されにくいため蓄積しやすい．AGEは加齢性変化，糖尿病やAlzheimer病などで認められることからも，瞼裂斑が加齢疾患の一つであるといわれる所以である．また，瞼裂斑部のimpression cytologyでは表面の上皮の角化が亢進していることが確認できる（図5）ことより，瞼裂斑炎を起こしていない瞼裂斑でも重症ドライアイに相当する所見が認められる．

III 治療

瞼裂斑炎の炎症は比較的軽微であるため低濃度ステロイド〔フルオロメトロン（フルメトロン® 0.1％点眼液1日4回点眼）〕で改善する．しかし，炎症が鎮静化しても瞼裂斑自体が消失するわけではないため，炎症を起こす要因に対する対策を行わなければ瞼裂斑炎は再発する．炎症を引き起こすリスク因子からの回避やリスク因子の軽減（治療）を行うことが，瞼裂斑炎の治療兼発症予防となる．以下にその対処法を示す．

1. コンタクトレンズ（CL）使用者への対応

隆起の強い瞼裂斑や範囲の広い瞼裂斑ではCLの外縁が瞼裂斑の先端と擦れあうことで充血しやすくなる．異物感を時々自覚する症例では，まずは通常のCL装用者の軽度トラブルに準じた対応を行う．具体的にはCL装用時間の短縮，レンズケアの徹底やCL装用時の人工涙液の点眼である．3時9時の角結膜上皮に障害（3時9時ステイニング）を認める症例では積極的にレンズの規格の変更，ハードCL（HCL）装用眼の場合は，ソフトCL（使い捨てCL）への変更，CLそのものの使用中止を提案し，角結膜上皮障害の治療を行う．日本におけるCLのシェアは，現在はその多くを使い捨てCLが占めているが，1990年代まではHCLのみであった．当時からのHCL使用者たちは高齢世代に突入してきており，加齢変化に伴う瞼裂斑が生じてきている可能性が高い．瞼裂斑があっても瞼裂斑炎の病歴がない，瞼裂斑の隆起が小さい，比較的色が白く目立たない瞼裂斑の場合は，患者自身が瞼裂斑の存在に気付いていない場合がある．そのため，CL検診時に瞼裂斑が生じている症例では，今は心配ないが既に瞼裂斑が生じている事実を伝え，レンズケアの徹底，不調を感じている場合はCLの規格を含めた変更の提案，異変時の早期の受診の必要性を案内しておく．

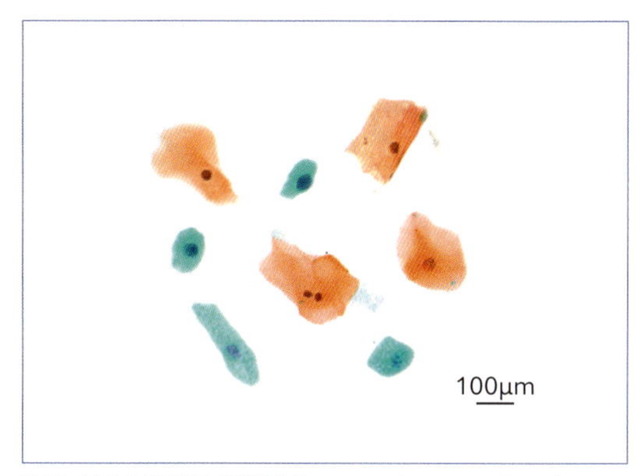

図5｜図4症例の細胞診（impression cytology）
Papanicolaou染色．オレンジG好染性の角化細胞を認める．

2. 瞼裂斑に対するドライアイ治療

瞼裂斑の隆起により，涙液メニスカスの涙液は分断され盗涙現象が生じる．瞬目時は角膜上への涙液分配不全がさらに生じ，角膜上の局所的な涙液層の安定性の低下，破壊と眼表面摩擦の亢進がさらに進み角膜上皮障害がさらに悪化する．そのため，ドライアイに準じた点眼治療を行う．

3. 隆起の強い瞼裂斑に対する外科的治療

通常，瞼裂斑の治療としての手術適応はないが，隆起が高い瞼裂斑で，瞬目に伴い異物感が強く感じる場合，CL不耐に至る場合，美容的に問題になる場合やドライアイ点眼の治療でも症状が改善しない症例では病変の切除が必要となる．美容目的で切除を希望される場合，結膜瘢痕が残ることもあるため慎重に行う．瞼裂斑が翼状片の前駆病変となり得るという考えもある．

文献

1）Kaji Y, et al：Graefes Arch Clin Exp Ophtalmol 244：104-108, 2006
2）Kaji Y, et al：Br J Ophtalmol 93：974-976, 2009

7) リグニアス結膜炎

よしかわ眼科医院 吉川大和

Ⅰ 概説

リグニアス結膜炎は非常にまれな疾患で，特徴的な厚い偽膜を伴う慢性・再発性の偽膜性結膜炎である．フィブリン溶解酵素プラスミンの前駆物質であるプラスミノーゲンの量的・機能的低下が原因で，フィブリンを組成とした偽膜が線溶・溶解されず，厚く硬い偽膜として形成されていくことがその病態である(図1)．すなわちプラスミノーゲン欠損症という先天性の全身疾患の一つの表現型とされている．プラスミノーゲン欠損症では*PLG*遺伝子のホモまたはコンパウンドヘテロの変異が複数報告されており，リグニアス結膜炎を高率(81％)に合併するほか，Dandy-Walker症候群をはじめとする先天性水頭症やリグニアス歯肉炎，上下気道，女性器などの他の粘膜疾患の合併率が高いことが報告されている[1]．小児例の報告が多いが，外傷や手術，感染症を契機にリグニアス結膜炎を発症するとされており，特に契機がなかった場合には高齢者になってから発症するケースもある．

Ⅱ 症状・検査と診断

症状は偽膜形成に伴う異物感や不快感である．黄白色の厚い偽膜が特徴的である(図2)．瞼結膜を中心に偽膜形成することが多いが，白内障や翼状片術後の場合は創部に偽膜を形成することもある．偽膜の発生初期には厚いが白色の柔らかい偽膜で，長期に除去されずにいると徐々に黄色(または褐色)の硬い組織になる(図3)．

厚い偽膜や改善しない偽膜形成を診たときに，血液検査にてプラスミノーゲン活性またはプラスミノーゲン抗原量の測定を行うことが極めて重要である．それに加えてフィブリン主体の組織所見，他の粘膜に同様の偽膜形成が認められればリグニアス結膜炎と診断できる．鼻腔，口腔，気道粘膜，中耳，子宮頸管等の精査を該当他科に依頼する．

偽膜の発生初期の段階では他の偽膜を生じる

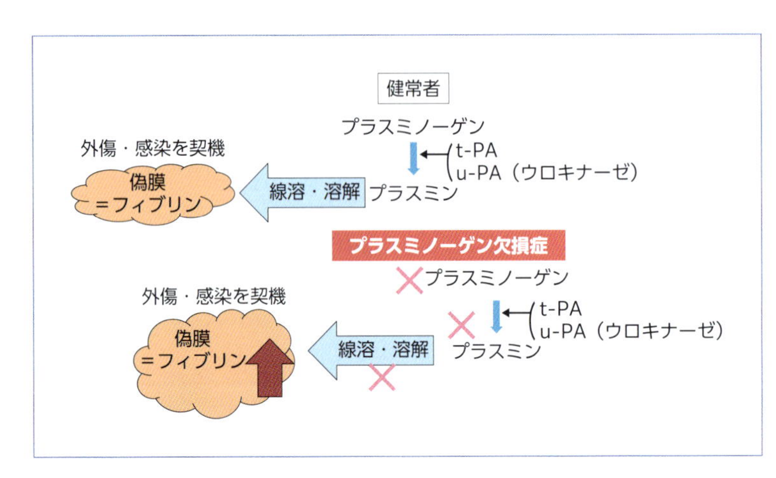

図1｜リグニアス結膜炎の病態
プラスミノーゲン欠損症ではプラスミンが生成できず，フィブリンを線溶・溶解することができないため厚く硬い偽膜が形成される．

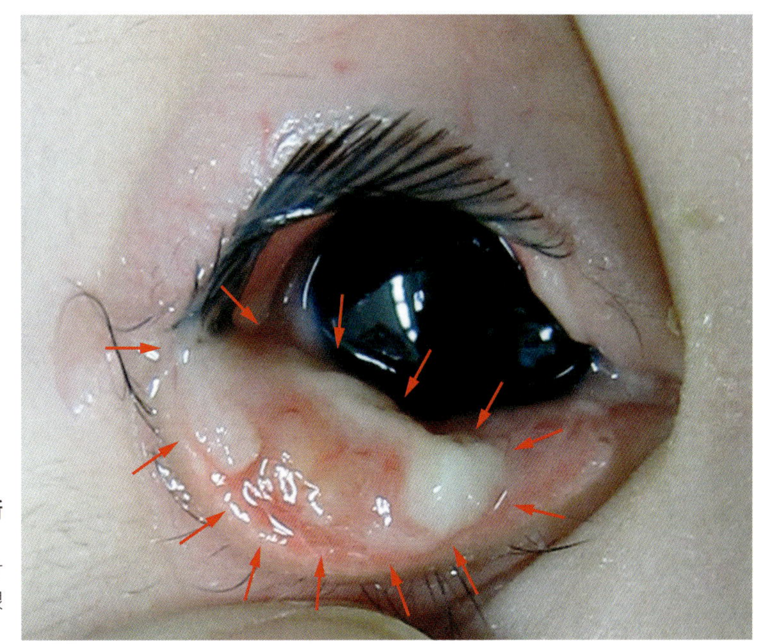

図2｜リグニアス結膜炎の前眼部所見
下眼瞼にやや白色の厚い偽膜が付着している（矢印）．小児例では上眼瞼の観察が困難なことが多い．

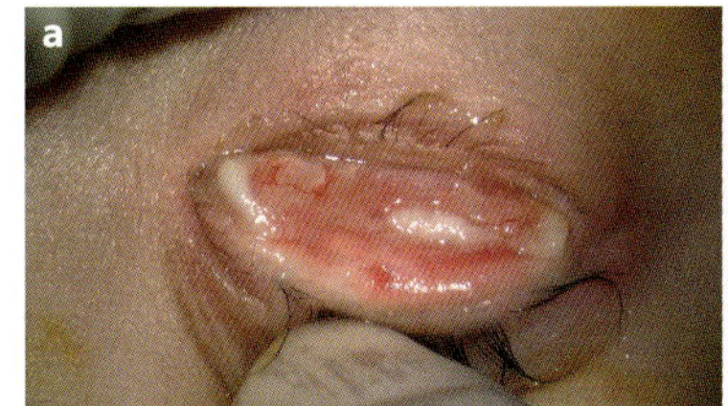

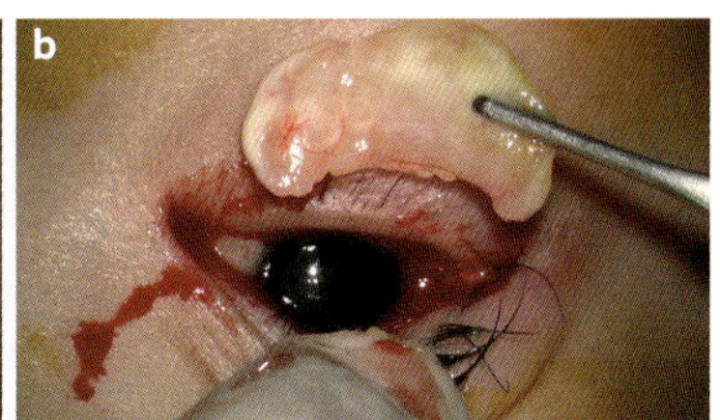

図3｜リグニアス結膜炎の偽膜除去時の術中写真（上眼瞼）
a 偽膜除去前，**b** 除去後に偽膜を把持している写真．他疾患の偽膜と異なり，鑷子で把持しても形状が保てるほどの厚く硬い偽膜を形成している．

疾患との鑑別が難しい場合はあるが，厚い偽膜の形成や遷延・再発したり，病態が改善に向かっているにもかかわらず偽膜が残存したりすることは本疾患を疑う根拠となる．先天性水頭症や他の粘膜疾患を伴う症例に偽膜が形成された場合には考慮する必要がある．

III 治療

単純除去では術翌日には偽膜が再発する．保険適応としての治療は難しく，プラスミノーゲンが正常な他家の血漿を点眼で用いることが，偽膜の線溶・再発の抑制に有効であり，日本でも同様の報告がある[2]．ドライアイや遷延性上皮欠損などに用いる血清点眼では，プラスミノーゲンが含まれてないので無効である．また，ヘパリンやステロイド，免疫抑制薬の局所投与が再発防止には有効とする報告がある．再発を繰り返す場合には羊膜移植を行うことで再発を防げるとする報告もある[3]．

文献

1) Schuster V, et al : Plasminogen deficiency. J Thromb Haemost 5 : 2315-2322, 2007
2) Suzuki T, et al : The first two Japanese cases of severe type I congenital plasminogen deficiency with ligneous conjunctivitis: successful treatment with direct thrombin inhibitor and fresh plasma. Am J Hematol 84 : 363-365, 2009
3) Barabino S, et al : Amniotic membrane transplantation in a case of ligneous conjunctivitis. Am J Ophthalmol 137 : 752-753, 2004

One Point Advice

Bitot斑

京都府立医科大学眼科 **福岡秀記**

Bitot斑とは

ビタミンA欠乏患者に観察される，輪部に隣接する耳側，鼻側の結膜に形成される白色の軽度隆起した病変である．Bitot斑が形成されるほど慢性のビタミンA欠乏症の患者では，結膜上皮の角化病変を認めることが多い．

ビタミンAとは

ビタミンAは必須の脂溶性ビタミンであり，上皮組織機能，視覚機能や免疫機能維持や，正常な成長と発育の維持に重要な働きをしている．「抗感染」ビタミンとしても知られるビタミンAは，皮膚，呼吸器系，消化管や泌尿器系の上皮組織のバリア機能の維持に重要な役割を果たしており，ビタミンA欠乏症は感染症への感受性を高めるとされている[1]．亜鉛など他の栄養素との複雑な相互作用があり，ビタミンA欠乏症は鉄欠乏性貧血を悪化させる．さらに，ビタミンAは網膜の桿体細胞や錐体細胞におけるロドプシンの生成に必須であり，欠乏により夜盲をきたす．また，ビタミンAはレチノイン酸受容体やレチノイドX受容体を介した細胞分化に不可欠であり，その欠乏により分化異常をきたす．

ビタミンA欠乏症

ビタミンA欠乏症は，眼科領域においては眼球乾燥症，角膜軟化症，失明などを引き起こす[2]ほか，全身疾患としては肺炎・尿路感染症などの感染症のほか，成長障害につながる．先進国では発症頻度は低いものの，発展途上国や後進国では発症頻度は高く，具体的にはインド，ミャンマー，バングラデシュ，スリランカ，インドネシア，マレーシア，タイ，フィリピンでは発症頻度が高いとされる．重度のビタミンA欠乏症では死亡に至る．過去数十年にわたり各国で行われたビタミンA補充プログラムの施行によってビタミンA欠乏症の有病率は劇的に減少しているが，栄養摂取が制限されている小児では依然として欠乏症が散発的にみられる．特に，自閉スペクトラム症患者では，しばしば重度の食物選択性がありビタミンA欠乏症をきたすことがあるので注意が必要である[3]．血中のビタミンA濃度が20 μg/dL(70IU/dL)未満であれば，小児ではビタミンA欠乏症の懸念があると報告されている[4]．ビタミンAの測定には，間接的な検査として血漿タンパクと結合しているRBP(retinol binding protein)を測定する方法と，外部の検査機関に委託し直接測定する方法がある．

Bitot斑の診断，組織所見，治療

まず，Bitot斑や結膜上皮の角化などの眼所見と夜盲症状はビタミンA欠乏症の初期症状である(**図1，2**)．疑った際は速やかにビタミンA血中濃度の測定や網膜電図などの評価(特にβ波減弱・消失などの桿体細胞機能低下)と小児科や内科などの該当科への精査を含めた紹介が重要である．Bitot斑は，結膜と同様に白色であり見分けるのが難しいが，病変自体は軽度隆起し，涙液を弾くhydrophobicな上皮の特徴を有しているためフルオレセインもしくはリサミングリーンによる染色が診断に有用である(**図1**)．Bitot斑は，通常耳側の病変は鼻側に比べて大きいという特徴がある．

Bitot斑の詳細な組織学的特徴については，あまり報告がないが，我々の検討によるとヘマトキシリン染色では，Bitot斑の上皮は扁平上皮化生し肥厚した組織であった．免疫組織化学的染色ではサイトケラチン(CK)1，4，13が陽性であり，CK10は陰性であった．トランスグルタミナーゼ-1やフィラグリンという角化関連タンパクが陽性であった．組織中には，通常あるMAC5AC陽性のゴブレット細胞は陰性であり，病的角化によくみられる所見であり結膜の分化障害が生じていることが確認された．

治療は，ドライアイの治療に加えビタミンAの補充療法として200 IU/kg/日で投与する．筆者の経験で

One Point Advice

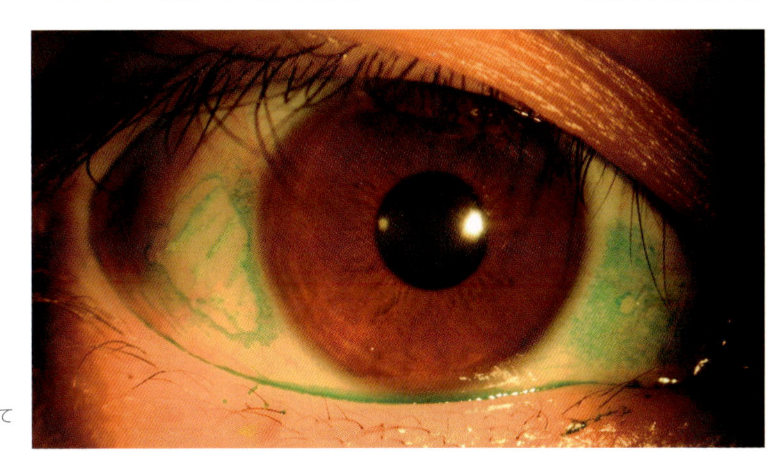

図1 | Bitot斑
右眼スリット写真．リサミングリーン染色にてBitot斑を鼻側，耳側に認める．

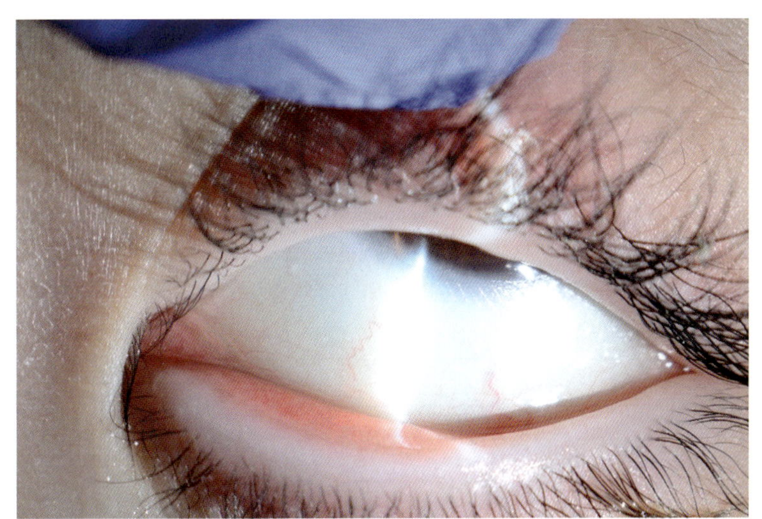

図2 | Bitot斑
スリット写真．左結膜角化により表面が通常のwetな状態ではなく散乱光となっている．

は結膜の角化は，ビタミンA補充療法開始後1，2ヵ月で速やかに消退し正常の結膜に戻るが，Bitot斑は縮小・消退がビタミンA補充療法やドライアイ治療では難しい．角化上皮のターンオーバーが非常に緩徐であるためと考えられるが，その場合の追加治療として羊膜移植を併用したBitot斑切除術が有用である[5]．

文献

1) Gilbert C：What is vitamin A and why do we need it? Community Eye Health 26：65, 2013
2) Weber F：Biochemical mechanisms of vitamin A action. Proc Nutr Soc 42：31-41, 1983
3) Zimmer MH, et al：Food variety as a predictor of nutritional status among children with autism. J Autism Dev Disord 42：549-556, 2012
4) Sommer A, et al：Assessment and control of vitamin A deficiency: the Annecy Accords. J Nutr 132 (9 Suppl)：2845S-2850S, 2002
5) Fukuoka H, et al：Immunohistochemistry in an adult case of Bitot's spots caused by vitamin A deficiency. Diagnostics (Basel) 13：3676, 2023

Topics

結膜嚢のアルカリの流し方

ユノクリニック 新藤裕実子

何はともあれまず洗浄!

化学熱傷の連絡が来たら，まずは何はともあれ眼を大量の水道水で洗浄するように指示する．この最初の洗いがすべてを決めるといっても過言ではない[1]．患者は眼を洗うといっても眼の周りは洗っていても眼の中(結膜や角膜)までしっかり洗えていないことも多い．具体的に「眼の中」を「大量の水」で10分以上，①シャワーヘッド付きの水栓がある場合はヘッドを上に向けてやや弱めの水流で洗う，または②水道水を直接手のひらに受けてよく洗うなどを指示する．洗眼後可及的速やかに病院に来てもらう．

次に受傷転機を把握する．どこで，何が，どのくらい入ったのかを聴取する．工場などでの場合は説明書などを，家庭の場合は入ったもののボトルなどを持参してもらうとなおよい．

アルカリは酸よりも怖い!

酸は組織のタンパク変性により細胞内酵素を不活化させるが組織浸透性が低く，変性組織自体もバリアとなるため障害が比較的細胞表層にとどまる．しかし，アルカリはアルカリ金属イオンがタンパクと結合してアルカリタンパクを生成し，水酸基イオンを含んだままより深部に浸透して短時間で組織障害を拡大する．角膜・結膜，前房へと移行し，ぶどう膜炎を起こして網膜にも障害が起きる．しかもアルカリは入った当初は酸に比べて炎症や疼痛がやや少ない傾向にあり重症感を感じにくいケースもある点にも注意が必要である[2]．

アルカリ化学外傷のなかで最も多いのは工業用の水酸化ナトリウム(苛性ソーダ)である．さらに水酸化カリウム(苛性カリ)，水酸化カルシウム(消石灰：園芸・農業用の土壌中和剤として使用されセメントよりも危険性の認知度は低いが同様である)，セメント(酸化カルシウムが水酸化カルシウムに変化する)，石炭硫黄合剤，アジ化ナトリウムなどがある．パーマ液，強力油汚れ洗剤，アルカリ乾電池の液漏れなどもある．

大量の食塩水とpH試験紙を準備

用意するものは①生理食塩水，BSS(balanced saline solution：平衡塩溶液 pH 7.4)など，②点滴チューブ，ポールまたは洗眼瓶，③受水器，④局所麻酔薬(オキシブプロカイン塩酸塩)，⑤術者保護の手袋，保護メガネ，⑥pH試験紙，⑦綿棒である(**図1**)．

アルカリ化学外傷では大量(数リットル単位)の生理食塩水での洗浄が必要である．ホウ酸緩衝液，BSSが長時間の洗浄にはよいといわれている．BSSが使えればよいが，まずはどこにでも用意のある生理食塩水でよい．

とくにpH試験紙は重要である．pH試験紙にはいろいろあるが，病院には必ずある尿検査用試験紙が一番簡便である．pHの所が端に来るようあらかじめ試験紙を切ったものと，さらにそれを縦に細く切ったものを外来に用意しておくとよい(**図2**)．細く切ったpH試験紙は結膜円蓋部や結膜ひだにアルカリが残っていないかどうかを確かめるのに有効である．局所にアルカリが残留する限り組織障害は進行する．とにかく結膜内に残さないようにしっかり洗浄することが重要である．

患者を仰臥位にして点眼麻酔をして洗浄を開始する(**図3**)．最初にpH試験紙を下眼瞼の円蓋部につけてpHを測定し洗浄の一つの目安とする．洗浄方法には生理食塩水を点滴につないで流す方法(生理食塩水のバッグを患者の頭上75～100cmに吊るして流す)や直接500mLの生理食塩水のボトルで流す方法などいろいろある．筆者はまず直接生理食塩水のボトルで眼周囲と眼内を洗い流した後に，洗浄瓶を使い軽く勢いをつけて結膜ひだにもアルカリ液が残らないようにかなり念入りに洗う．患者に上下左右を見てもらいながら眼表面全体をまんべんなく洗浄する．セメントなど飛入物質が眼に入っている可能性がある場合は生理食塩水で湿らせた綿棒で異物をぬぐい取る．結膜を二重反転するとよいといわれているが救急の場合はなかなか患者の緊張により困難なため，反転した結膜裏側の各所を洗眼瓶でよく洗い，細いpH試

Topics

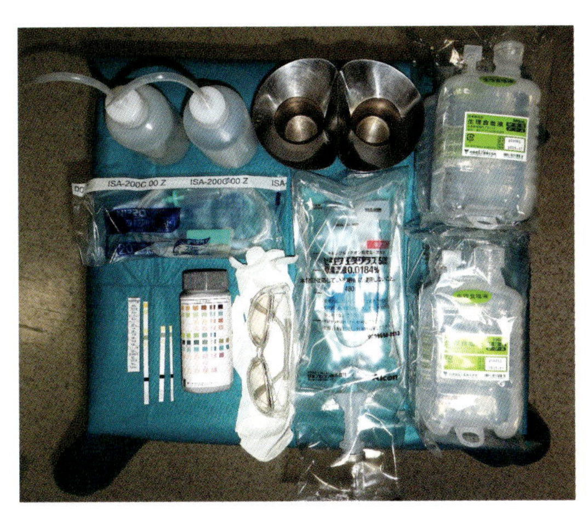

図1｜洗浄に用意するもの

験紙を入れて洗浄の程度を確認しながら洗浄するとよい．この処置は患者にとってはかなり苦痛であるため，声かけは非常に重要である．「今から大量のお水で眼の中を洗います．入ったアルカリの物質が眼の中に残っていると白目の部分や黒目の部分がとけてしまう危険があるからです．本当に大量の水で洗います．普通の洗い方ではありません．水の中で眼を開けていておぼれそうなくらいに感じるかもしれませんが一緒に頑張りましょう」や，洗浄の途中もpH試験紙の結果を見つつ「だいぶ洗っている効果がでてきましたよ．もう少し洗いますね」など洗浄しながら患者の様子を観察し気分不快や血圧などにも気を配る必要がある．pHが正常化したことを確認していったん洗浄を終え，細隙灯顕微鏡で角膜結膜の状況を確認する．pHが正常化してもアルカリがどこかに残留しているとまたpHが変化する場合があるので，20～30分待ちもう一度pHを測定確認して，さらなる洗浄が必要か否かを判断する．

おわりに

アルカリ化学外傷は少量の場合は刺激が少ない場合もあり洗浄や受診が遅れるケースがある．先日，セ

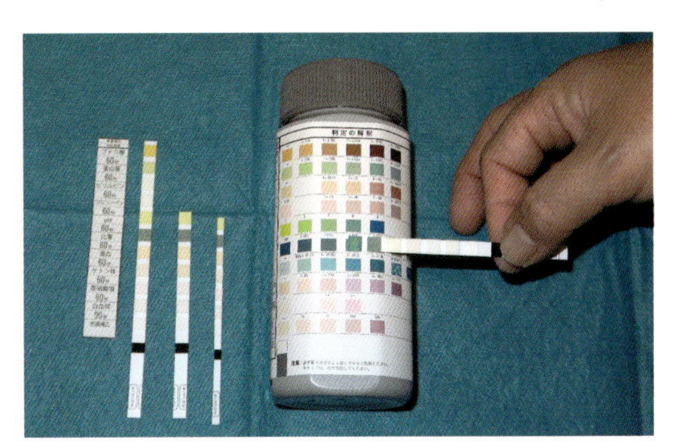

図2｜pH試験紙の使い方

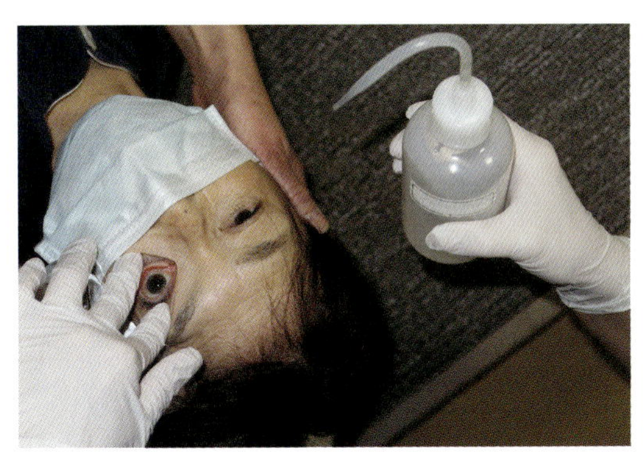

図3｜洗浄

メントが少量入ったが痛みがさほどではないからと放置し3ヵ月後に受診した症例を経験した．既に角膜はすりガラス状で一部結膜が侵入し，結膜虚血，内皮も測定不能であった．アルカリ化学外傷は何はともあれ洗浄とその後の適切な治療が大切と肝に銘じた症例であった．

文献

1) Ikeda N, et al : Alkali burns of the eye: Effect of immediate copious irrigation with tap water on their severity. Ophtalmologica 220 : 225-228, 2006
2) Eleftherios IP, et al : Mechanism of retinal damage after ocular alkali burns: Am J Pathol 187 : 1327-1342, 2017

和文索引

記号

あ

い

う，え，お

か

き

く

け

欧文索引

検印省略

新篇眼科プラクティス 16

結膜のミカタ

定価（本体 10,000円＋税）

2024年11月2日　第1版　第1刷発行

監修者　大鹿 哲郎
編集者　堀　裕一・園田 康平
　　　　近藤 峰生・稲谷　大
発行者　浅井 麻紀
発行所　株式会社 文光堂
　　　　〒113-0033　東京都文京区本郷7-2-7
　　　　TEL（03）3813－5478（営業）
　　　　　　（03）3813－5411（編集）

印刷・製本：広研印刷

ISBN978-4-8306-5629-3　Printed in Japan